Caravaggio

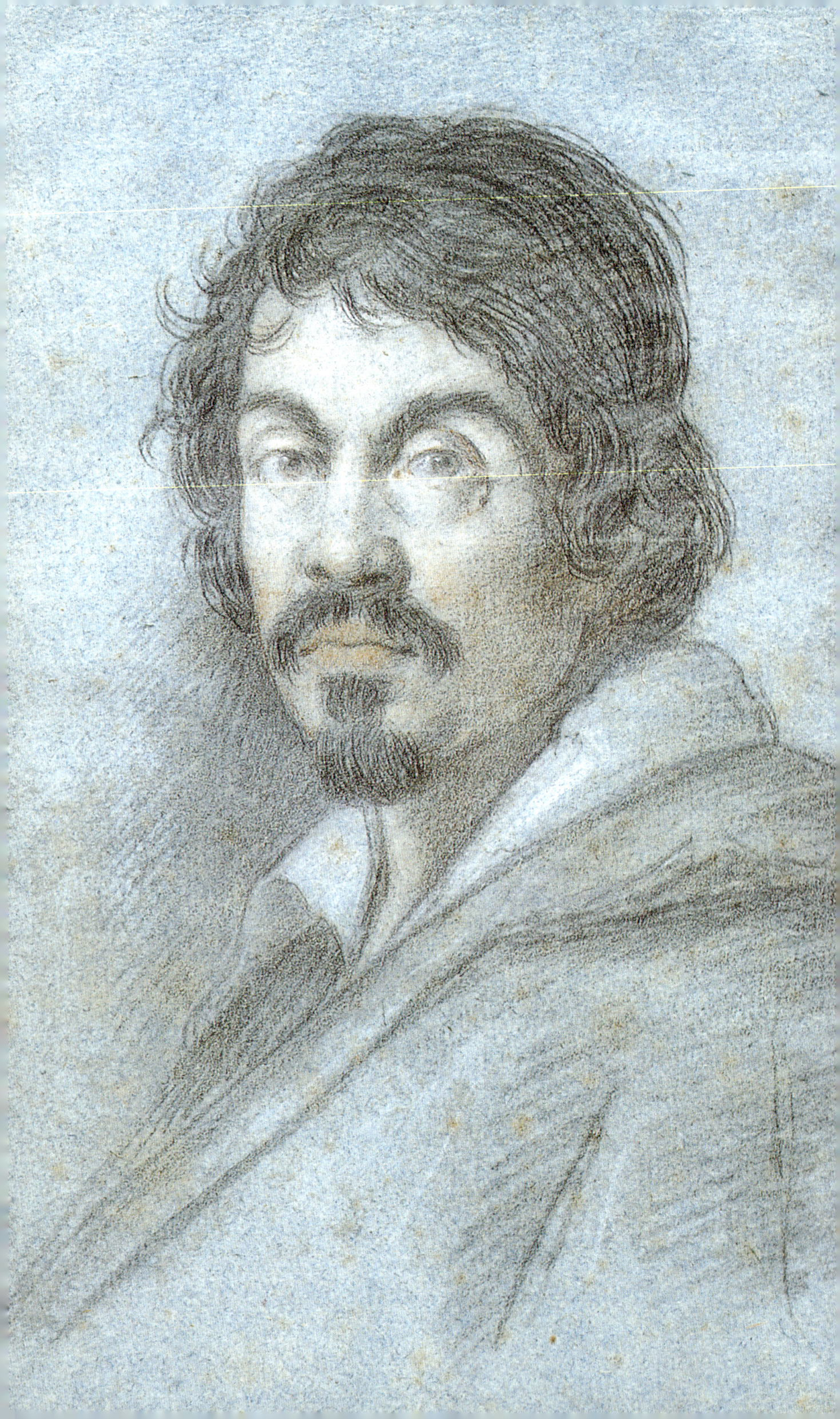

Caravaggio

monte von DUMONT

Inhalt

Hinweis

Diese Reihe stellt das Leben und die Werke der Künstler im kulturellen, sozialen und politischen Kontext ihrer Zeit vor. Um dem Leser die Benutzung zu erleichtern, ist jeder Band in drei Themenbereiche unterteilt, die anhand der seitlichen Streifen unterschiedlicher Farbe schnell zu finden sind. Die gelb markierten Seiten sind Leben und Werk des Künstlers gewidmet, Blau steht für die Behandlung des historischen und kulturellen Hintergrunds und Rosa für die eingehende Betrachtung der Hauptwerke des Künstlers. Jede Doppelseite vertieft ein bestimmtes Thema mit einem einführenden Text und verschiedenen kommentierten Illustrationen. So kann der Leser selbst entscheiden, ob er alle Kapitel der Reihe nach lesen oder lieber einzelne Bereiche herausgreifen möchte. Das Buch wird vervollständigt durch ein Verzeichnis der Orte, an denen die abgebildeten Werke des Künstlers zu finden sind, und ein Verzeichnis mit kurzen Erläuterungen zu den wichtigsten im Text genannten Personen.

■ Seite 2: Ottavio Leoni, *Bildnis des Caravaggio*, vor 1650, Florenz, Biblioteca Marucelliana.

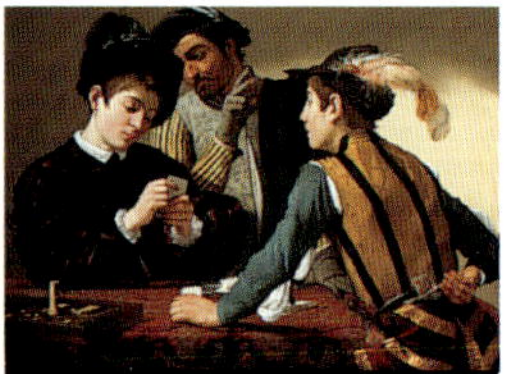

1571–1592

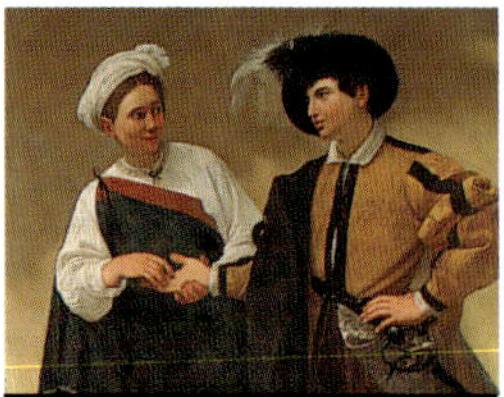

1592–1600

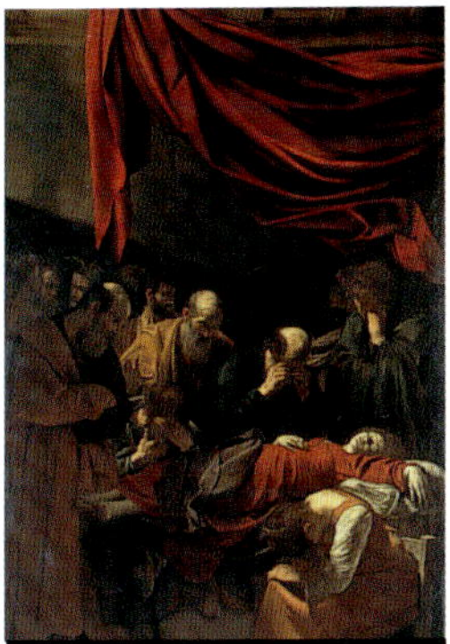

1600–1606

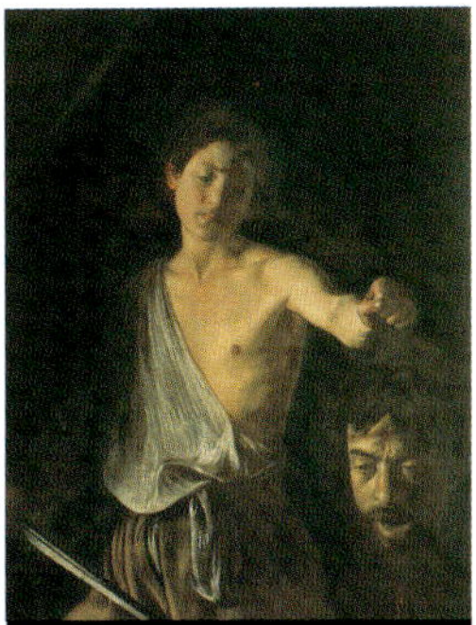

1606–1610

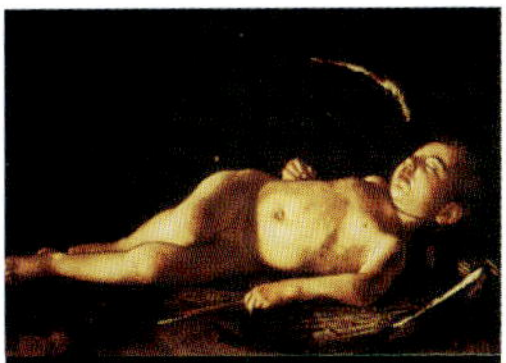

Anhang

1571–1592

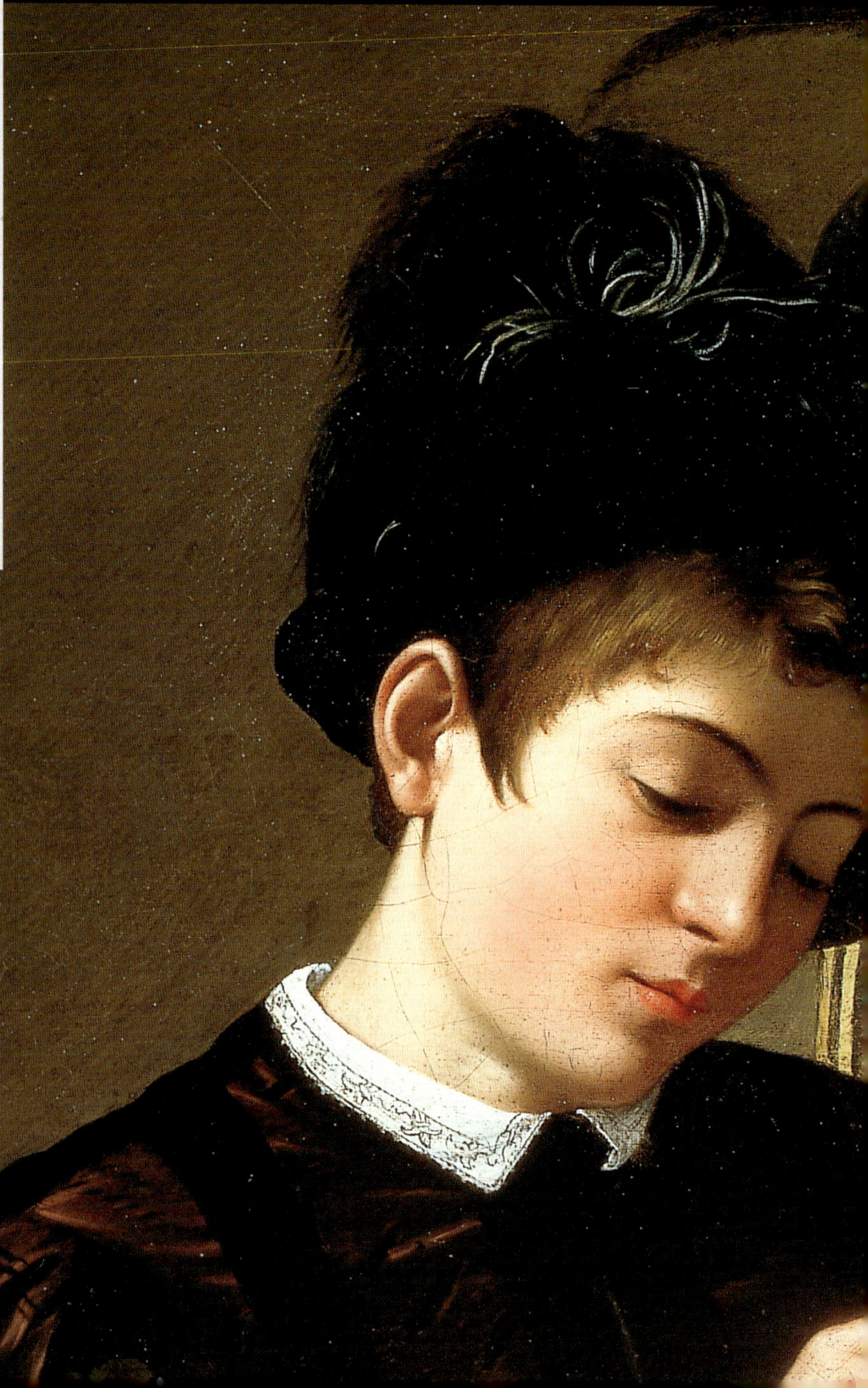

Caravaggio, *Die Falschspieler*, Ausschnitt, um 1594–95, Hartford, Wadsworth Atheneum

Die Malerei in der Spätrenaissance

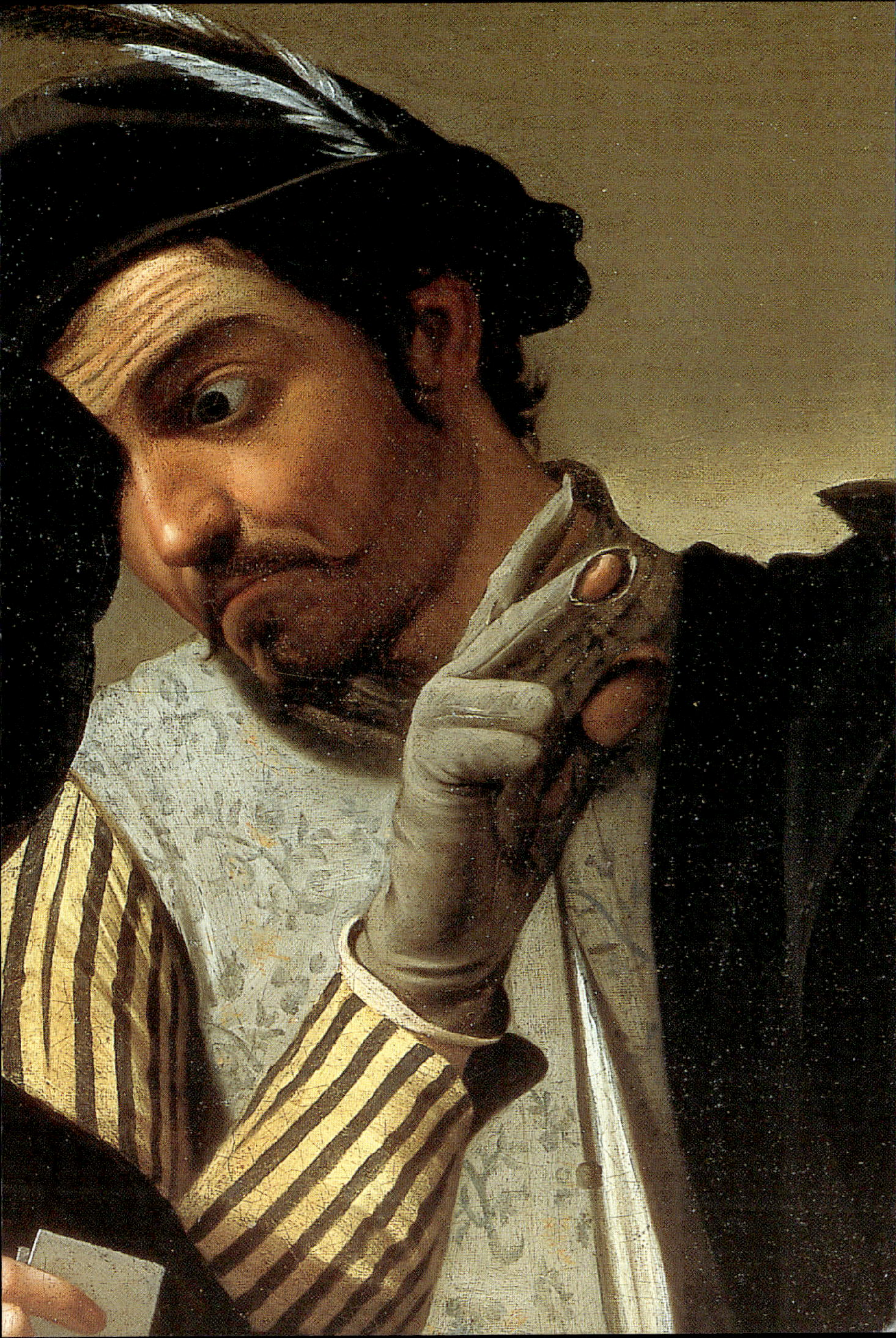

Mailand unter spanischer Herrschaft

▶ Die auf dem Mailänder Domplatz anläßlich der Geburt des Infanten von Spanien errichtete Kulisse des Ätna vermittelt eine Vorstellung von den Festen der Spanier im 16. und 17. Jahrhundert.

Caravaggios künstlerischer Werdegang beginnt in Mailand. Stadt und Herzogtum sind spanische Provinz seit 1535, als Kaiser Karl V. sie nach dem Tod des kinderlosen Francesco II. Sforza als erledigtes Reichslehen einzieht. Das einst unabhängige Mailand ist zu einem Vasallenstaat unter spanischer Herrschaft geworden. Um zu verhindern, daß die in gewissem Maße immer noch autonome Provinz zum Nährboden für eine Widerstandsbewegung werden kann, unterstellen die Spanier die Verwaltung des Herzogtums ihrer eigenen Kontrolle. Es gelingt ihnen jedoch nicht, die Mailänder und Lombarden ganz aus der Regierung auszuschließen. Viele Einheimische sitzen im Senat, der neben dem Statthalter die mächtigste politische Instanz darstellt. Allerdings ist der Zugang zu diesen politischen Ämtern einer sehr kleinen Elite vorbehalten, wodurch das Mailänder Patriziat, dem alte Adelsfamilien, aber auch reiche Kaufleute angehören, seine Macht erheblich ausbauen kann. Eine neue Adelsmentalität hat sich herausgebildet, in der prunkvolles Auftreten, die Frage der Ehre und das Austragen von Duellen eine große Rolle spielen. Am Ende des Jahrhunderts zeigt sich die Stadt politisch und gesellschaftlich gefestigt, die wirtschaftliche Situation läßt jedoch zu wünschen übrig. Das Volk steckt noch in den Zwängen der traditionellen Zunftbestimmungen und steht unter dem Patronat der Kirche, namentlich der mächtigen Bischöfe Carlo und Federico Borromeo. Durch deren gegenreformatorisches Engagement beginnt Mailand wieder größere Bedeutung in religiöser und politischer Hinsicht zu gewinnen.

▼ Tizian, *Karl V. zu Pferd,* 1548, Madrid, Museo del Prado. Der Kaiser besuchte Mailand 1541 und erließ bei dieser Gelegenheit die »Neue Verfassung«, die dem Staat eine feste Ordnung geben sollte.

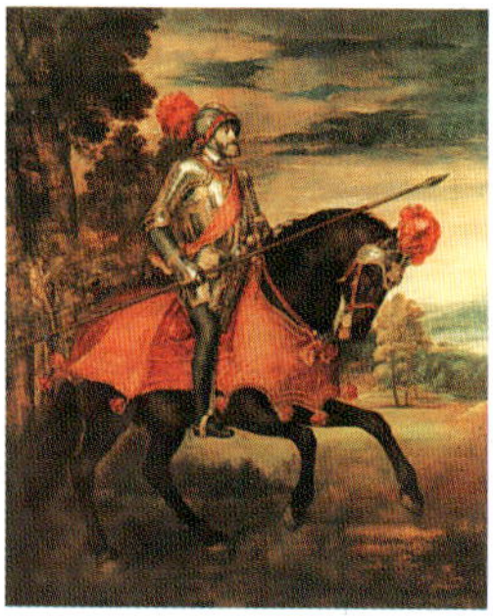

▼ Das Castello Sforzesco in Mailand wurde mehrere Male von den Spaniern befestigt: zuerst 1537, dann in der ersten Hälfte des 17. Jahrhunderts.

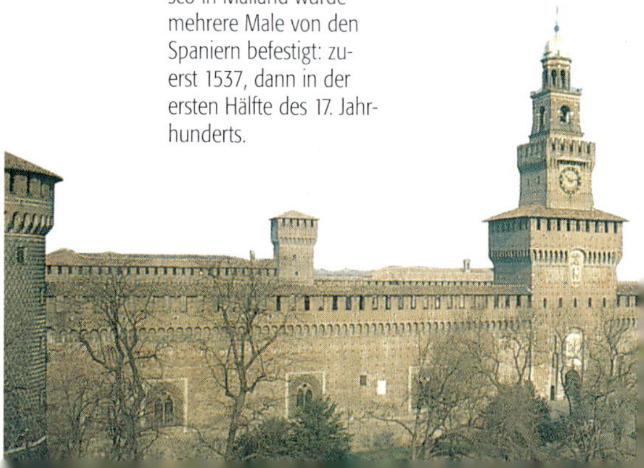

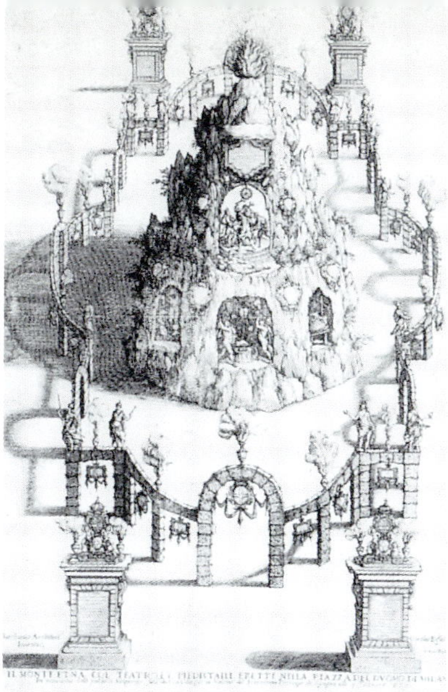

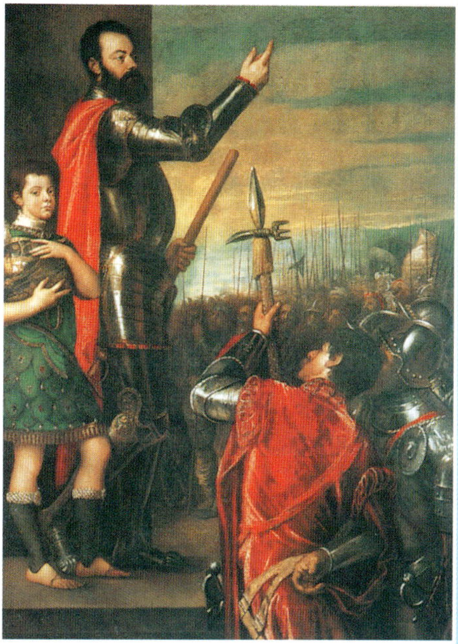

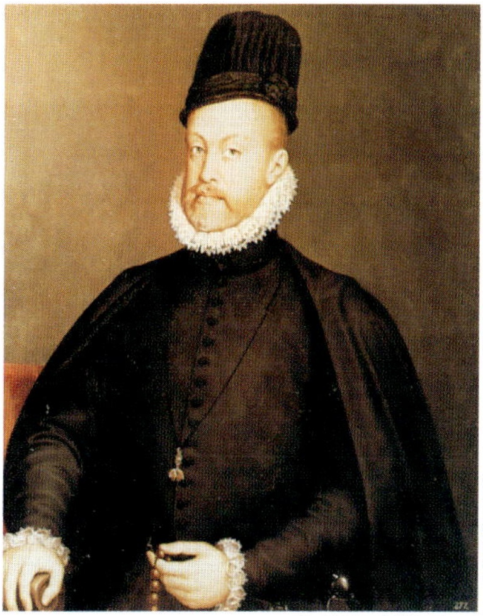

◀ Sofonisba Anguissola zugeschrieben, *Philipp II.*, Madrid, Museo del Prado. 1540 wurde Philipp zum Herzog von Mailand ernannt, erlangte aber erst 1554 durch die Heirat mit Maria I. Tudor offiziell die Herrschaft über den Staat.

▲ Tizian, *Ansprache des Generals del Vasto an seine Soldaten*, Madrid, Museo del Prado. Der Marchese von Vasto und Pescara, Statthalter in Mailand von 1538 bis 1546, soll den Stadtstaat äußerst schlecht verwaltet haben.

▶ *Porta Romana*, Radierung, 1820, Mailand, Sammlung Bertarelli. Das Tor wurde 1598 in Mailand für die Hochzeit Maria Margeritas von Österreich mit Philipp III. errichtet.

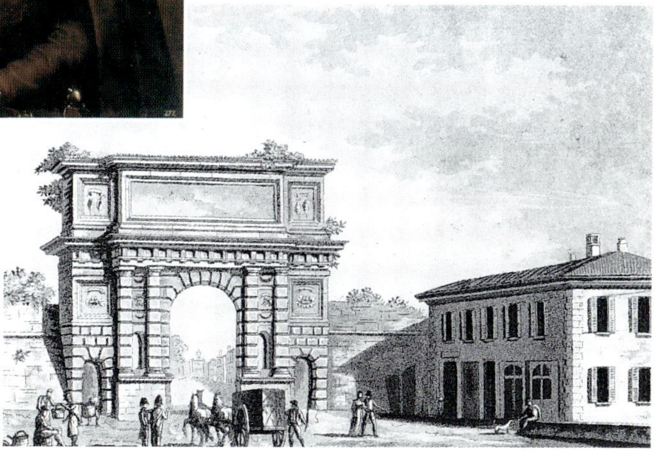

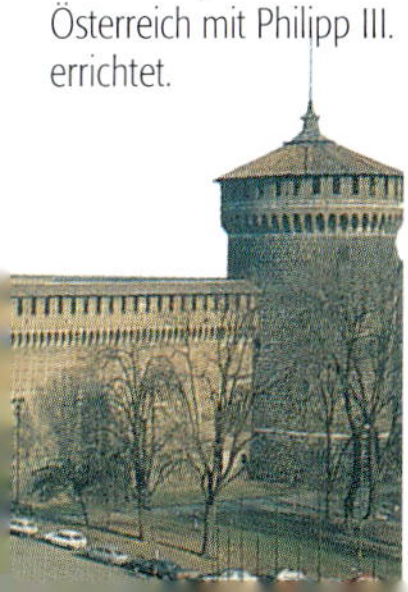

Ein temperamentvoller junger Mann

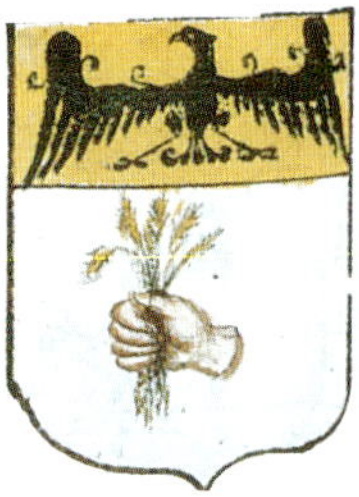

▲ Eine Hand hält einen Ährenstrauß unter einem Adler mit ausgebreiteten Flügeln: Das Wappen der Marchesi von Caravaggio, Gönner der Familie Merisi.

Über die Geburt und die ersten Lebensjahre des Michelangelo Merisi ist nur wenig bekannt. Wann er geboren ist, gilt mittlerweile als verbürgt: am 29. September 1571, dem Fest des Erzengels Michael. Unklar ist jedoch, wo: ob in Caravaggio, einem kleinen Dorf bei Bergamo, aus dem die Familie stammt, oder in Mailand, wo der Vater sich von 1563 bis 1576 aufhält. Fermo Merisi kommt vermutlich im Gefolge seines Gönners und Auftraggebers Francesco I. Sforza, Marchese von Caravaggio, in die Hauptstadt. Er ist als »Magister« bei ihm angestellt, eine unbestimmte Bezeichnung, die für einen Künstler genauso wie für einen Baumeister stehen kann. Michelangelo verbringt die ersten Jahre seiner Kindheit in Mailand und flieht im Alter von fünf Jahren mit seiner Familie vor der Pestepidemie von 1576 nach Caravaggio. Der Vater und der Großvater Bernardino sterben an der Seuche. Man weiß von Schwierigkeiten der Mutter des Künstlers, Lucia Aratori, in der Zeit danach ihre Familie zu ernähren (Michelangelo Merisi hat eine Stiefschwester, zwei Brüder und eine Schwester) und das Erbe gegen die Ansprüche der Verwandten ihres Mannes zu verteidigen. Zudem stirbt 1583 der Marchese von Caravaggio, doch tritt gleichzeitig die adlige Familie Colonna in das Leben der Merisi ein, vor allem die Regentin Costanza Colonna, Mutter von Muzio II. Sforza Colonna, die sie bis zum Ende von Caravaggios Zeit in Rom unterstützen wird.

▼ Caravaggio, *Opferung Isaaks,* Ausschnitt, um 1597, Florenz, Galleria degli Uffizi. In einem seiner ersten Werke (wahrscheinlich aus den neunziger Jahren) liefert Caravaggio einen Beweis seiner innovativen Kraft, indem er den schreienden Isaak zeigt und den Engel als ein Wesen darstellt, das den Menschen gleichgestellt ist.

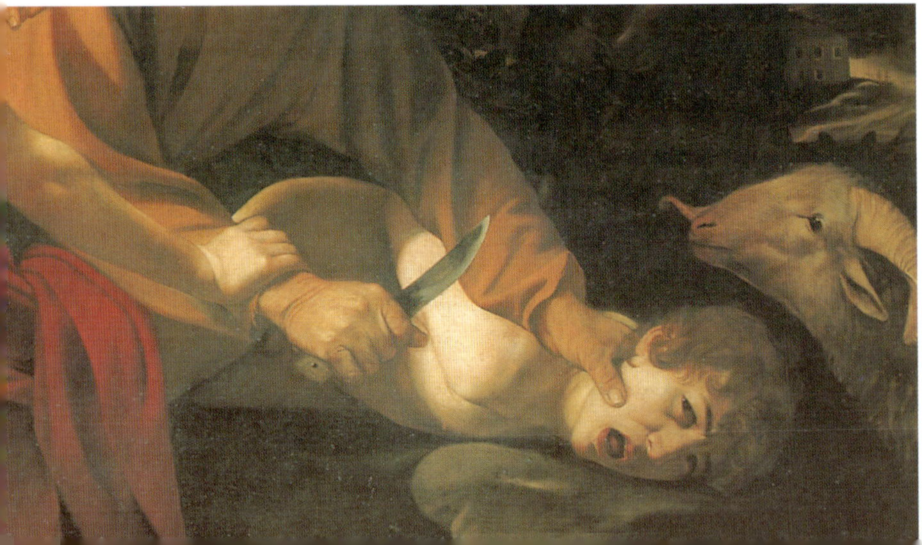

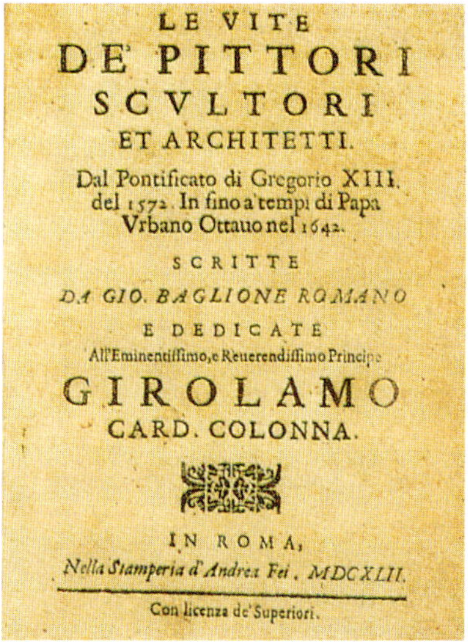

LE VITE
DE' PITTORI
SCVLTORI
ET ARCHITETTI.
Dal Pontificato di Gregorio XIII.
del 1572. In fino a' tempi di Papa
Vrbano Ottauo nel 1642.
SCRITTE
DA GIO. BAGLIONE ROMANO
E DEDICATE
All'Eminentissimo, e Reuerendissimo Principe
GIROLAMO
CARD. COLONNA.
IN ROMA,
Nella Stamperia d'Andrea Fei. MDCXLII.
Con licenza de' Superiori.

◄ Titelblatt von Giovanni Bagliones *Leben der Maler, Bildhauer und Architekten.* Der römische Maler widmete sein Werk Kardinal Girolamo Colonna, »seiner Eminenz und Hochwürden, dem Fürsten«. Das Werk ist in fünf Abschnitte unterteilt; das Leben von »Michelangelo da Caravaggio, Maler« wird im vierten behandelt. Obwohl er eine gegensätzliche Kunstauffassung vertrat, erkannte Baglione die überragende schöpferische Begabung und den großen Ruhm Merisis an.

► *Bildnis des Caravaggio,* anonymer Stich aus dem 17. Jahrhundert, Mailand, Sammlung Bertarelli. Der nach einer Zeichnung von Ottavio Leoni angefertigte Stich vermittelt uns von allen bekannten Darstellungen Caravaggios das eindringlichste Bild. Der ernste und ein wenig argwöhnische Blick spiegelt den komplizierten und unbeherrschten Charakter des Malers wider, der ihn immer wieder in Schwierigkeiten mit der Justiz brachte.

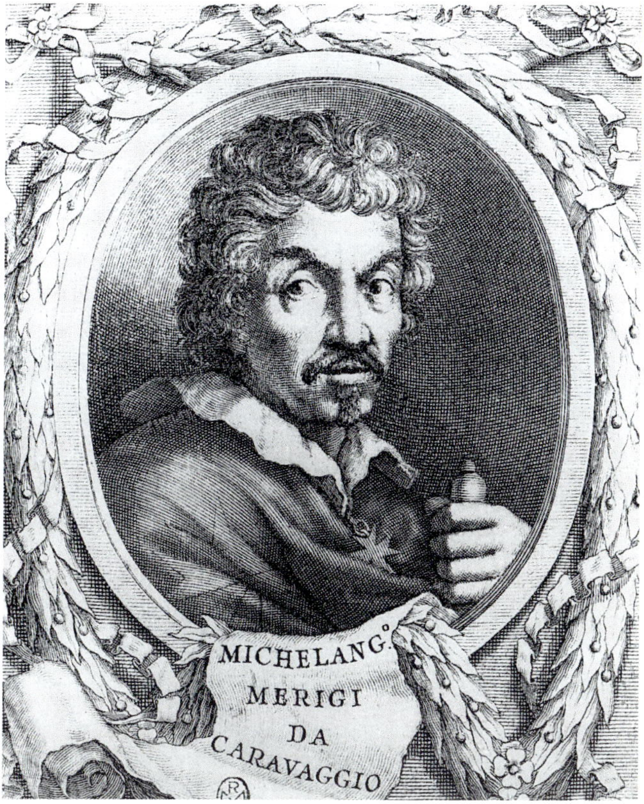

1571 – 1592

Die realistische Malerei und die lombardische Schule

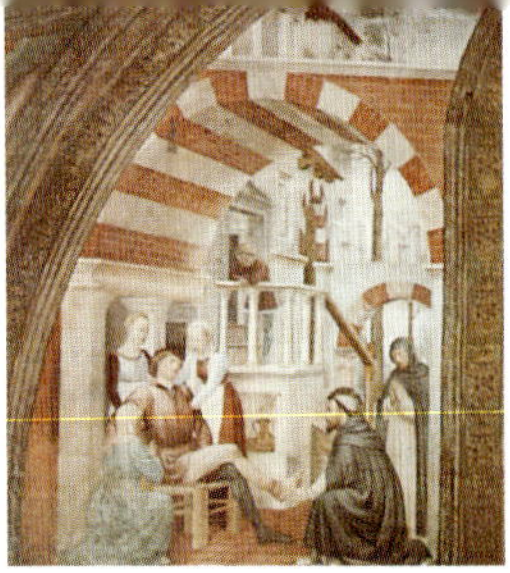

Im 16. Jahrhundert verbreitet sich in fast ganz Italien der Manierismus, ein höchst artifizieller Malstil, der sich immer weiter vom Naturvorbild entfernt. Allein in der Lombardei scheint sich eine traditionelle Ausdrucksweise zu behaupten: jede Art von Stilisierung wird vermieden, Einfachheit und Sinn fürs Detail gelten als Voraussetzungen für die Darstellung der Wirklichkeit. Die lombardischen Künstler werden so aus ihrer Tradition heraus zu Vertretern einer realistischen Malerei. Schon im 15. Jahrhundert hatten einige Künstler empirische Forschungen betrieben; Vincenzo Foppa interessierte sich beispielsweise für die Wahrnehmung von Licht und Schatten. Nicht zu unterschätzen ist auch der Einfluß Leonardo da Vincis, der als Grundlage für die Darstellung der Wirklichkeit seine wissenschaftlichen Untersuchungen verwendete. Diese Erkenntnisse und Prinzipien werden im 16. Jahrhundert wieder aufgegriffen und mit neuen künstlerischen Strömungen verbunden, vor allem im Osten der Lombardei, wo man engen Kontakt mit der Entwicklung in Venedig hält.

▲ Vincenzo Foppa, *Das Wunder von Narni,* Ausschnitt, Mailand, Portinari-Kapelle. In den 1468 vollendeten *Szenen aus dem Leben des Heiligen Petrus Martyr* kommen die Prinzipien der lombardischen Schule zum Ausdruck: die naturalistische Gestaltung und die räumliche Einbindung der Figuren in ihre Umgebung.

▼ Romanino, *Die Bezahlung der Arbeiter,* 1532, Trient, Castello del Buon Consiglio. In den Fresken wird ein volkstümlicher Inhalt ausdrucksstark in Szene gesetzt. Der Einfluß der Malerei nördlich der Alpen ist deutlich zu spüren.

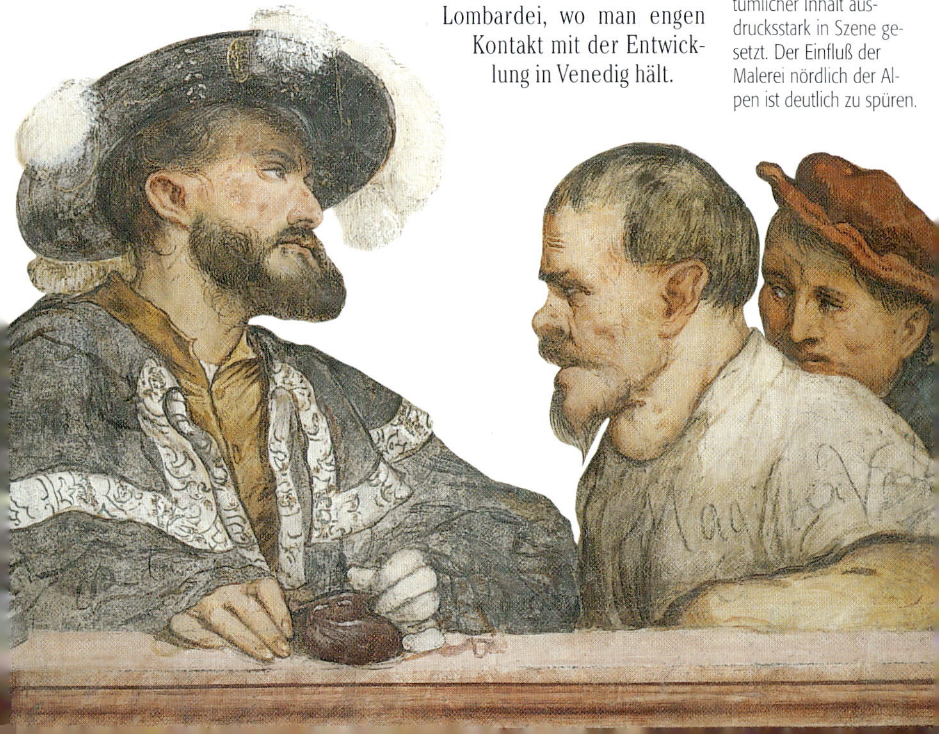

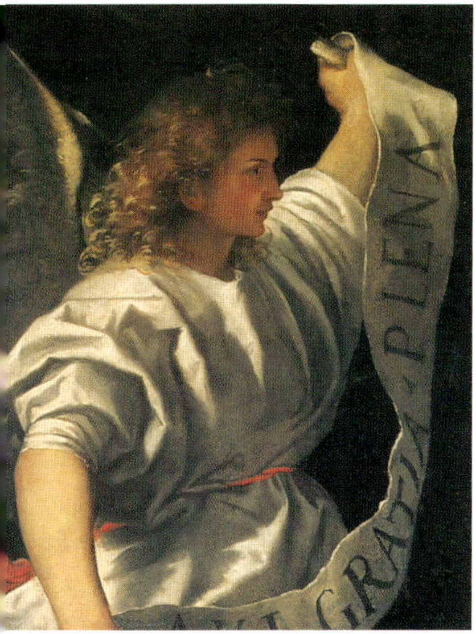

◀ Tizian, *Der Erzengel Gabriel,* um 1522, eine Tafel des mehrteiligen *Averoldi-Altars,* Brescia, Kirche Santi Nazaro e Celso. Die Lichteffekte auf der Figur des Engels vor dunklem Hintergrund sind ein Vorbild, an dem sich die Maler aus Brescia im 16. Jahrhundert orientierten.

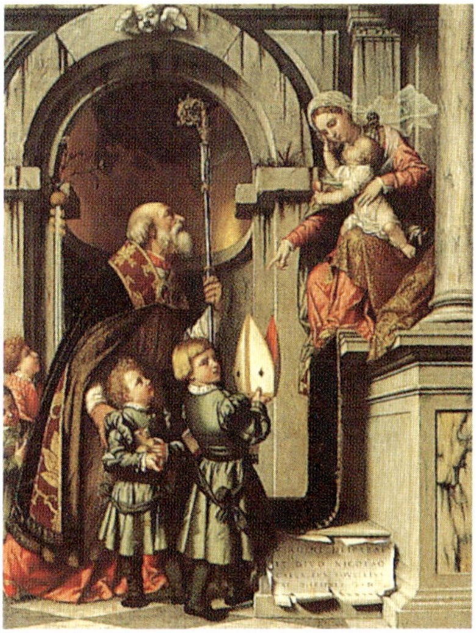

▲ Moretto da Brescia, *Pala Rovelli,* um 1540, Brescia, Pinacoteca Tosio Martinengo. Trotz der monumentalen Form im Stil der römischen Figurendarstellung haftet den Personen weiterhin die Einfachheit des Volkes an: Mit wachem Naturgefühl stellt Moretto die religiös-andächtige Szene unmittelbar und realistisch dar und nimmt damit gewissermaßen Caravaggio vorweg.

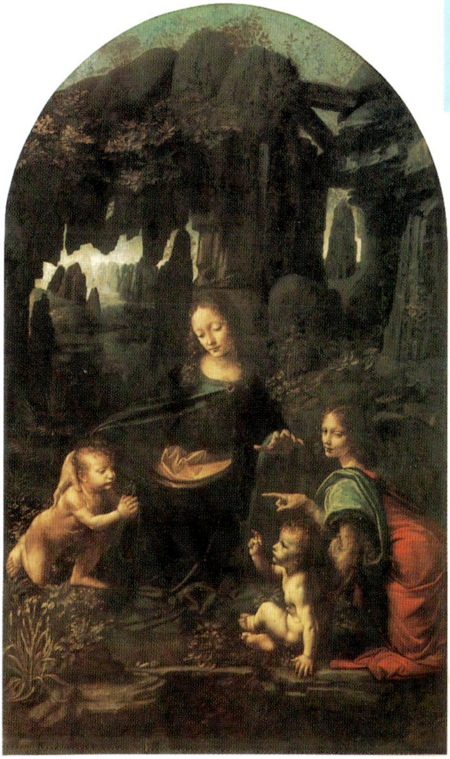

▼ Leonardo da Vinci, *Felsgrottenmadonna,* 1483–85, Paris, Musée du Louvre. Das Werk hing eine Zeitlang in der Kirche San Francesco Grande in Mailand; es ist also denkbar, daß Caravaggio Leonardos detailgetreuen Landschaftshintergrund dort studiert hat.

Caravaggios Lehrmeister und die Ideale der Kunst

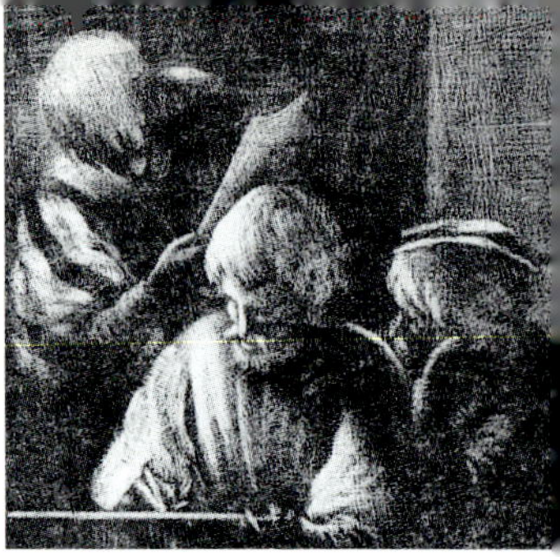

Im Jahr 1584 kehrt Michelangelo Merisi, gerade dreizehnjährig, nach Mailand zurück, vielleicht weil sein Vater es so wollte, vielleicht auch, um seinen eigenen Wunsch zu verwirklichen, Maler zu werden. Sein Lehrer Simone Peterzano ist ein Bergamasker Maler, der möglicherweise in Venedig lernte. Von seinem Zeitgenossen Giovanni Paolo Lomazzo wird die einzigartige »Zartheit und Anmut« als Hauptmerkmal seiner Fresken gelobt, was auch im Frühwerk Caravaggios Spuren hinterläßt. Peterzano scheint anfangs ebenfalls dem ausgeprägten Naturalismus der lombardischen Schule anzuhängen, verwendet jedoch gleichzeitig die bewegten, gewundenen Formen und starken Farbkonstraste des Manierismus. Im übrigen paßt sich Peterzano, vor allem in seinen Altarbildern, dem Mailänder Rigorismus an. Diese Aspekte sowie die technische Reife seines ersten Lehrers verarbeitet Caravaggio in seinen frühen römischen Werken wie *Knabe mit der Eidechse* und *Kranker Bacchus* und weicht damit in provozierender Weise von der traditionellen Malerei ab. Die große Zeit der Renaissance wird nun endgültig vom Manierismus abgelöst, dessen »Quintessenz« in Lomazzos 1584 erschienenem Malerei-Traktat formuliert ist.

▼ Simone Peterzano, *Venus und Cupido mit zwei Satyrn,* um 1573, New York, Sammlung Corsini. Ein wichtiges Zeugnis aus Peterzanos Zeit in Venedig. Der fein abgestufte Farbauftrag in den männlichen Akten ist eine malerische Technik, die Caravaggio später übernahm.

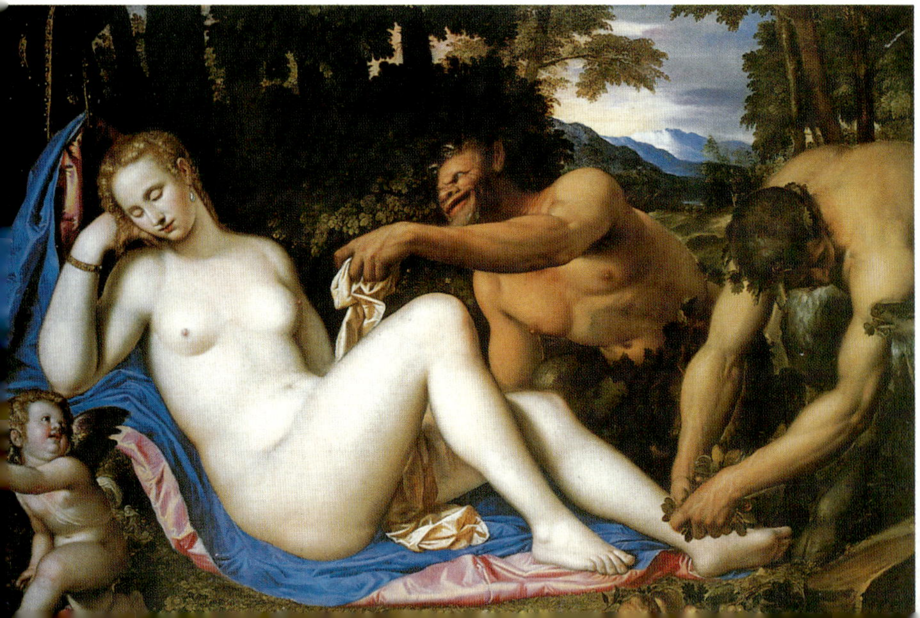

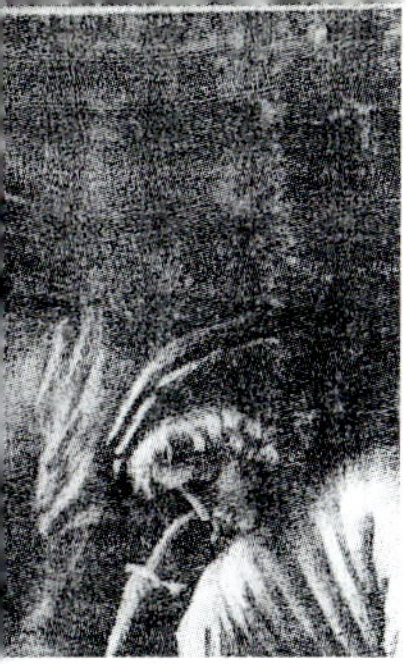

▲ *Schüler in der Werkstatt des Meisters,* anonymer Stich, um 1682, Mailand, Sammlung Bertarelli. Am 6. April 1584 schloß Caravaggio einen Vertrag mit Peterzano ab, in dem er sich zu einer vierjährigen Lehre verpflichtete. Während der Ausbildung zu einem selbständig tätigen Maler wohnte er bei seinem Meister.

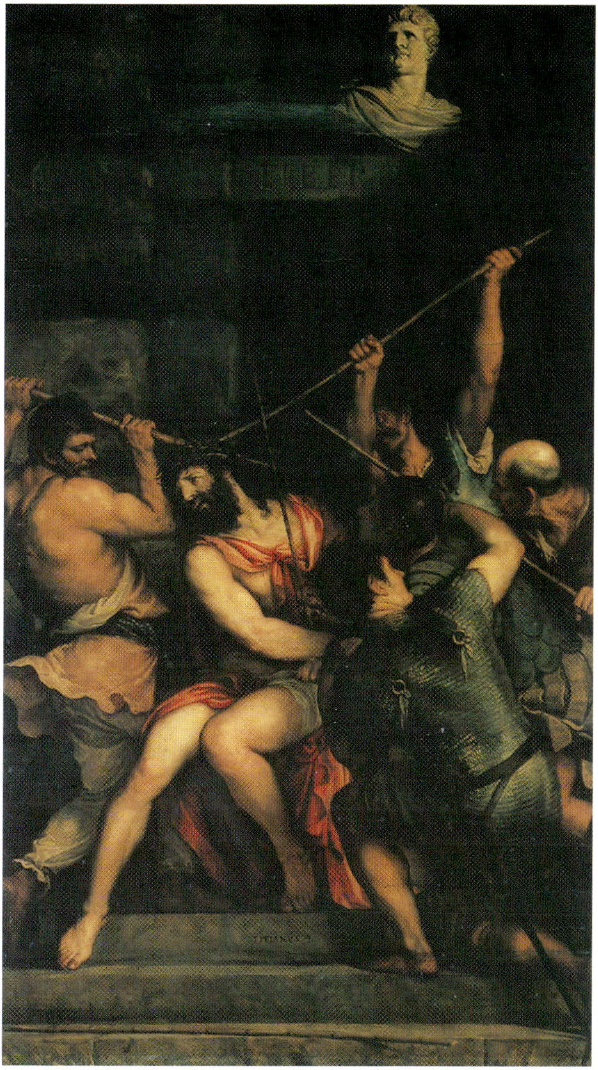

▶ Tizian, *Dornenkrönung,* 1542–44, Paris, Musée du Louvre. Zu den Werken, die Caravaggio während seiner Mailänder Lehrjahre studieren konnte, zählt vermutlich auch die *Dornenkrönung*, die Tizian für die Kapelle Santa Corona in der Kirche Santa Maria delle Grazie malte.

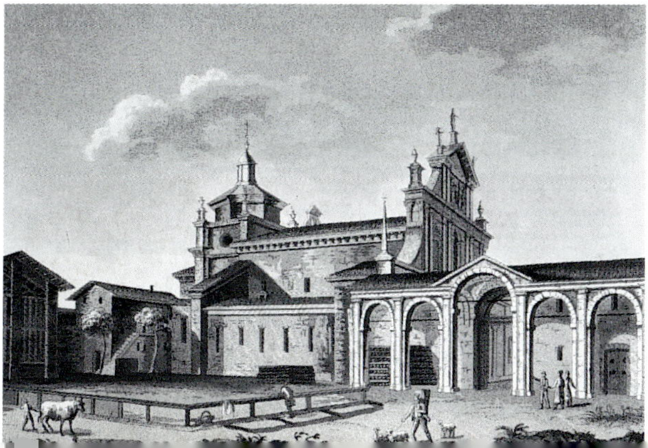

◀ *Certosa di Garegnano,* Stich, um 1820, Mailand, Sammlung Bertarelli. In Erfüllung seines letzten großen Auftrags in Mailand arbeitete Simone Peterzano ab 1578 an den Fresken des Presbyteriums und der Kirche der Certosa di Garegnano.

Der Lautenspieler

Dieses Meisterwerk der Jugendzeit Caravaggios, heute in der St. Petersburger Eremitage, wurde vor 1596 für Vincenzo Giustiniani angefertigt. Die Musik steht im Vordergrund, weshalb das Werk als Sinnbild der Harmonie verstanden wird.

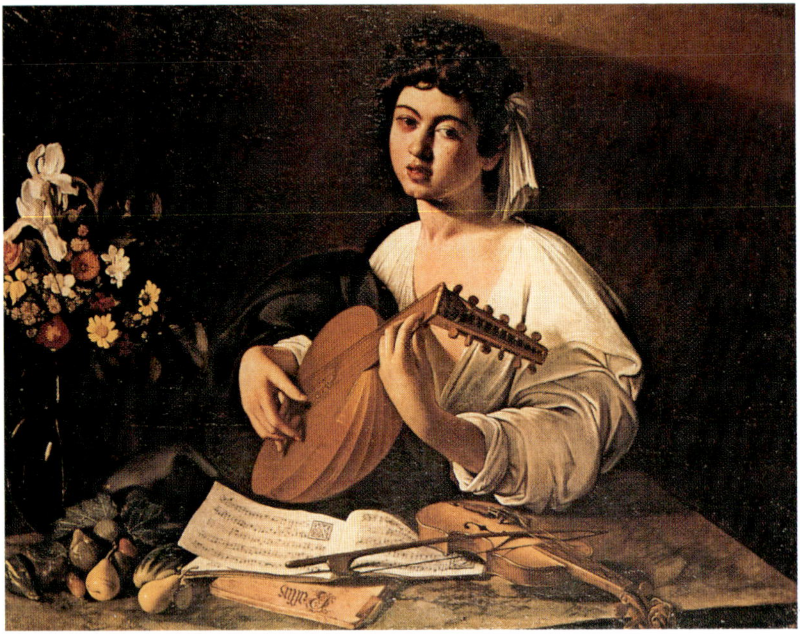

▶ Einen zweiten *Lautenspieler* (1596–97, New York, Privatsammlung) malte Caravaggio für Kardinal Del Monte. Zunächst sollte er gleich gestaltet werden, nämlich mit Blumen und Früchten einerseits und Musikinstrumenten andererseits, um den Kontrast von Kunst und Natur als Sinnbild der Harmonie darzustellen. Auf dem Gemälde finden sich aber dann doch nur die Musikinstrumente; an die Stelle der Früchte ist ein Spinett getreten.

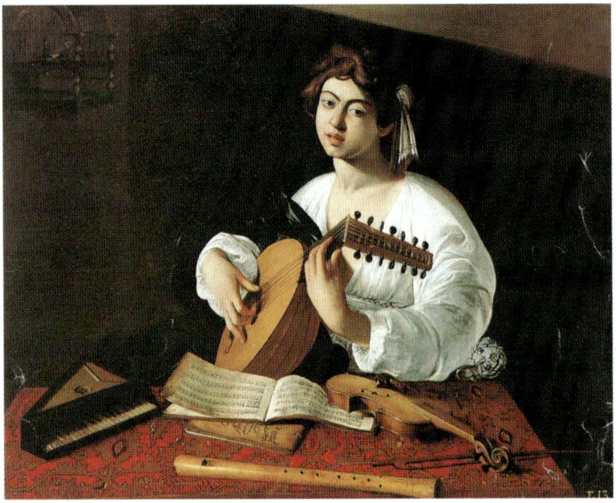

▶ Caravaggio, *Musizierende Knaben,* Ausschnitt, um 1595–96, New York, The Metropolitan Museum of Art. Das erste Bild, das Merisi bei seinem Gönner Kardinal Del Monte in Rom malte, hat die Musik zum Thema: Eine Gruppe von Knaben musiziert und singt, ganz der Musik hingegeben. Im Mittelpunkt der Szene ist ein junger Lautenspieler dargestellt. Womöglich wurde Giustiniani durch diese Darstellung angeregt, den *Lautenspieler* bei Caravaggio in Auftrag zu geben.

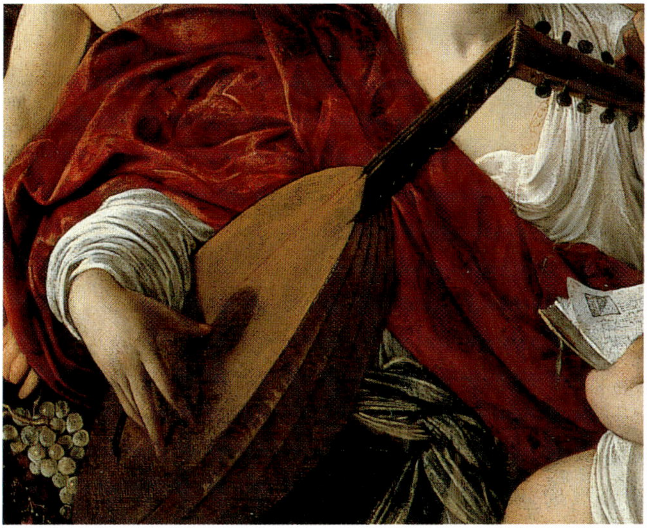

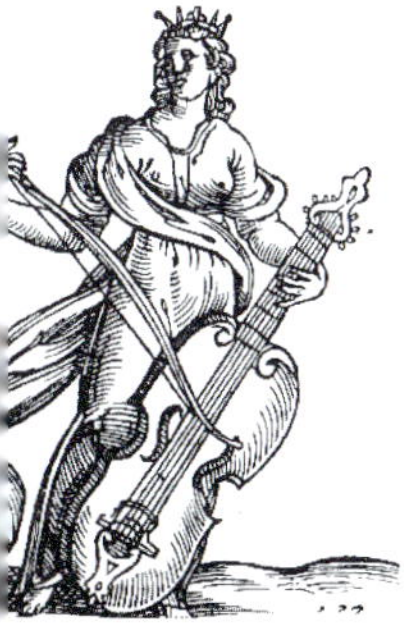

◀ *Harmonie,* aus der *Iconologia* von Cesare Ripa (Rom 1603). Die Verkörperung der Harmonie durch eine Frau mit einer fünfzehnsaitigen Lyra und einer Krone mit sieben Edelsteinen auf dem Kopf greift die Gedanken Platons von der Harmonie der Sphären auf.

▶ Caravaggio, *Ruhe auf der Flucht nach Ägypten,* Ausschnitt, Rom, Galleria Doria Pamphili. Auch dieses zarte und lyrische Jugendwerk hat die Musik zum Thema: Der Violine spielende Engel gibt den Blick auf die Noten frei – der Schlüssel zum Verständnis des ganzen Werks.

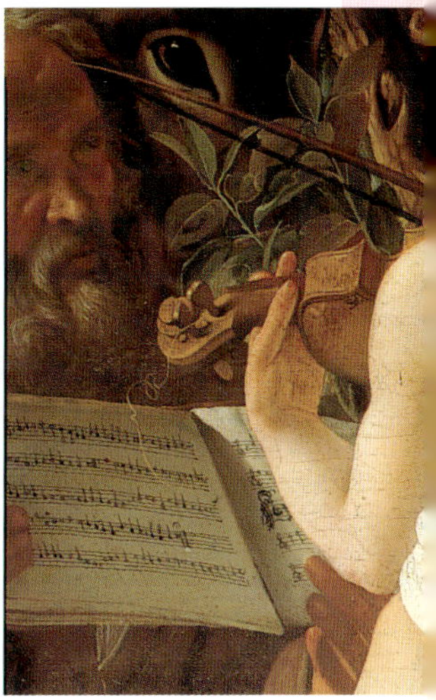

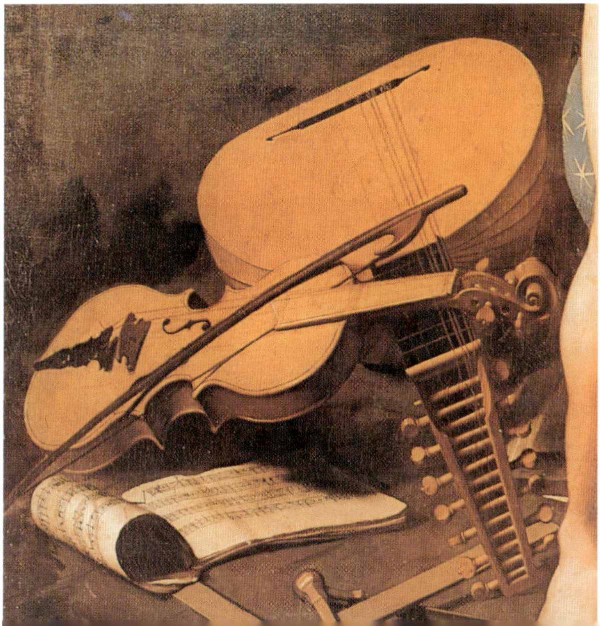

◀ Musikinstrumente in der Form eines außergewöhnlichen Stillebens zeigt das Bild *Sieghafter Amor,* das ebenfalls für den Marchese Giustiniani geschaffen wurde (heute Berlin, Staatliche Museen).

1571–1592

Lombardische Künstler in Rom

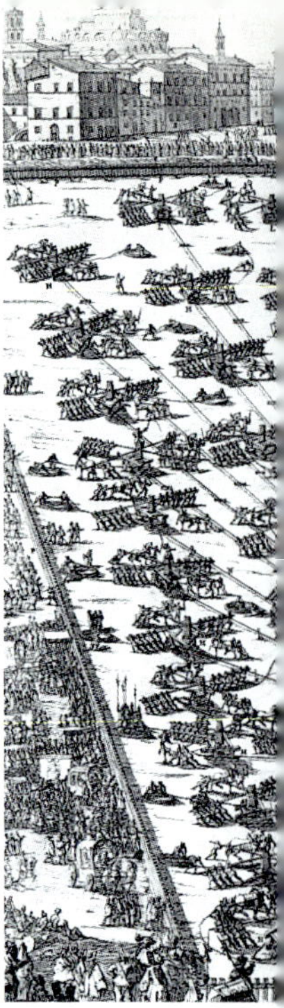

Bereits im 15. Jahrhundert hatte eine Wanderbewegung von Künstlern aus der Lombardei nach Rom eingesetzt. Mehr denn je ist jetzt Rom die kulturelle Hauptstadt Italiens, die Maler, Bildhauer und Architekten anzieht. Die Künstler bilden eine regelrechte Kolonie und machen sich eifrig ans Werk, Kirchen, Hospitäler und Paläste zu bauen. So gewinnt Rom eine beinahe uneingeschränkte Monopolstellung fast aller bildenden Künste. Die Architekten verwandeln die Stadt mit Bauwerken, die in ihrer Formensprache immer deutlicher den Übergang zum Barock markieren. Einige machen in Rom ihr Glück, erlangen gar die Gunst eines Papstes, wie Domenico Fontana, der Sixtus V. zur Wertschätzung eines speziellen »lombardischen Stils« bewegen kann. Nur die Maler erweisen sich als nicht besonders innovativ und halten sich weiter an manieristische Gestaltungsprinzipien, die aus den Werken Michelangelos abgeleitet und der jeweiligen regionalen Tradition entsprechend neu definiert werden. Nicht alle Lombarden, die nach Rom kommen, bleiben auch dort; bei manchen beschränkt sich der Aufenthalt auf einen bestimmten Abschnitt ihrer künstlerischen Laufbahn.

▼ Bei der Gestaltung der Fassade der Peterskirche respektierte Maderno Michelangelos Werk, öffnete sich jedoch gleichzeitig den neuen Formen des Barock.

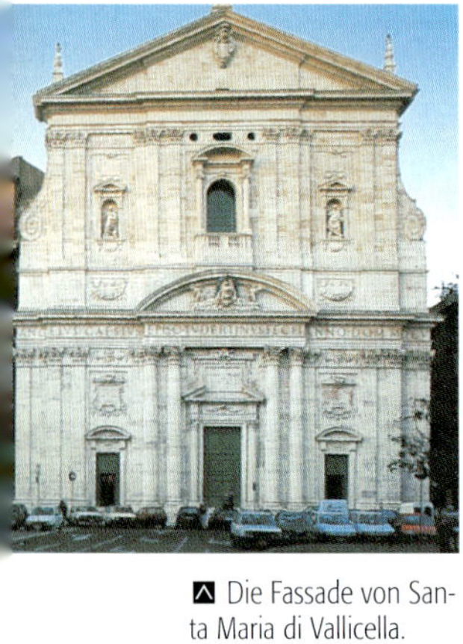

▲ Die Fassade von Santa Maria di Vallicella. Matteo Bartolini begann 1576 den Bau, der von Martino Longhi dem Älteren vollendet wurde.

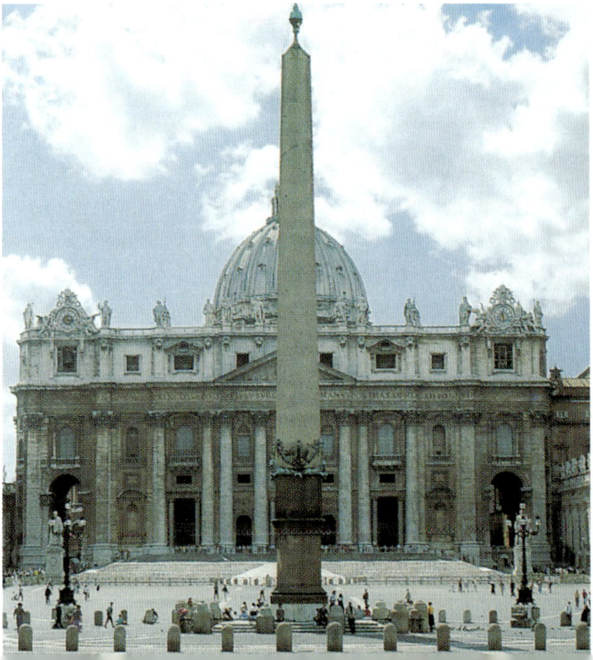

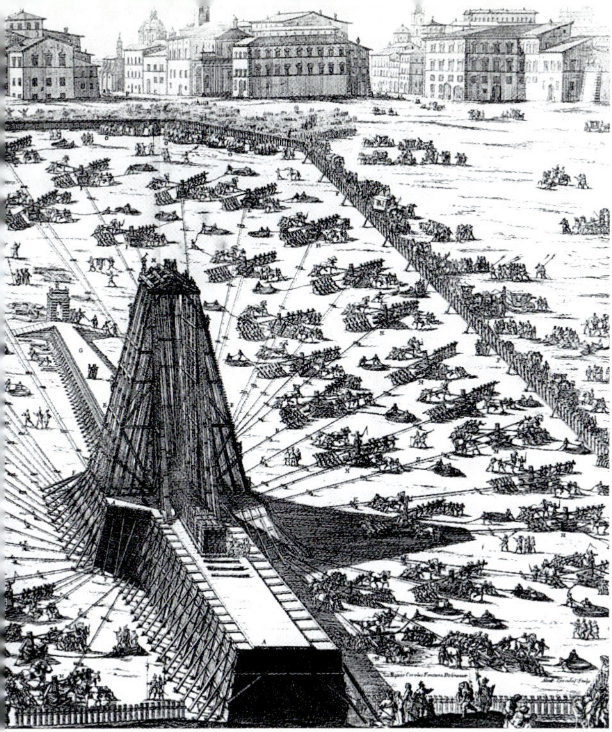

De translatione Obelisci Vaticani suscepta quae, prout ab eodem descriptia fuit, exibetur, 1586, Stich, Mailand, Sammlung Bertarelli. Die Aufstellung des aus dem Circus des Nero stammenden antiken Obelisken auf dem Petersplatz ist beispielhaft für die ehrgeizigen Bemühungen um die Neugestaltung Roms, deren Planung in den Händen eines Architekten aus der Lombardei lag: Domenico Fontana.

Pellegrino Tibaldi, *Die Anbetung der Hirten,* 1549, Rom, Galleria Borghese. In diesem für seine römische Schaffensperiode sehr typischen Gemälde lehnt sich Tibaldi mit der Gestaltung einer großen Gruppe von Figuren, die fast alle ihre Vorbilder im *Jüngsten Gericht* haben, deutlich an Michelangelo an.

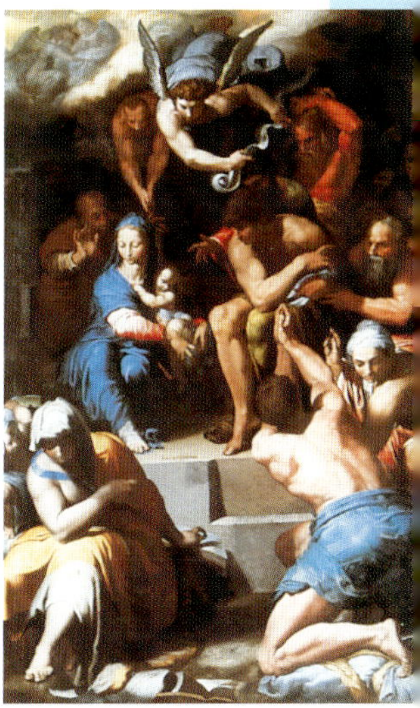

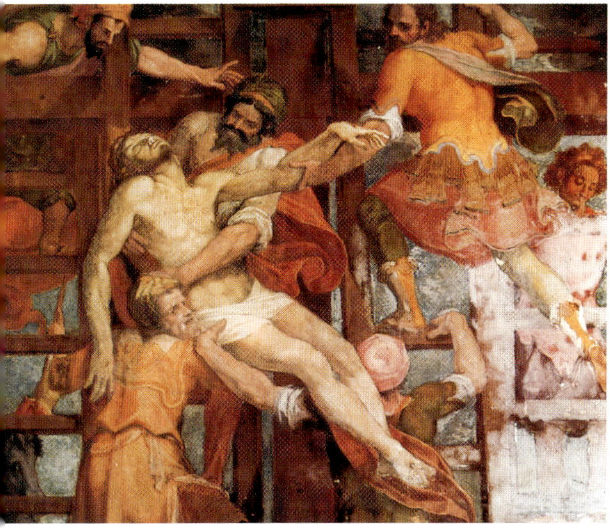

Pomarancio, *Kreuzabnahme,* Ausschnitt, um 1585, Rom, Santa Maria in Aracoeli. Bei diesem lombardischen Künstler ist toskanischer Einfluß spürbar, den er möglicherweise in Rom aufgenommen hat. Die Fresken, es sind seine schönsten, kennzeichnet eine helle, toskanisch anmutende Chromatik.

1571–1592

Die Vorbilder Caravaggios

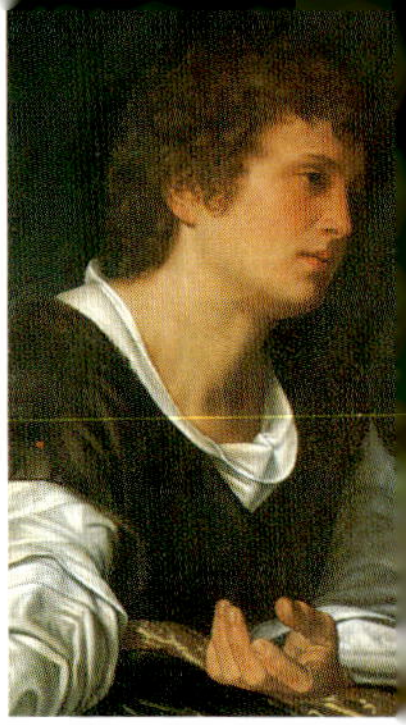

Doch wer waren wirklich Caravaggios Vorbilder, nicht nur, was seine Technik angeht, sondern vor allem im Hinblick auf seine Naturstudien, seine Behandlung von Licht und Perspektive und – nicht zuletzt – seine Bildthemen? Über die frühen Jahre ist uns wenig bekannt. Prägend ist für ihn zunächst die Malerei der Renaissance, vor allem das Werk Foppas, das entscheidende Bedeutung als Vorbild für eine lebendige und realistische Darstellung hat. Dann auch Mantegna, der Meister der Perspektive, die mantuanischen Fresken von Giulio Romano und nicht zuletzt der Manierismus der Gebrüder Campi. Wahrscheinlich unternimmt Caravaggio Studienreisen, die ihn aus dem eng begrenzten Gebiet Mailands und der Region hinaus, vielleicht sogar bis nach Venedig führen. Ganz sicher lernt er jedoch die venezianische Malerei durch das Studium der Werke von Malern aus Brescia kennen, die im Osten der Lombardei wirken: Moroni, Moretto und Savoldo. Sie hatten eine Farbigkeit entwickelt, die sich stark an die Tendenzen der Malerei Venetiens, namentlich Giorgione, Lorenzo Lotto und Tizian, anlehnt.

▲ Giovanni Girolamo Savoldo, *Bildnis eines Jünglings,* um 1524, Paris, Musée du Louvre. Durch meisterhaften Einsatz des Helldunkel erzeugt Savoldo eine räumliche Wirkung, zu der auch die geschickte Farbgebung in den Falten des Stoffes beiträgt. Caravaggio erhält dadurch wichtige Impulse.

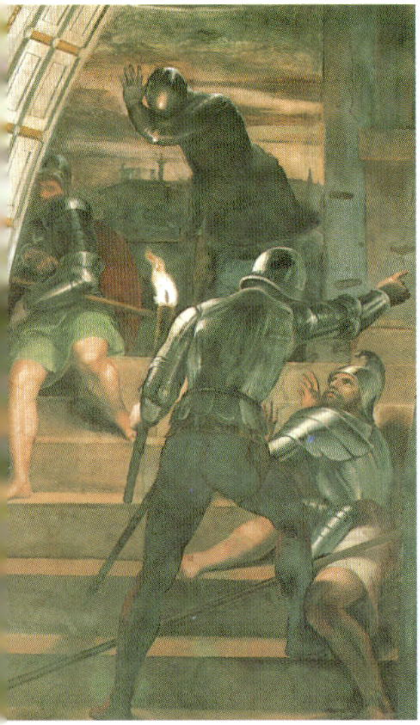

▲ Raffael, *Befreiung Petri aus dem Gefängnis,* Ausschnitt, 1514, Rom, Vatikan, Stanza di Eliodoro. Das Vorbild für Helldunkeleffekte schlechthin, das Caravaggio von Savoldo und den Campi lernte.

▼ Giulio Romano, *Hochzeit von Amor und Psyche,* 1527–31, Mantua, Palazzo del Tè. Die Werke Giulio Romanos greifen die perspektivischen Prinzipien Mantegnas in Mantua auf.

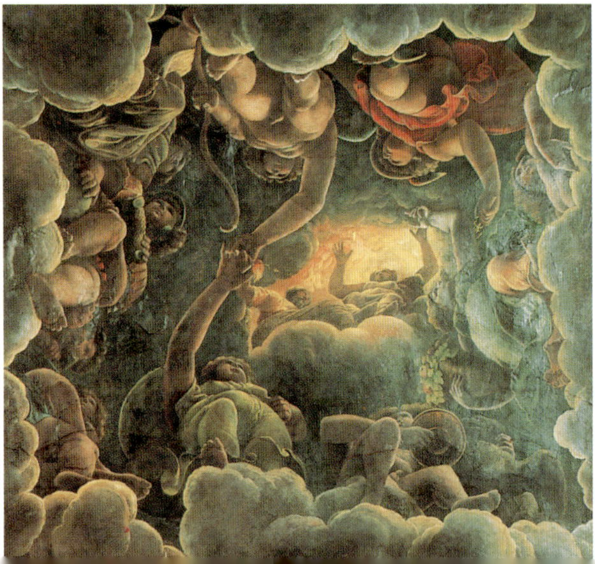

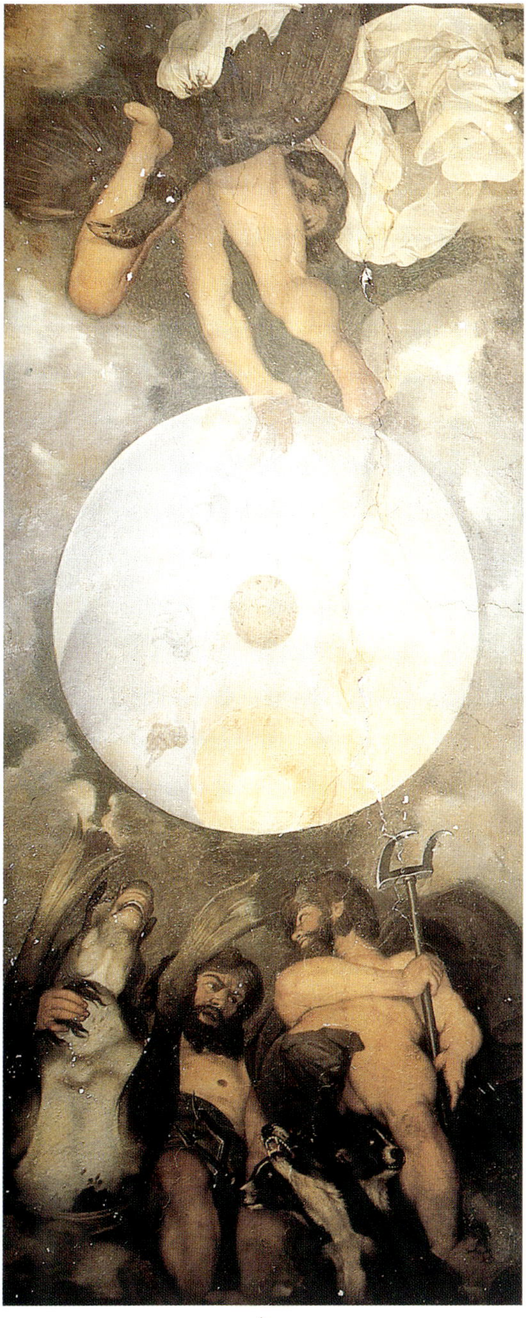

◄ Caravaggio, *Wandmalerei im Casino Ludovisi,* um 1597–98. Die einzige Wandmalerei des Künstlers, der – dem normalen Ausbildungsverlauf in dieser Zeit entsprechend – alle Maltechniken beherrschen mußte. Die Verkürzungen in der Darstellung der Figuren gehen auf den Einfluß Mantegnas zurück.

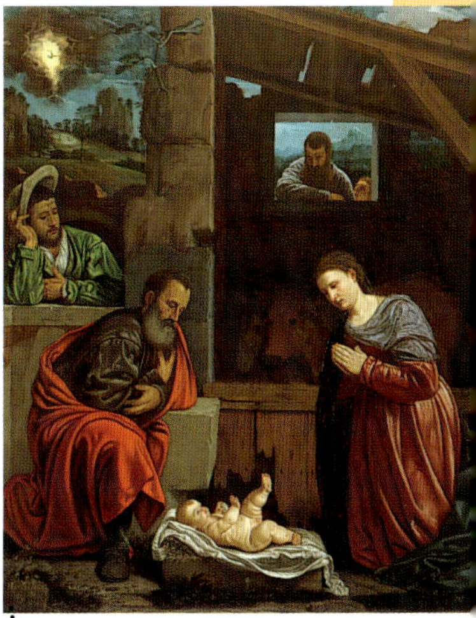

Caravaggio und die Künstler aus Brescia

Ganz besonders prägend sind für Caravaggio die Errungenschaften der Künstler aus Brescia, vor allem Savoldos Behandlung von Licht. Dessen Art der Lichtführung in Innenräumen kann eine außerordentliche poetische Wirkung entfalten, ebenso in den Nachtstudien wie der *Geburt Christi* (1540, Brescia, Pinacoteca Tosio Martinengo). Savoldo ist anerkanntermaßen einer der wichtigsten Wegbereiter von Caravaggios besonderer Lichtdramatik.

Ruhe auf der Flucht nach Ägypten

Das Gemälde, auf 1599 zu datieren und heute in Rom in der Galleria Doria Pamphili, ist wohl vom Hohenlied Salomos inspiriert. Dafür spricht der Notentext in den Händen des Heiligen Joseph, der einige Verse daraus wiedergibt.

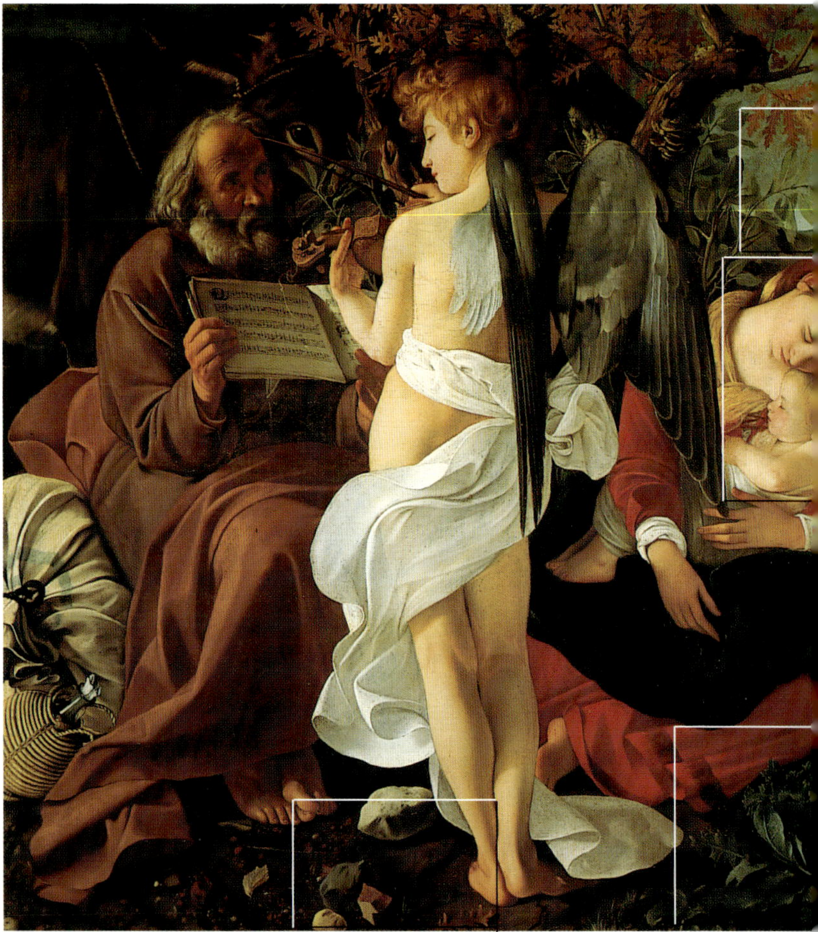

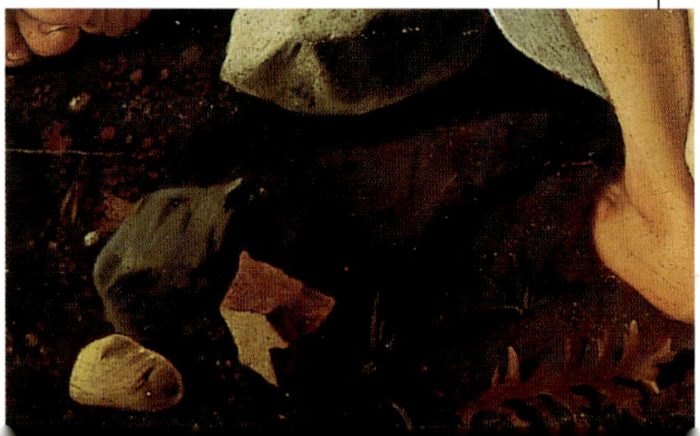

◀ Die kalten, leblosen Steine und die an die Knechtschaft in Ägypten gemahnende unfruchtbare Erde der rechten Bildhälfte stellen das Alte Testament symbolisch dar.

▶ Die idyllischen Motive des Hintergrunds stammen aus der venezianischen Tradition der Heiligendarstellung. Eine so offene Landschaft findet sich in keinem anderen Werk Caravaggios.

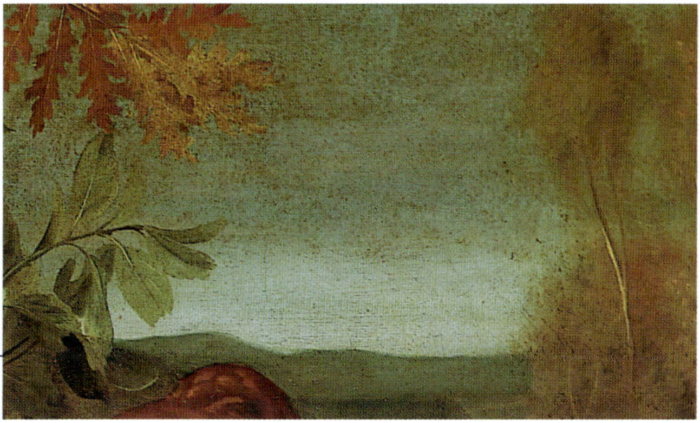

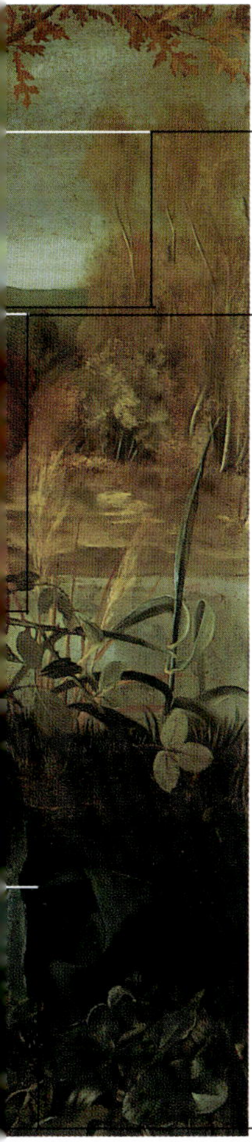

▶ Maria ähnelt der Braut des Hohenliedes: Ihr rötliches Haar nimmt Bezug auf den Vers »Das Haar auf deinem Haupt ist wie Purpur«, die Farbe des heilbringenden Blutes des Erlösers. In tiefen Schlaf versunken, hält sie Jesus umschlungen, und dies erinnert an einen weiteren Vers: »Ich schlief, aber mein Herz war wach.«

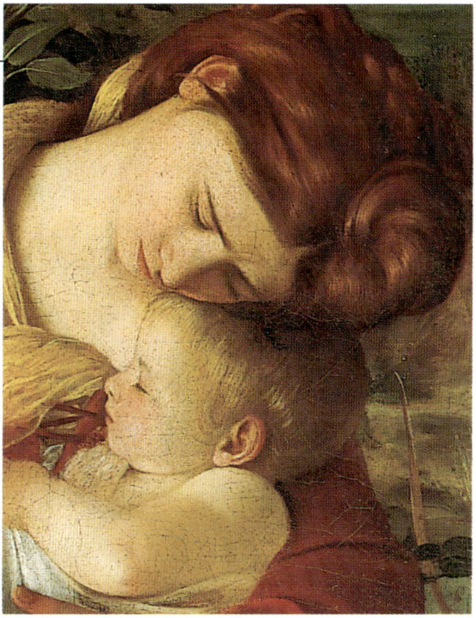

▶ Zu den Füßen der Jungfrau eine der ersten Naturstudien Caravaggios: Die Königskerze, die möglicherweise auf die Wurzel Jesse anspielt, ist das Symbol des Gelobten Landes.

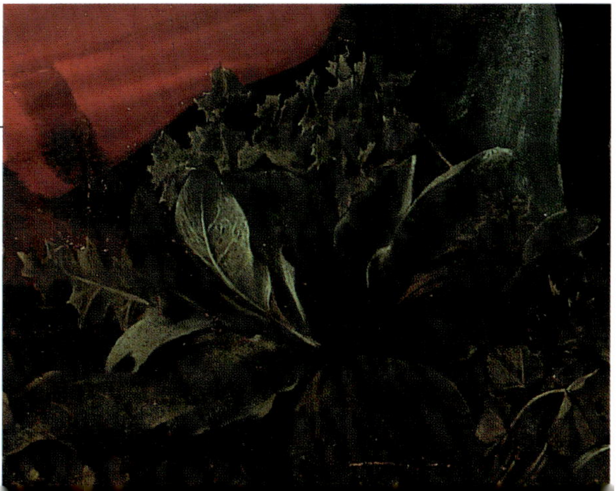

1592–1600

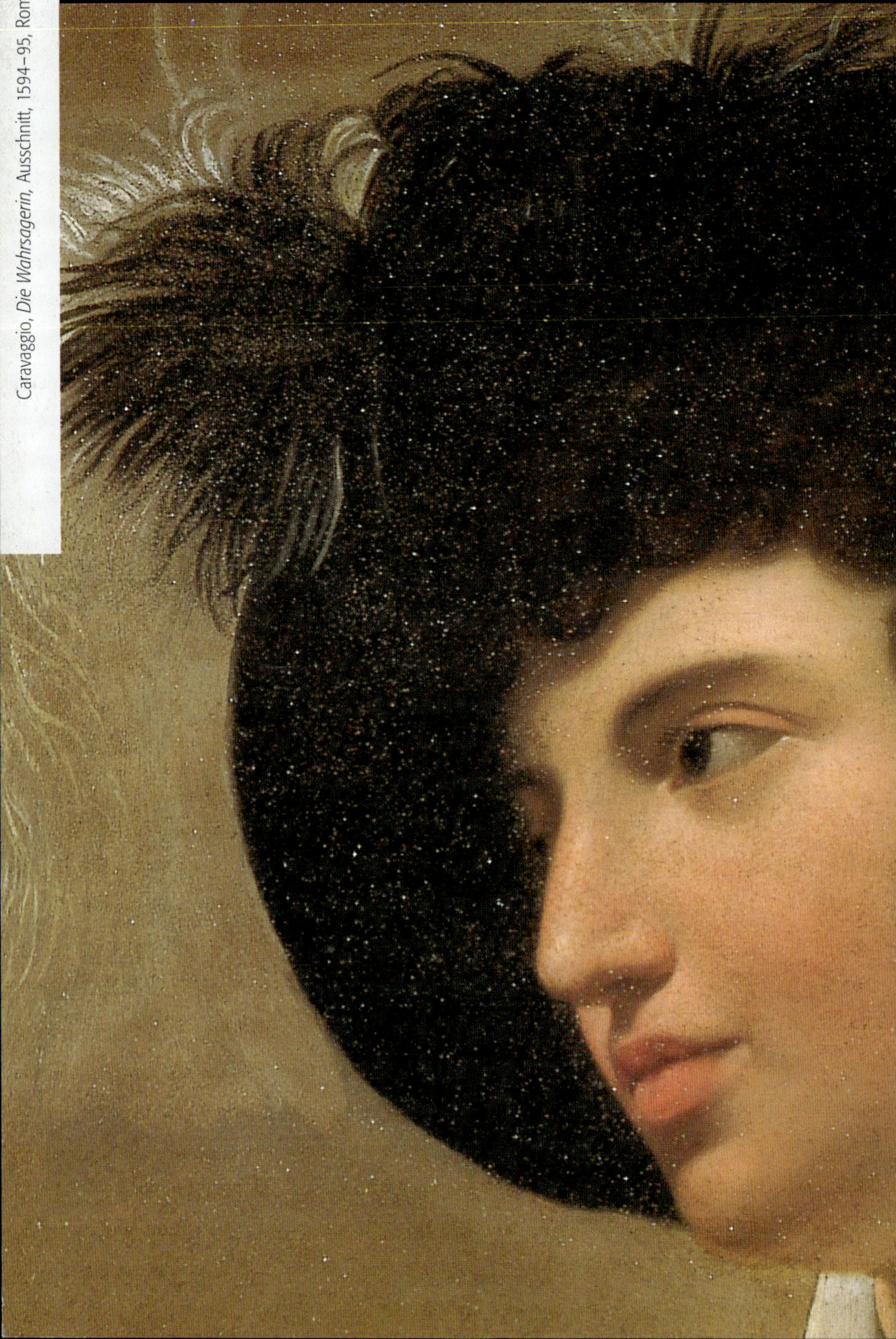

Caravaggio, *Die Wahrsagerin*, Ausschnitt, 1594–95, Rom, Musei Capitolini

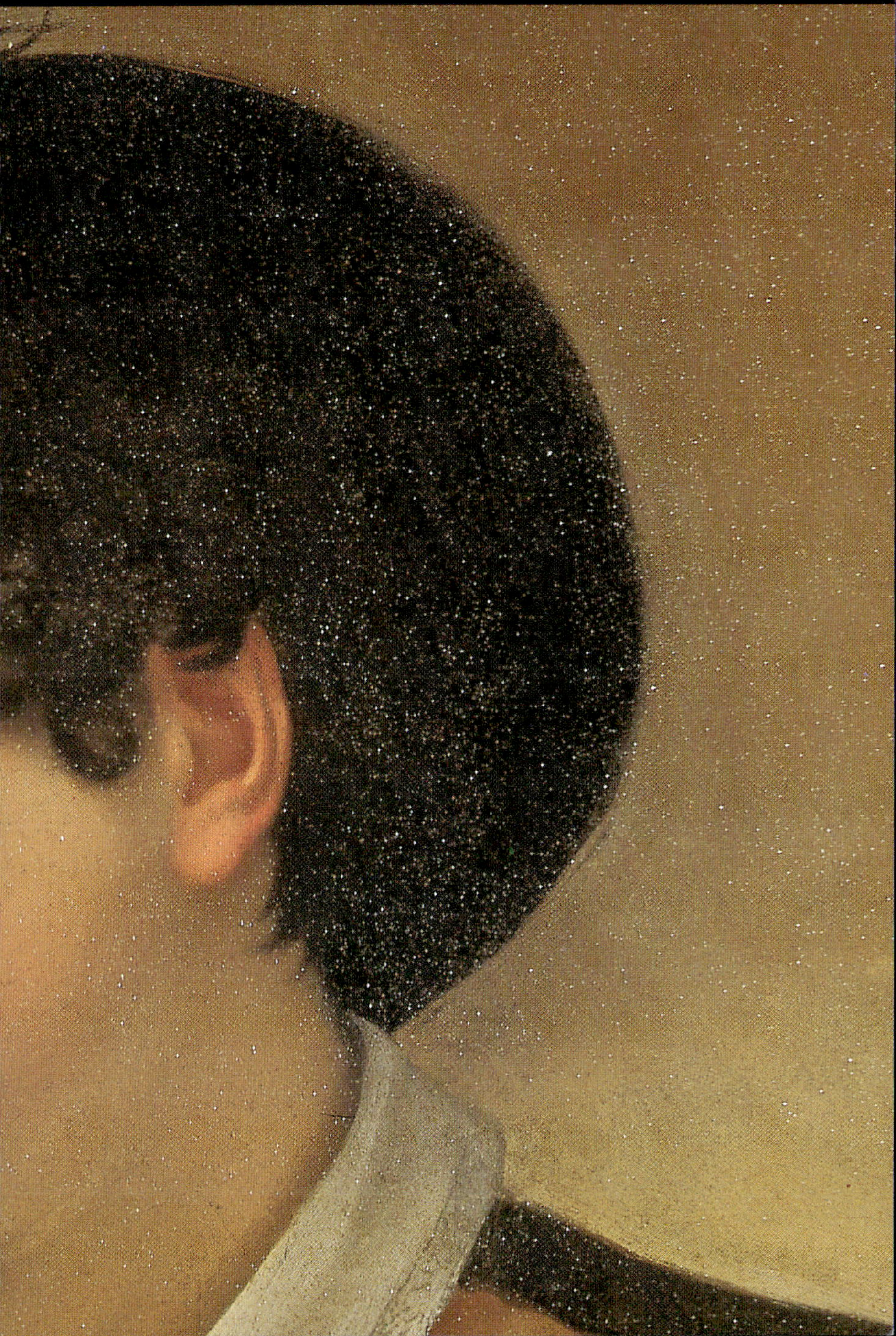

Schwieriges Terrain

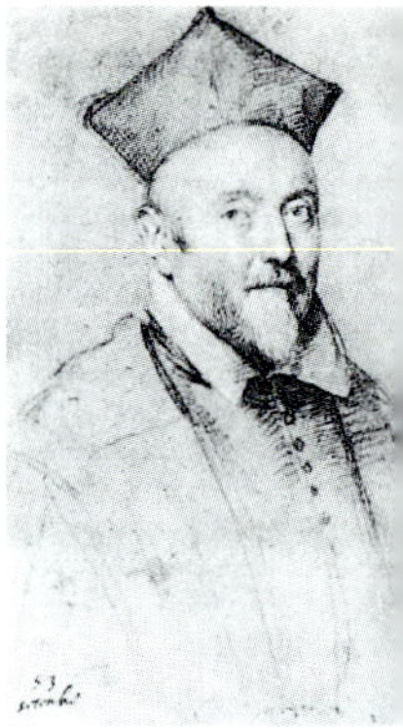

▲ Kardinal Del Monte, Förderer der Wissenschaft und Freund Galileis, ein großer Musikliebhaber und gebildeter Kosmopolit. Möglicherweise lernt Caravaggio bei ihm die Regeln der Perspektive und des Schattenwurfs sowie eine rationale Sicht auf natürliche Gegebenheiten.

Einige Jahre nach seiner Lehre bei Peterzano, während derer er möglicherweise eine Reise in den Osten der Lombardei oder nach Venedig unternommen hat, gelangt Caravaggio nach Rom, wo seine Anwesenheit ab 1596 belegt ist. Die Kunst wird noch von den älteren Stilvorstellungen Raffaels und Michelangelos beherrscht. Anders als Mailand ist die Stadt aber nicht von der Ideologie der Gegenreformation geprägt, vielmehr umgibt man sich im Geist des Humanismus mit Literaten und Künstlern. Caravaggio wird bei Cavalier d'Arpino eingeführt, dem bekanntesten Maler Roms und »modernen« Künstler, der die Tradition der Meister des 16. Jahrhunderts fortsetzt. Er verfügt über eine ausgereifte Technik, Bildung, Esprit und einen ausgeprägten Geschäftssinn. In seiner Schule verkehren viele Maler verschiedener Herkunft, auch Ausländer wie Floris Claszoon van Dijk und Jan Brueghel der Ältere. Caravaggio schult sich an klassischen Vorbildern, erlernt Metaphern und Allegorien und malt auf Aufforderung von d'Arpino Stilleben, um sich mit flämischen Arbeiten zu messen. Diese fast ausschließlich handwerkliche Tätigkeit entspricht nicht ganz seinen Vorstellungen, aber die Werke aus dieser Zeit, in denen seine lombardischen Erfahrungen mit den römisch-flämischen Einflüssen verschmelzen, sind ein erster Schritt auf dem Weg zu wichtigeren Aufträgen.

▼ Michelangelo, *Ezechias-Lünette,* um 1508, Rom, Sixtinische Kapelle. In Michelangelos Fresken der Sixtinischen Kapelle spürt man die Entwicklung hin zum Manierismus.

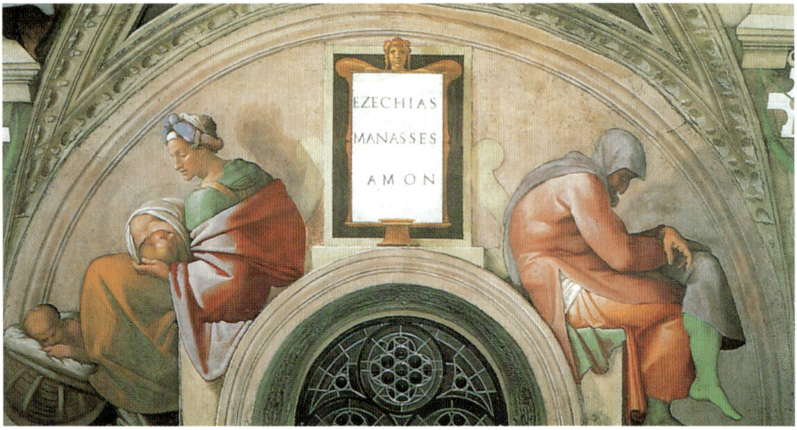

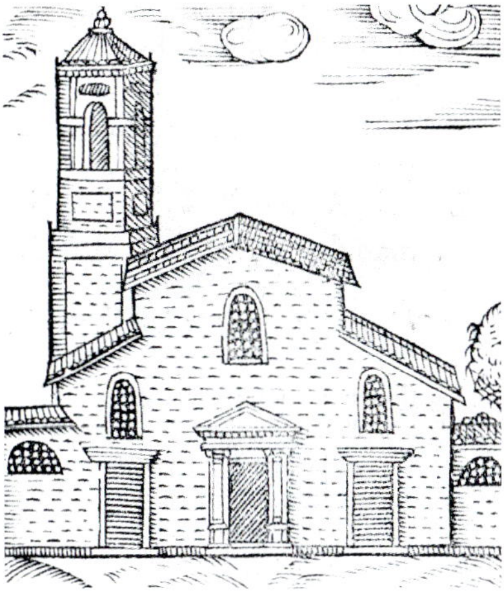

◀ Rom, Santa Maria della Consolazione. Während der Zeit bei d'Arpino oder wenig früher muß Caravaggio im Ospedale della Consolazione behandelt worden sein, unsicher ist, ob wegen einer Krankheit oder nach einem Unfall. Mancini berichtet, daß die Familie d'Arpino ihn nicht besuchte, was zum Zerwürfnis geführt habe.

▼ Taddeo Zuccari, *Tanz der Diana und der Nymphen,* 1553, Rom, Villa Giulia. Mit Bacchanalien und mythologischen Szenen knüpft der Künstler an den klassischen Stil Raffaels an, läßt jedoch gleichzeitig eine gewisse Distanziertheit gegenüber dieser Welt der Vergangenheit erkennen.

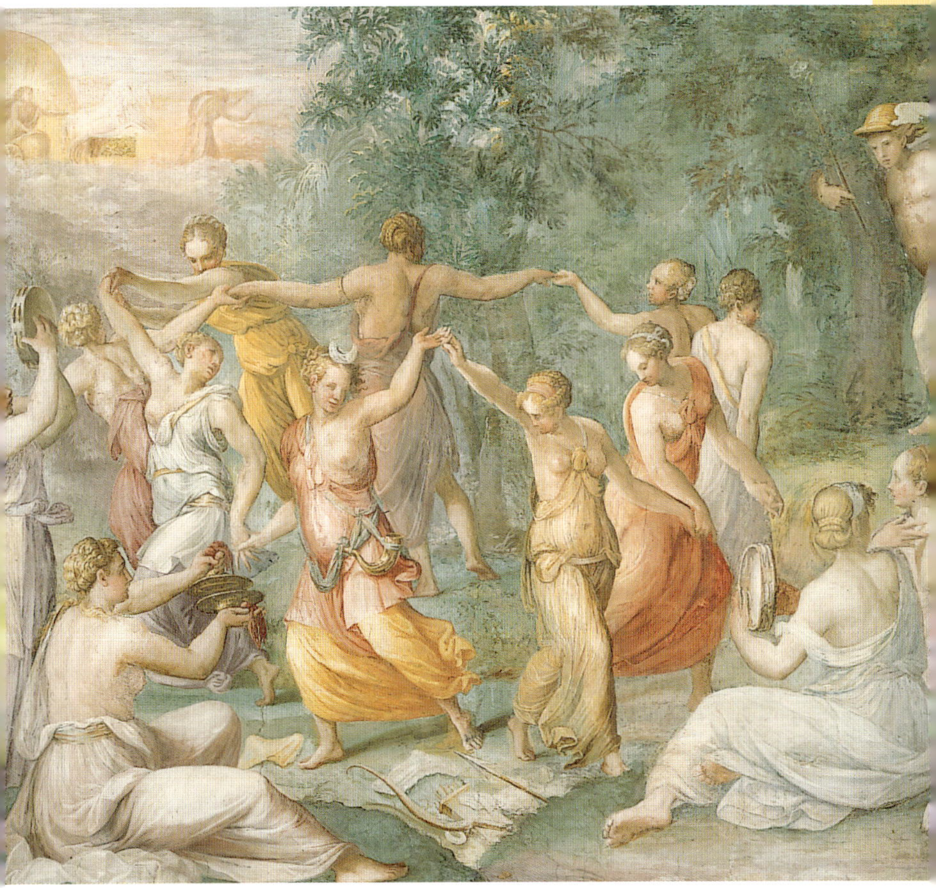

1592–1600

Die Baumaßnahmen von Papst Sixtus V.

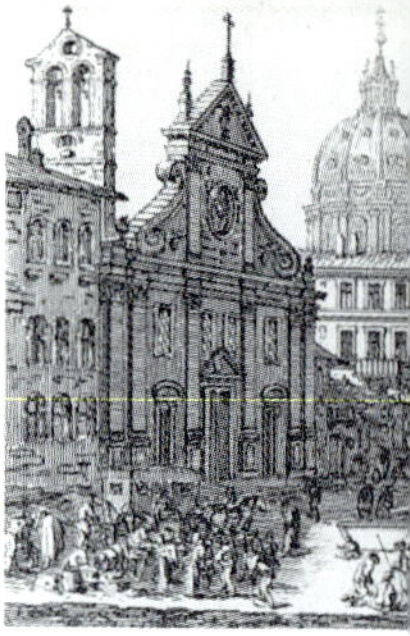

▲ *Piazza Navona,* Radierung von Israel Silvestre, 1776, Mailand, Sammlung Bertarelli. Gegen Ende der Amtszeit von Sixtus V. wurde schließlich auch mit dem Umbau der Piazza Navona begonnen, einem einzigartigen Beispiel barocker Baukunst.

Während der Amtszeit von Sixtus V. findet eine rigorose Neugestaltung Roms statt. Dies ist Teil eines Programms, mit dem der Papst seinen politischen Einfluß wieder stärken will. Nachdem Ruhe und Ordnung wiederhergestellt und Banditenunwesen und Seeräuberei eingedämmt sind, erholt sich die wirtschaftliche und finanzielle Situation so weit, daß mit der Umgestaltung der Stadt begonnen werden kann. Unter der Federführung von Domenico Fontana wird Rom von Grund auf erneuert. Der Architekt plant die Anlage der Via Sistina und der Straßen, die von Santa Maria Maggiore zu San Giovanni in Laterano, Santa Croce in Gerusalemme und San Lorenzo führen, ohne die bestehende urbane Struktur zu zerstören. Gleichzeitig werden die drei Hügel Viminale, Esquilin und Pincio umgestaltet, wobei viele antike Ruinen als Steinbruch genutzt werden. Obelisken und großartige Brunnen dienen der Neugestaltung und Ausschmükkung von Plätzen. In religiöser Hinsicht schwört Sixtus V. die Maler auf Darstellungen ein, die die Verehrung der traditionellen Kultstätten aus frühchristlicher Zeit befördern sollen. Deshalb verschreiben sich während seiner Amtszeit viele Künstler einem einheitlichen Stil.

▼ Rom, Basilika Santa Maria Maggiore. Domenico Fontana gestaltete die Krippenkapelle im Inneren der Basilika auf einem Zentralgrundriß, wobei er das alte Oratorium verlegte.

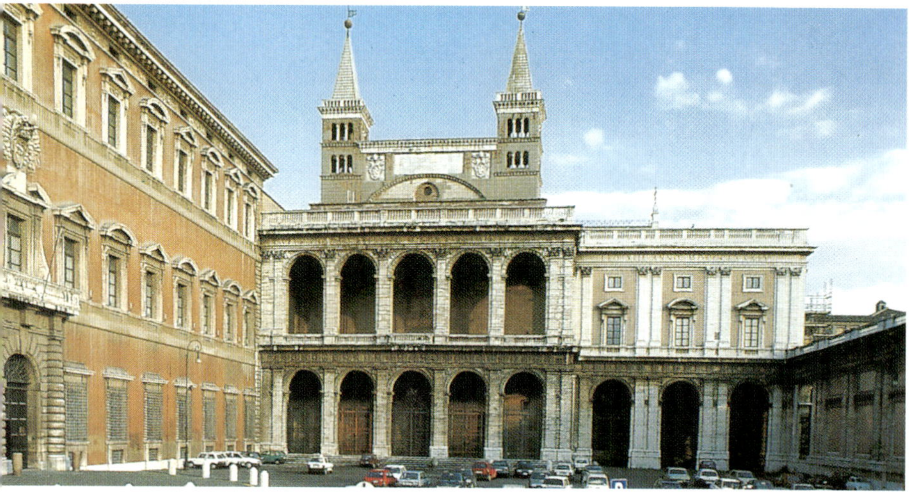

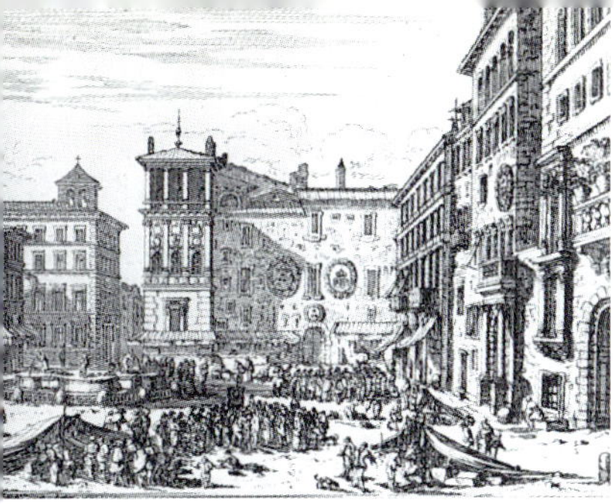

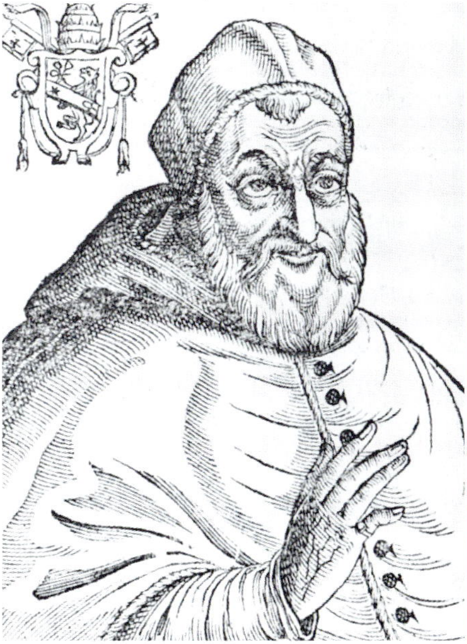

▶ *Sixtus V. Peretti,* Holzschnitt aus dem 17. Jahrhundert, Mailand, Sammlung Bertarelli. Er wurde zwar von Papst Pius V. unterstützt, war jedoch von Gregor XIII. nicht wohlgelitten, weil er dessen Unfähigkeit, den Mißständen in Rom abzuhelfen, vehement kritisiert hatte. Trotz der Intrigen der mächtigen Kardinäle Farnese, Medici und d'Este wurde er nach dem Tod Gregors XIII. zum Papst gewählt. Seine Amtszeit währte von 1585 bis 1590.

▼ Auch bei seinen Arbeiten an der Kirche San Giovanni in Laterano, der Scala Santa, der Benediktionsloggia und dem Lateranspalast kombinierte Fontana Elemente verschiedener Stilrichtungen.

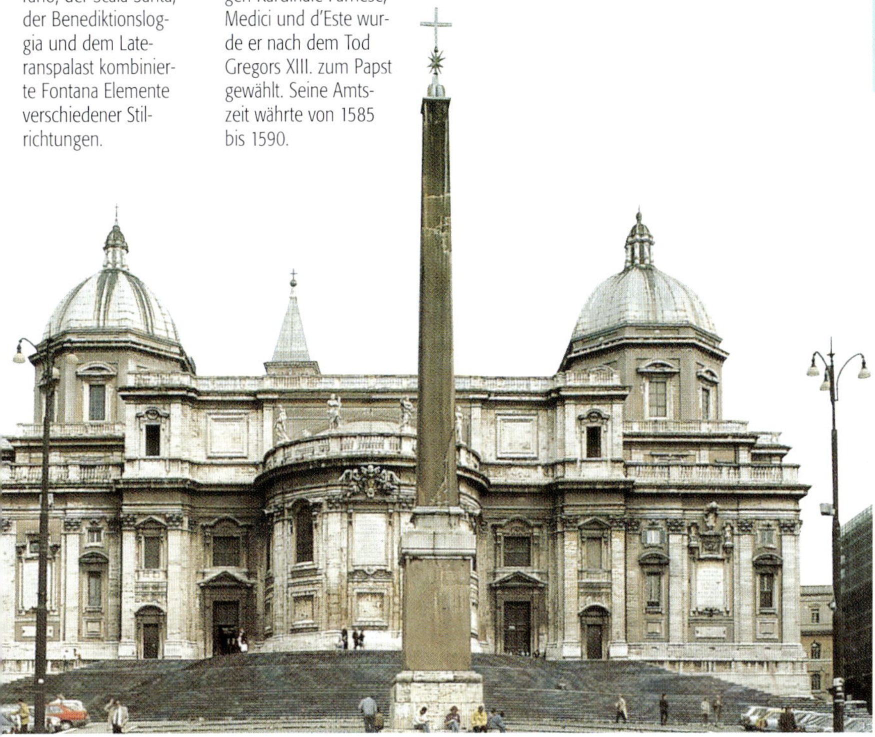

1592–1600

Die letzten Tage des Manierismus

▼ Federico Zuccari, *Geißelung Christi,* um 1573, Rom, Fresken im Oratorio del Gonfalone. Zuccari entwickelte das künstlerische Potential des Perin del Vaga zu jener einheitlichen »Manier« weiter, die Ende des Jahrhunderts zur beherrschenden Stilrichtung wurde.

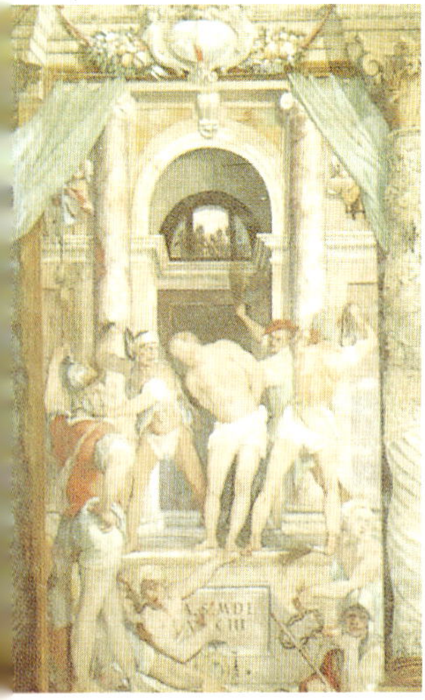

Die dritte und letzte Phase der *Maniera* basiert stilistisch hauptsächlich auf den dekorativen Zyklen des späten Michelangelo und zeigt sich im Werk von Malern wie Agresti, Marco Pino und Sciolante, die mit Perin del Vaga zusammengearbeitet hatten. Die Malerei scheint nur noch dem Zweck zu dienen, religiöse Inhalte zu vermitteln, und entwickelt hierfür eine in Struktur und Ausdruck erstarrte Bildersprache, selbst bei Themen aus der antiken Mythologie. Diese formelhafte Ausdrucksweise führt zu einer Vereinheitlichung der Darstellung, die allgemein als »beruhigend« empfunden wird – ein charakteristisches Merkmal des römischen Spätmanierismus. Die flämische Kunst, die hier zum erstenmal prägenden Einfluß auf die italienische nimmt, drängt die schwächliche, übersteigerte Malart der *Maniera* in eine noch extremere Richtung und verschafft ihr so den Status eines elitären, internationalen Kunststils.

▶ Die Wandmalereien von Cesare Nebbia im Oratorio del Crocefisso in Rom markieren eine Veränderung des kulturellen Klimas. Die Ideale der Gegenreformation werden nun naturalistisch und »gefühlsbetont« dargestellt.

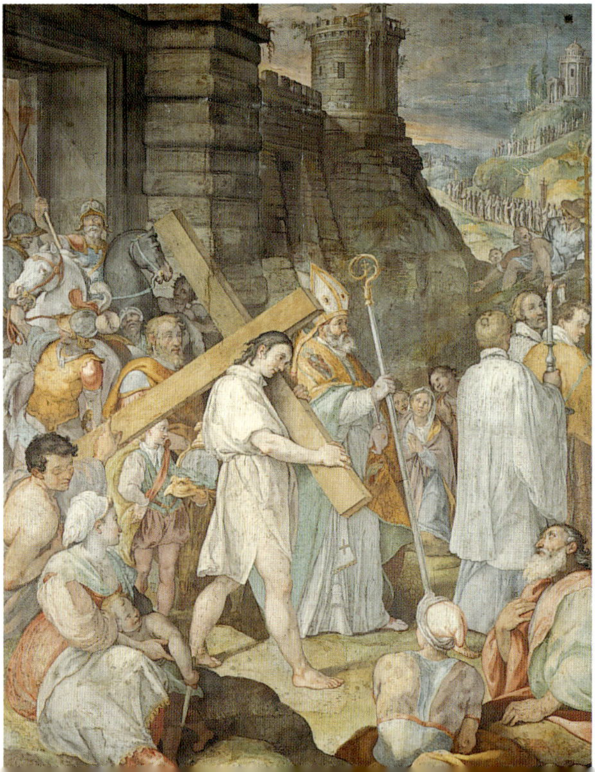

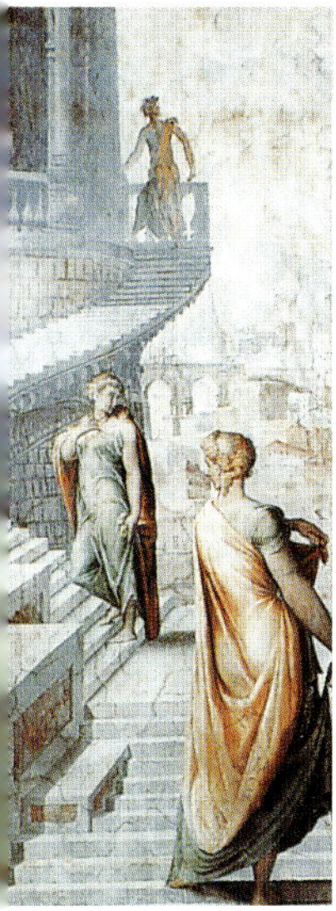

Raffael und Michelangelo als Vorbilder

Erste Formen des Manierismus finden sich schon bei Michelangelo und im Spätwerk Raffaels. Während die Arbeiten des ersteren das Ergebnis einer antiklassischen Haltung waren, respektierte Raffael in seiner perfekten Synthese von Form und Farben immer die klassische Norm, sogar in seinen Darstellungen von höchster Expressivität. Die Verschmelzung dieser gegensätzlichen Auffassungen läutete die lange währende Epoche der *Maniera* ein und beendete die Auseinandersetzung zwischen Klassizismus und Antiklassizismus.

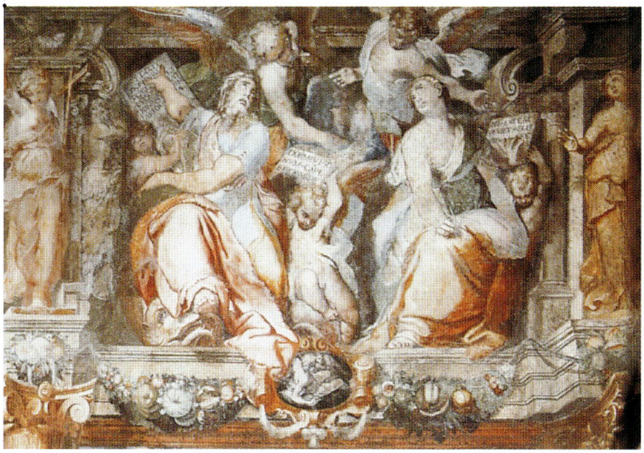

▲ Zu den wichtigsten manieristischen Kunstwerken in Rom gehören die Fresken Francesco Salviatis im Palazzo Sacchetti (1553–54): Szenen aus der Bibel oder der Mythologie werden in eleganten und wohldurchdachten Kompositionen mit virtuoser Könnerschaft ausgeführt.

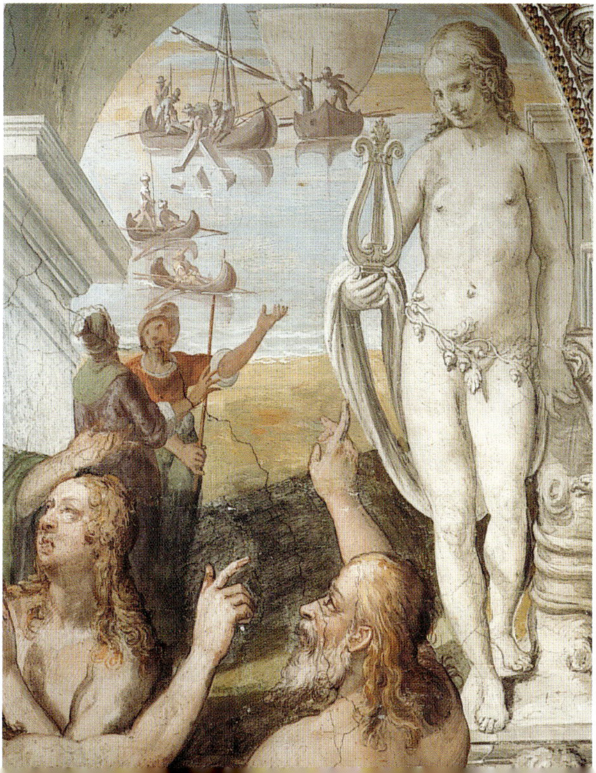

▶ Raffaellino da Reggio, Fresken in der Kirche Santi Quattro Coronati, Rom, um 1578. Dieser Künstler, einer der begabtesten seiner Generation, ist der letzte Vertreter der *Maniera* in Rom – eine tiefgreifende Veränderung steht unmittelbar bevor.

1592–1600

Knabe mit der Eidechse

Eines der ersten Bilder, die Caravaggio für den Verkauf malte. Vor 1595 entstanden und heute in der Fondazione Longhi in Florenz, wird es als Allegorie der Sinne, der Jahreszeiten oder der Temperamente interpretiert.

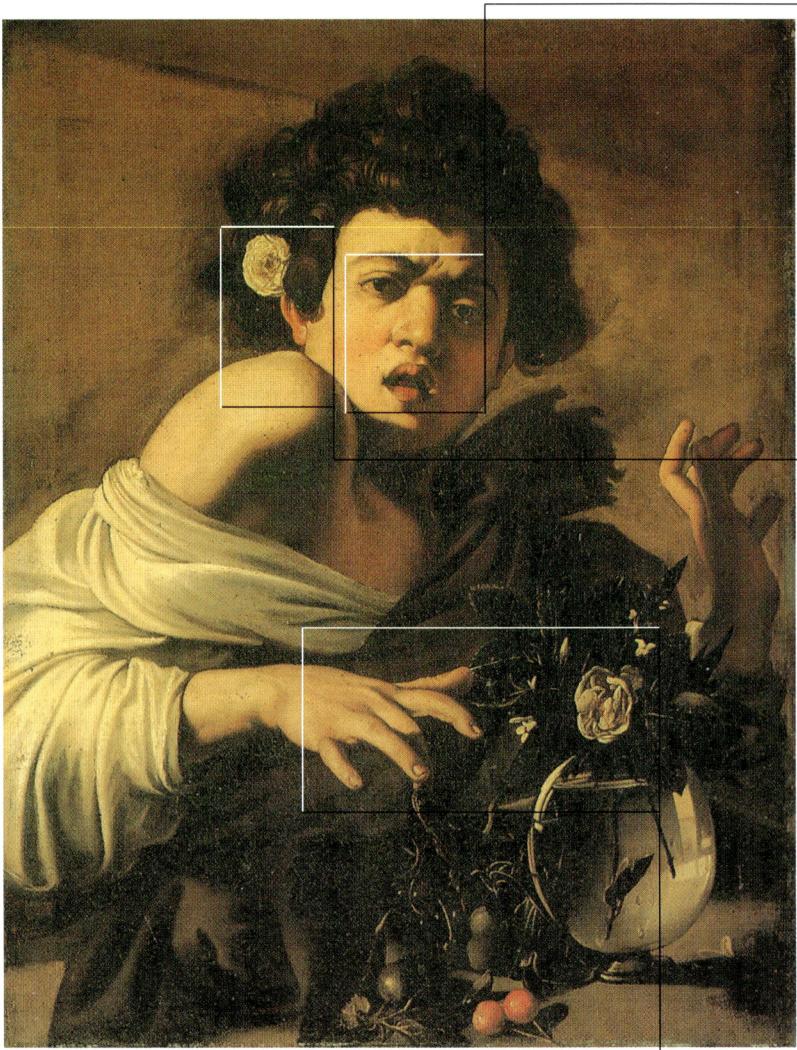

▶ Im Gesicht des Jungen kann man noch die Bewegung und die Überlagerung der Pinselstriche erkennen, mit denen es Caravaggio gelungen ist, eine große Vielfalt von Tonwerten hervorzurufen. Das wunderschöne Detail der Stirnfalten wird dadurch besonders hervorgehoben.

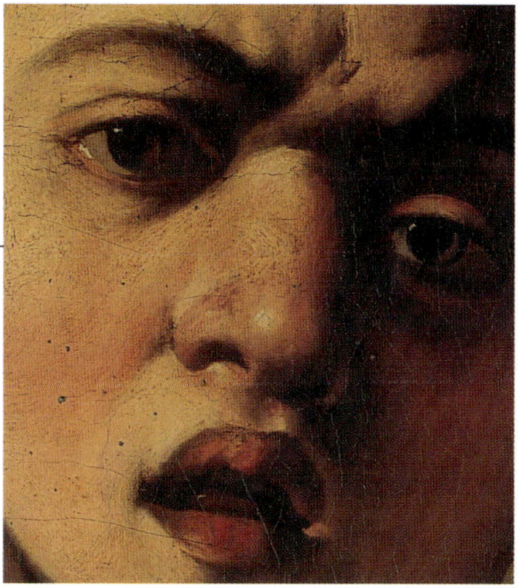

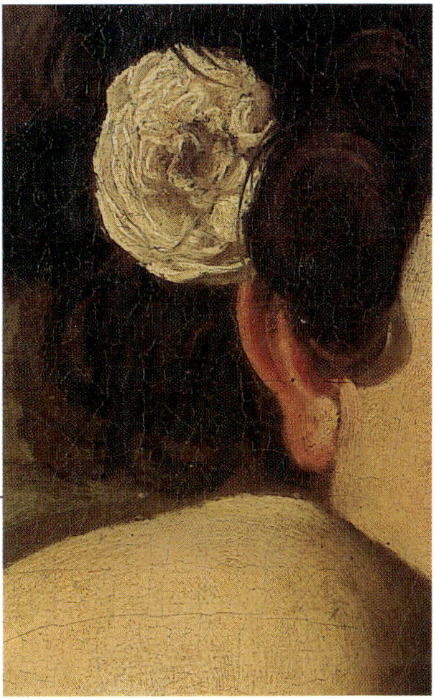

◀ Die Bewegung der entblößten Schulter und die Blume im Haar lassen Rückschlüsse auf die Menschen zu, mit denen der Maler sich umgab. Die verweiblichte Darstellung des Jungen wird von einigen Fachleuten als Hinweis interpretiert, daß Caravaggio homosexuell war.

▶ Aus der Kohle- und Bleistiftzeichnung von Sofonisba Anguissola (Neapel, Musei e Gallerie di Capodimonte) geht klar hervor, daß die Schülerin von Bernardino Campi ein ikonographisches Vorbild lombardischer Herkunft gehabt haben muß.

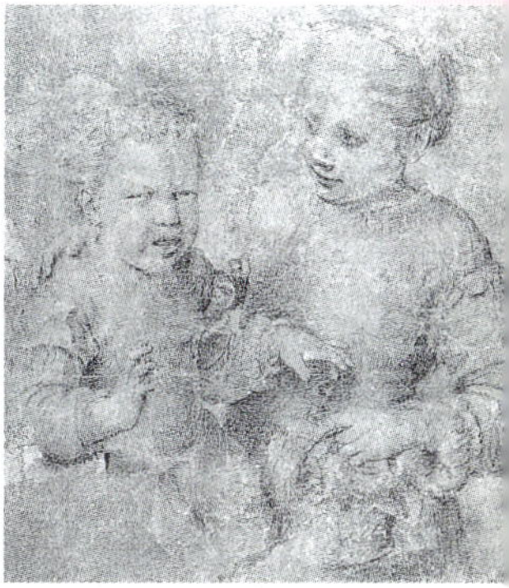

▼ Das äußerst naturgetreu wiedergegebene Zurückzucken der Hand vor dem Eidechsenbiß gab Anlaß zu den verschiedensten Interpretationen. Unter anderem wurde das Motiv als Allegorie der Verletzung durch die Liebe gedeutet oder als eine Art mahnende Erinnerung an die Flüchtigkeit der Jugend und an den Tod, der unerwartet eintreten kann.

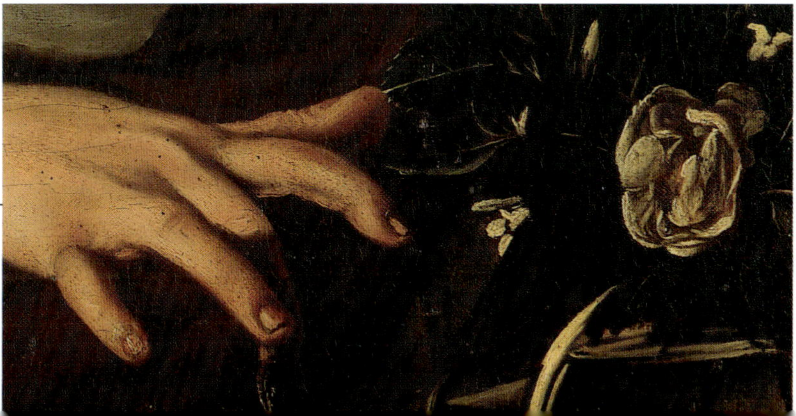

1592–1600

Das »Natürliche«

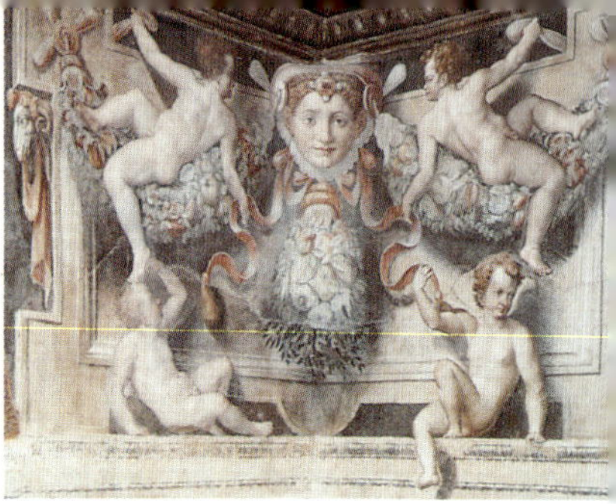

Vincenzo Giustiniani, Bewunderer und Auftraggeber von Caravaggio, schreibt 1625: »Gleichzeitig nach der Natur zu malen und einen verfeinerten Stil zu pflegen ist die perfekteste aller Methoden, ... so malten Caravaggio ... und andere.« Erste Ansätze einer Hinwendung zur naturgetreuen Darstellung gehen zwischen 1585 und 1588 von den Carracci in Bologna aus. Die letzte Phase der *Maniera* ist angebrochen. In einem Klima der Offenheit für Kunst, Wissenschaft und Literatur wird eine Erneuerung der Malerei angestrebt; der klassischen italienischen Tradition soll wieder zu Ehren verholfen werden. Man zeichnet nach der Natur, um den Stil und die Farben der Meister des 16. Jahrhunderts zu vervollkommnen und mit jeglicher Form von Konventionalität zu brechen. Außerdem wird das flämische Sujet des Stillebens mit Figurenstaffage aufgegriffen, das in Italien durch die Campi bekannt geworden ist. Caravaggios frühe römische Werke stellen eine Synthese aus lombardischen und römischen Einflüssen dar, doch im Gegensatz zu den Carracci ist ihm die Ausführung »aus erster Hand« wichtig, er malt ohne Entwurf.

▲ Girolamo Sciolante, *Engelsfries,* 1549–50, Palazzo Comunale di Monterotondo. In der Spätphase der römischen *Maniera* trennt man sich nur zögernd von den artifiziellen Formen, um sich realistischeren Sujets zuzuwenden.

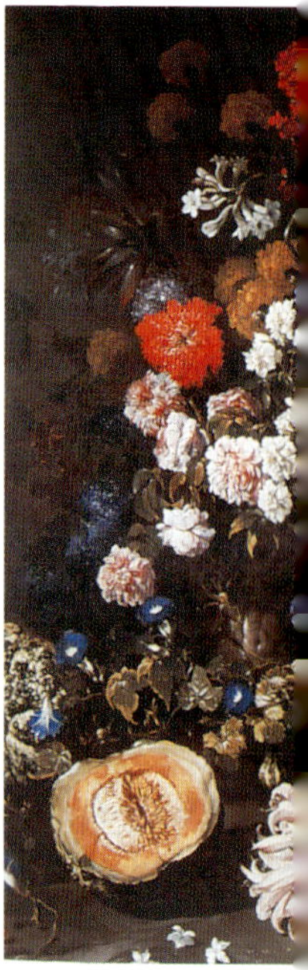

◀ Ein gutes Beispiel für die Naturdarstellung sind diese Früchte aus dem *Kranken Bacchus* von Caravaggio (Rom, Galleria Borghese).

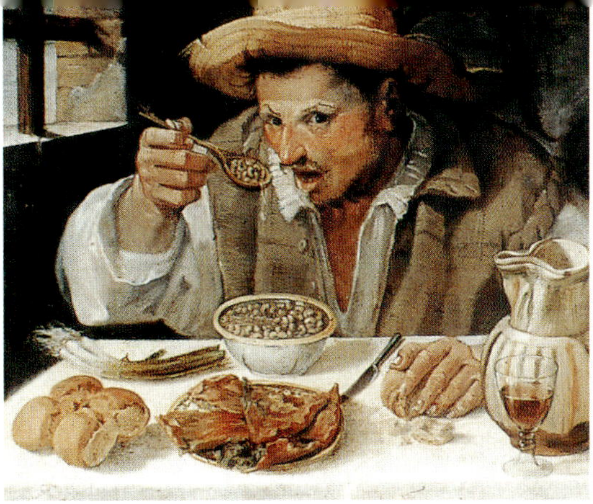

▲ Annibale Carracci, *Der Bohnenesser,* um 1584, Rom, Galleria Colonna. Ein Bild des Alltags von außerordentlicher Unmittelbarkeit.

▼ Dieser Stich, möglicherweise eine Allegorie der Vanitas (dafür spricht der neben dem Spiegel abgebildete Totenkopf), ist in Wahrheit ein Selbstbildnis im Spiegel, wahrscheinlich einem verlorenen Werk Caravaggios nachempfunden. Bei dem Versuch, die Wirklichkeit darzustellen, wird von den Künstlern dieser Zeit häufig der Spiegel eingesetzt.

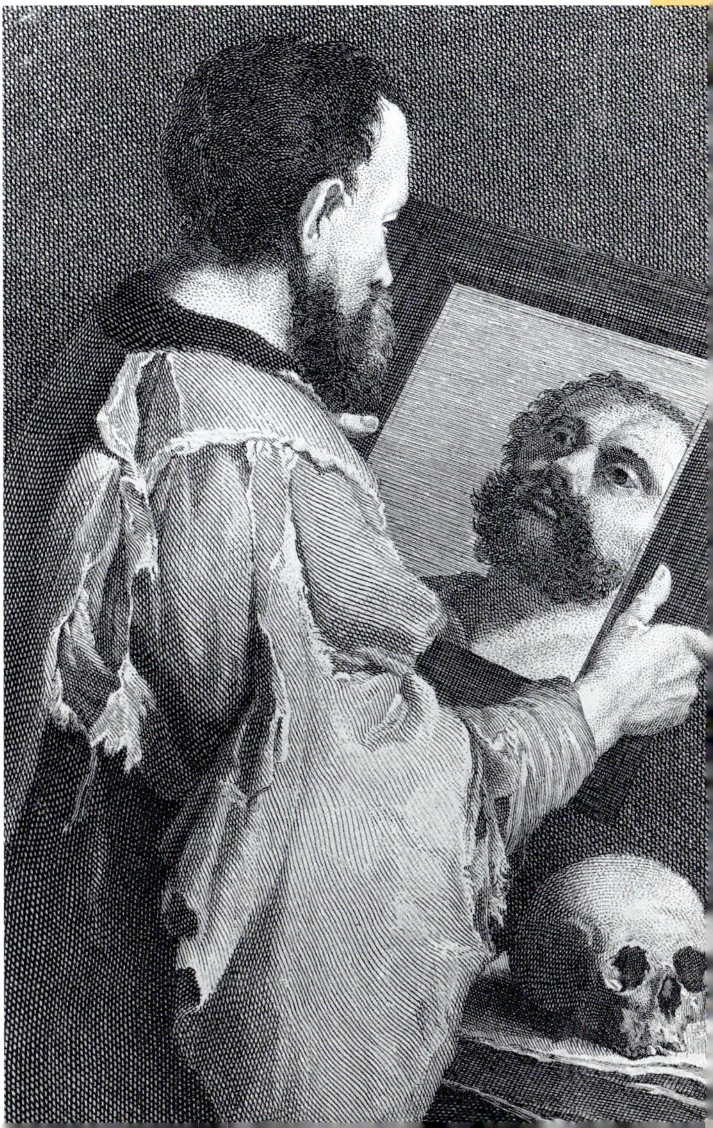

▲ Paolo Porpora, *Blumen mit Kristallschale,* um 1650, Neapel, Musei e Gallerie di Capodimonte. Ein typisches vorbarockes Stilleben.

Große Arbeiten, neue Namen

▼ Rom, Santa Maria di Loreto am Trajansforum. In der imposanten Kuppel von Jacopo del Duca zeigt sich die ganze Kraft des Manierismus.

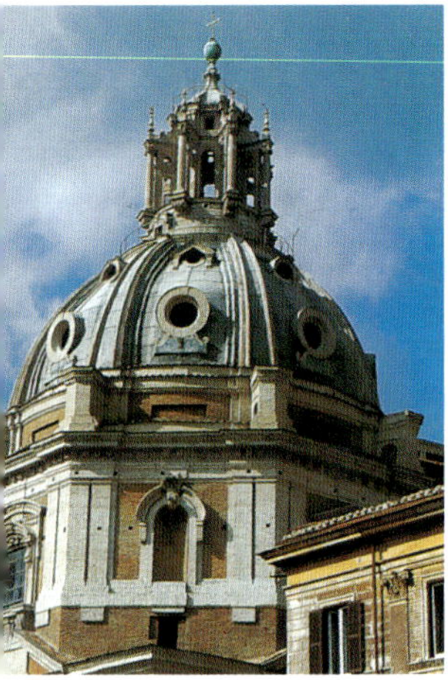

Der Tod Sixtus' V. setzt der künstlerischen Produktivität in Rom kein Ende. Eines der gewaltigsten Unterfangen im letzten Jahrzehnt des 16. Jahrhunderts ist zweifellos der umfangreiche dekorative Zyklus im Mittelschiff von Santa Maria Maggiore, der von Kardinal Domenico Pinelli in Auftrag gegeben und 1593 von Künstlern, die bereits in der Cappella Sistina gearbeitet hatten, vollendet wird. Ein neuer Stern am Künstlerhimmel, der mit einem Freskenzyklus in einem der bedeutendsten Paläste Aufsehen erregt, ist Annibale Carracci, der von Odoardo Farnese nach Rom geholt wird. 1595 legt Carracci mit der Ausschmückung des sogenannten Camerino und der Galleria Farnese den Grundstein einer künstlerischen Erneuerung, die Themen und Formensprache der klassischen Antike wiederaufnimmt. Ebenso bedeutsam für die nachfolgende Entwicklung der Malerei in Rom sind drei Gemälde, die Tizian für das Studiolo von Alfonso d'Este ausführt. Der Architekt Domenico Fontana dagegen verläßt endgültig die Stadt, nachdem ihn Clemens VIII. seines Amtes enthoben und es Della Porta übertragen hat. Mit dessen Tod schließlich kann die Phase der großen römischen Baukunst des 16. Jahrhunderts als beendet angesehen werden.

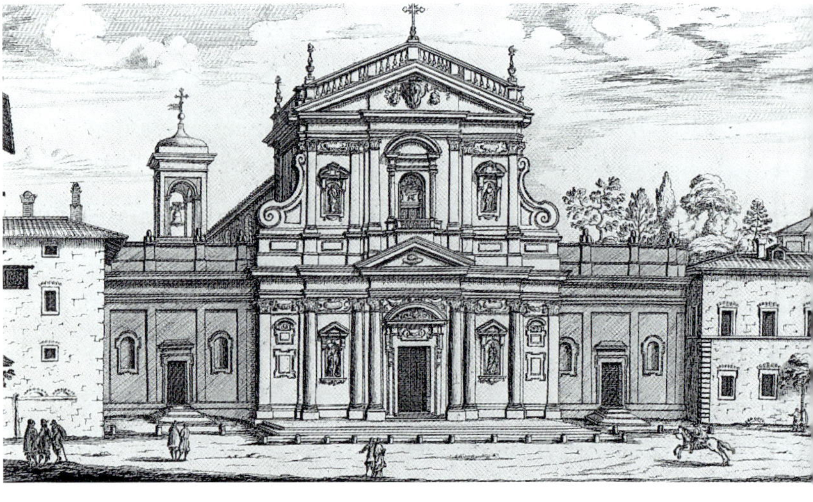

▼ Nach dem Willen Pauls V. wurde der als Zentralbau angelegten Peterskirche ein östliches Langhaus angefügt.

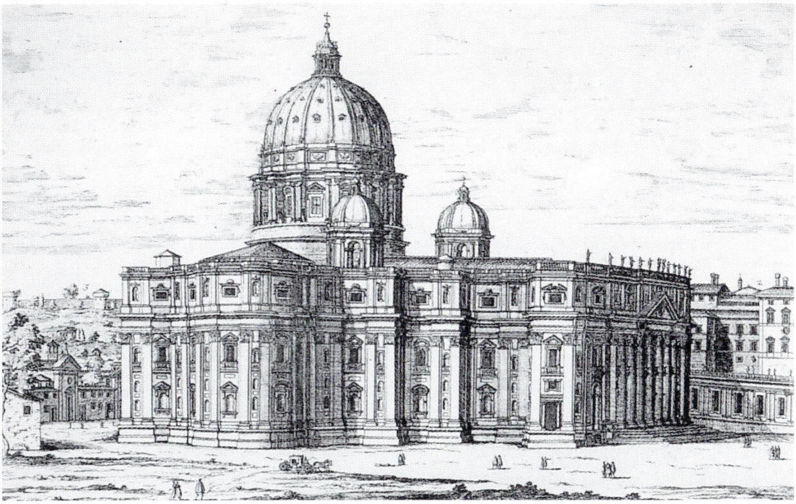

▶ Die Gemälde, die Tizian für das Studiolo des Alfonso d'Este in Ferrara angefertigt hatte, wurden nach Rom gebracht. Es handelt sich um das *Venusfest,* das *Bacchanal auf Andros* (rechts) und um *Bacchus und Ariadne*. Diese Bilder beeinflußten die Malerei der ersten Hälfte des 17. Jahrhunderts maßgeblich.

◀ *Santa Susanna,* Stich von Giovan Battista Falda, 1665–90. Die Arbeiten im Inneren wurden 1585 beendet. Die Kirche war das erste barocke Bauwerk in Rom. Maderno entwickelte hier einen viel freieren Stil als bei seinen späteren Arbeiten an der Peterskirche.

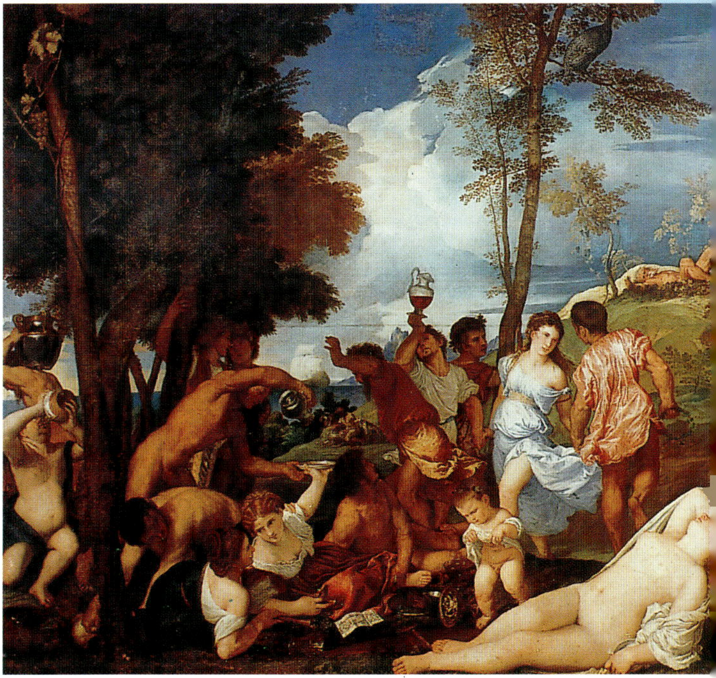

Auftraggeber, Sammler und Literaten

Der junge Caravaggio findet in Rom gute Aufnahme. Zunächst sind die Adressaten seiner Werke eine kleine Gruppe von Intellektuellen. Das philosophische Spektrum reicht von Giordano Bruno bis zum Neuplatoniker Francesco Patrizi, Dozent an der Universität in Rom. In eine ähnliche Richtung gehen die Interessen Federico Borromeos, der eine Vorliebe für die Malerei nordeuropäischer oder naturalistischer Prägung hat. Doch die Neuplatoniker beeinflussen Caravaggio nur am Rande. In diesen Jahren malt er Bilder für den freien Verkauf im Hause des Cavalier d'Arpino, der den »Accademici Insensati« nahesteht, Vertretern des einflußreichen literarischen »Concettismo«, der unter der Oberfläche einer realen Begebenheit eine moralische Belehrung versteckt. Der Prominenteste unter ihnen ist Cavalier Marino, ein Meister der Metapher. Vor diesem Hintergrund bilden sich auch die politischen Einstellungen der römischen Gesellschaft heraus: Die einen sind Frankreich verbunden und der modernen Kultur gegenüber offen; die anderen, eher prospanisch eingestellt, verfechten die Ideen der Gegenreformation.

▾ *Maffeo Barberini* in einem Stich von Gaspar Grispolit, 17. Jahrhundert, Mailand, Sammlung Bertarelli. Der zukünftige Papst Urban VIII. (1623–44) ist in einem ovalen Rahmen porträtiert, umgeben von allegorischen Darstellungen der Musen als Zeichen seiner erklärten Liebe zu Kunst und Literatur.

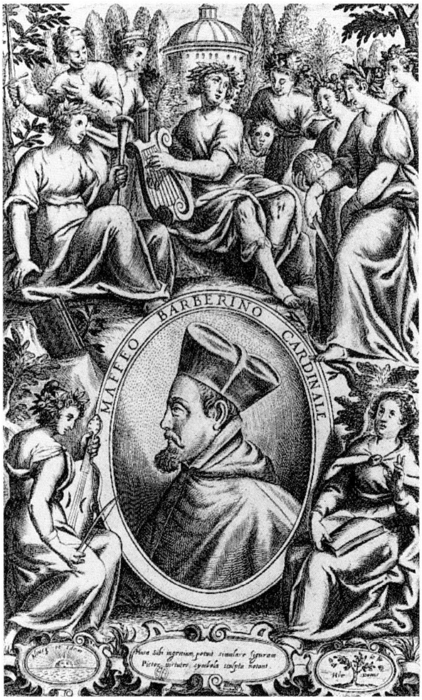

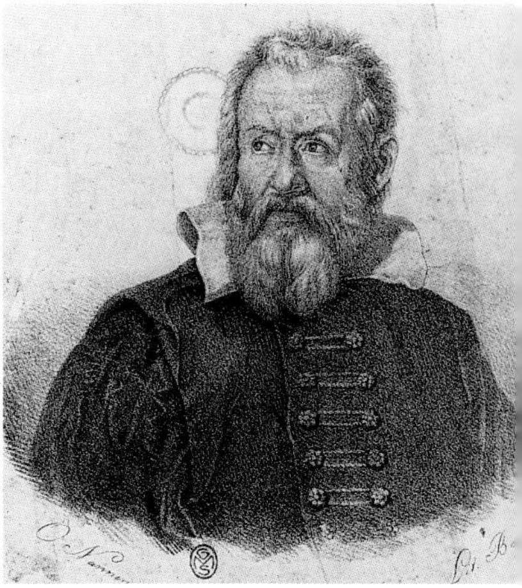

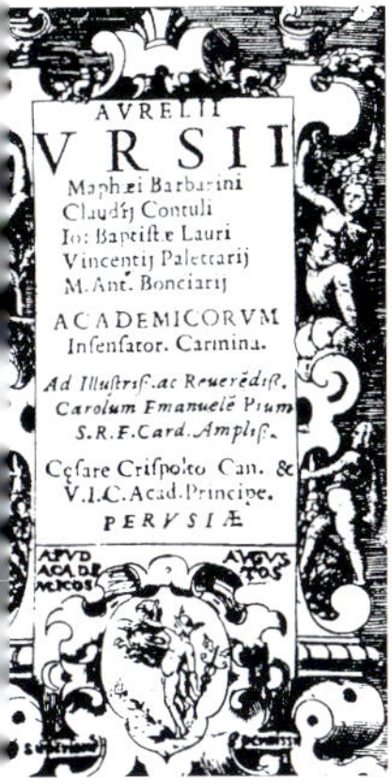

▲ In den Gedichten von Aurelio Orsi, dem Bruder des Malers Prosperino delle Grottesche, findet sich die gleiche Feinfühligkeit, die man in einigen frühen Werken Caravaggios verspürt, etwa der *Büßenden Magdalena* oder dem *Knaben mit der Eidechse*.

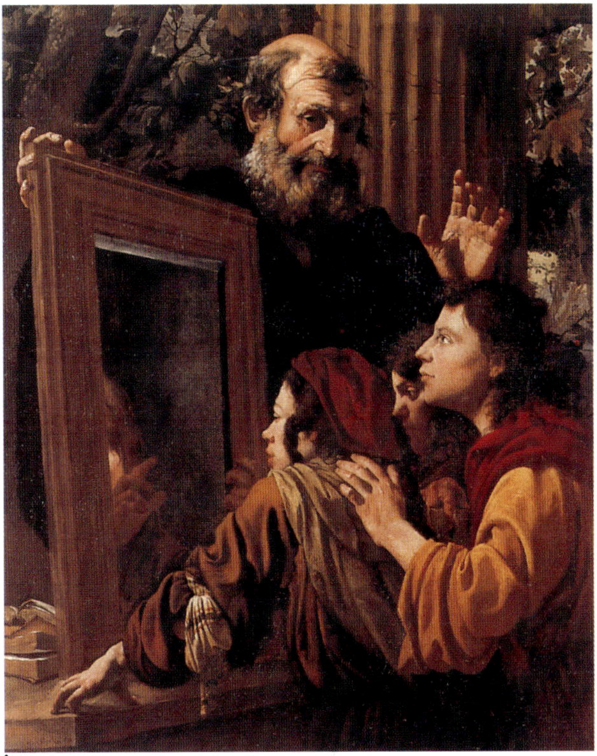

◀ *Galileo Galilei*, Radierung von Bettini, 18. Jahrhundert. Der Wissenschaftler, Philosoph und Literat wurde von römischen Sammlern hochgeschätzt und bildete für sie den Bezugspunkt in der modernen Forschung. Seine Betrachtungen zur Erkenntnis der Wirklichkeit, die auf den Erscheinungen der Natur beruht, gingen in die im 17. Jahrhundert entwickelte Theorie der künstlerischen Darstellung ein.

Die Rückkehr zur Staffelei

Im Rom des späten 16. Jahrhunderts brilliert die Malerei in erster Linie in monumentalen Freskenzyklen der religiösen wie profanen Historienmalerei. Allmählich aber gewinnt das Staffeleibild an Bedeutung. Es kommt dem Geschmack der zeitgenössischen Sammler entgegen, weil es in der Werkstatt oder in der Akademie entsteht, also in einem Ambiente, das kunsttheoretische Diskussionen beflügelt. Leinwandbilder lassen sich außerdem leicht transportieren und können somit verkauft oder verschenkt werden. All dies trägt zu einer neuen Definition der Gattungen in der Malerei bei und führt in den folgenden Jahren zu einer Spezialisierung der Künstler.

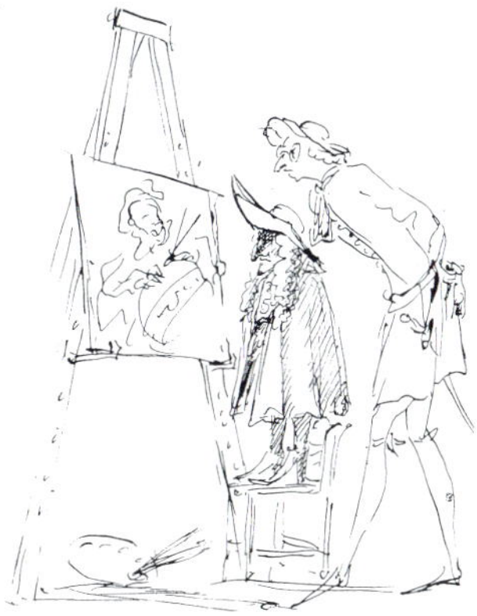

▲ Pierfrancesco Mola, *Zwei Kenner, die ein Gemälde bewundern*, Tuschzeichnung, New York, Pierpont Morgan Library.

Gauner, Prostituierte, Zigeuner und Musikanten

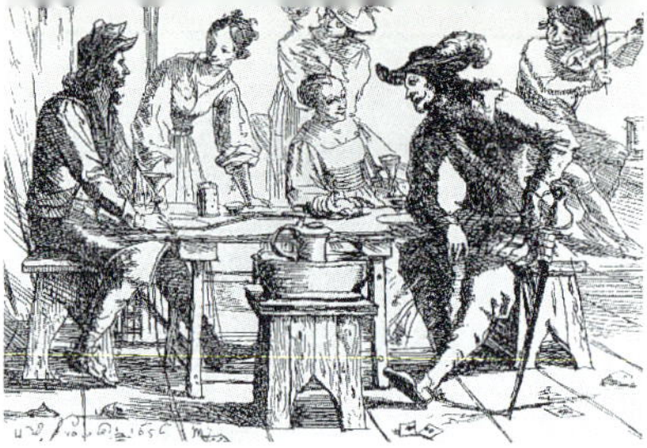

▲ Hans Ulrich Franck, *Wirtshaus,* um 1648, Stich. Solche Szenen bieten Anregung für das Malen nach der Natur.

Die Motivwahl in den Werken der neunziger Jahre läßt eine gewisse Vorliebe für bisher eher seltene Sujets erkennen. Caravaggio widmet sich dem Naturstudium und schildert in seinen Gemälden real existierende Szenen und Personen, die er zweifellos im Alltag beobachtet hat. Wenn es stimmt, was Giovanni Pietro Bellori 1672 berichtet, und Caravaggio nach seiner Ankunft in Rom zunächst ohne feste Bleibe und ohne Unterhalt gewesen ist, kann man davon ausgehen, daß er wirklich unter den Menschen gelebt hat, die er wenig später darstellt. Für ihn liegt es insofern nahe, eher bescheidene Figuren und Schauplätze zu wählen, als man in diesem Milieu leichter zum Kern der Dinge vordringen kann. Während er sich mit kleinen Werkstattarbeiten und sogar Kopien durchschlägt, behält er die Bilder des Alltags im Gedächtnis und verarbeitet sie in seinen frühen Genrebildern. Die Geschöpfe dieser Szenen sind sehr weit von klassisch-idealisierten Figuren entfernt und haben nichts mit den Modellen des hohen Stils gemein. Man sieht ihnen im Gegenteil die Mühen des Alltagslebens an, Mühen, die der Maler offensichtlich gut kennt.

▼ Einer der ersten Nachahmer des caravaggesken Stils ist Valentin de Boulogne, der Genremotive wie Kartenspieler, Musikanten und »Zigeunereien« malt. *Der Falschspieler* (um 1623, Dresden, Gemäldegalerie) wurde wegen dieses Sujets lange Zeit für ein Werk Caravaggios gehalten.

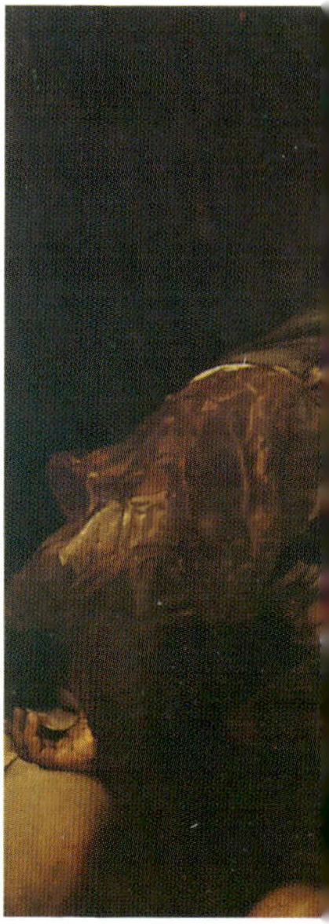

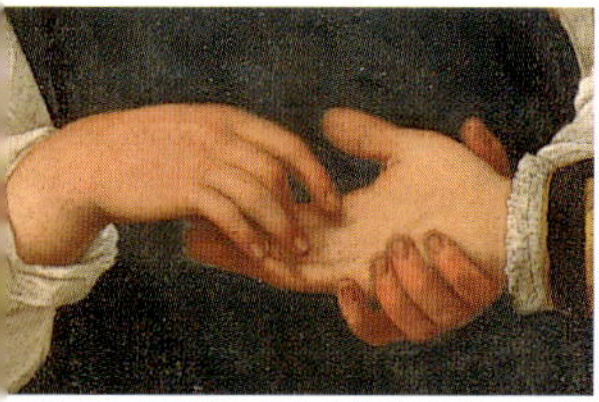

▲ Eine häufige Geste in Rom: *Die Wahrsagerin* (Rom, Musei Capitolini), die das Schicksal aus der Hand liest.

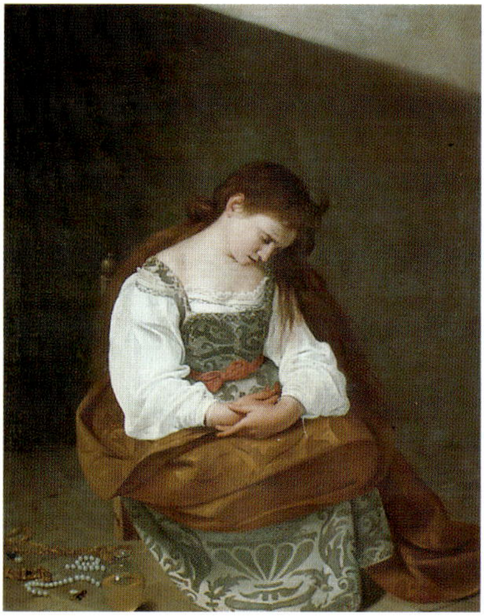

▶ *Büßende Magdalena,* 1594–96, Rom, Galleria Doria Pamphili. Auch sie hat das Gesicht einer Frau aus dem Volk.

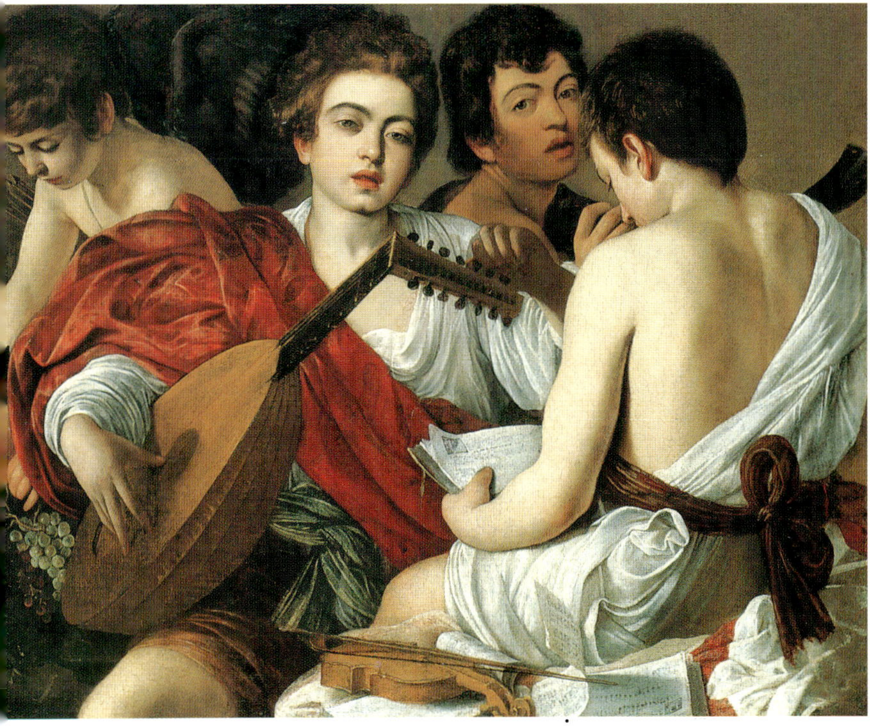

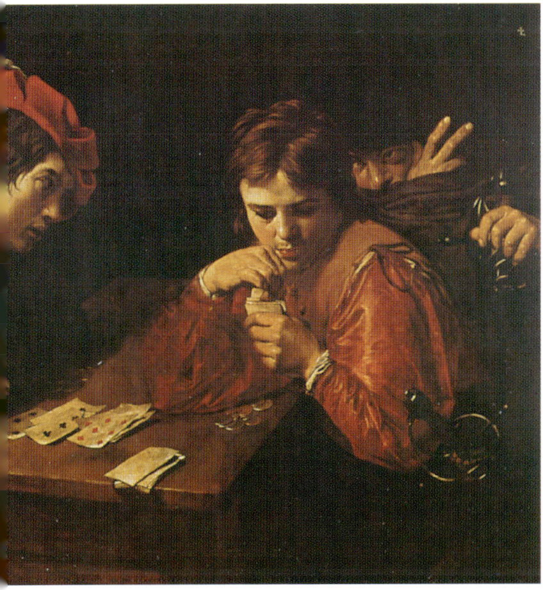

Die angebliche Homosexualität Caravaggios

Aufgrund der häufigen Verwendung verweiblichter sowie aufreizend dargestellter männlicher Figuren glaubte die Forschung, Rückschlüsse auf das Sexualverhalten Caravaggios ziehen zu können. Als eines der aufschlußreichsten Gemälde in dieser Hinsicht gelten die *Musizierenden Knaben* (New York, The Metropolitan Museum of Art). Der Gedanke hat die Phantasie der Kunsthistoriker so angefacht, daß ihm der Stempel eines »Malers, auf dem ein Fluch lastet« aufgedrückt wurde. Doch betrachtet man seine Werke im Einklang mit den damals geltenden ikonologischen Regeln, so kommt man zu einem anderen Schluß. Heute sieht man sein Werk eher als die Schöpfung eines impulsiven Genies.

Knabe mit Früchtekorb

Das Werk ist um 1593–94 entstanden und befindet sich heute in der Galleria Borghese in Rom. Es zeigt das enge Verhältnis von Jugend und Natur, wurde aber auch als Allegorie des Geschmacks interpretiert.

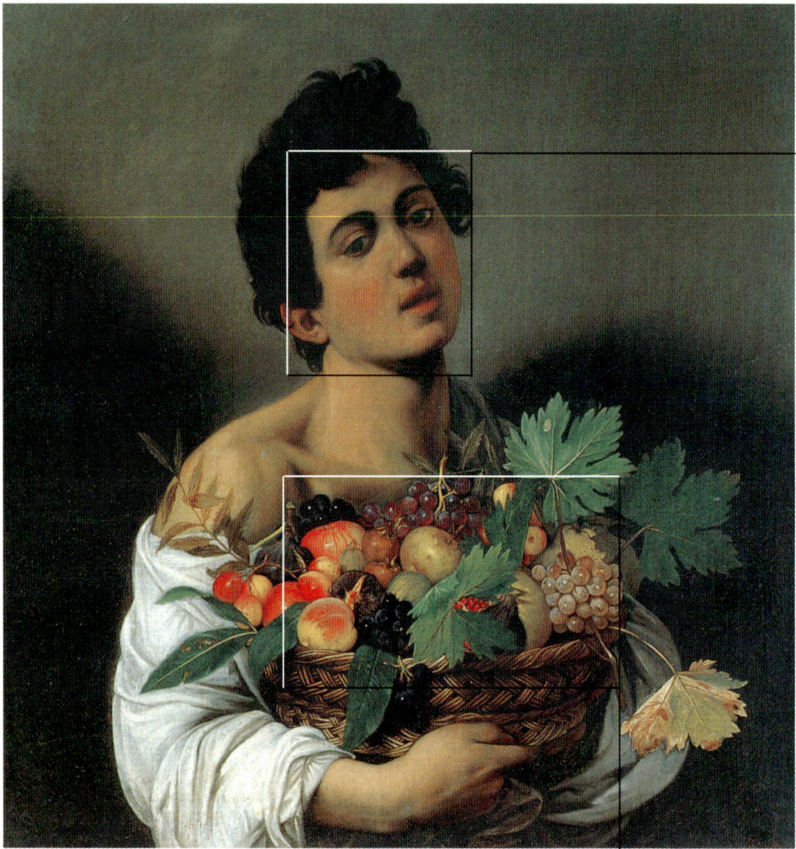

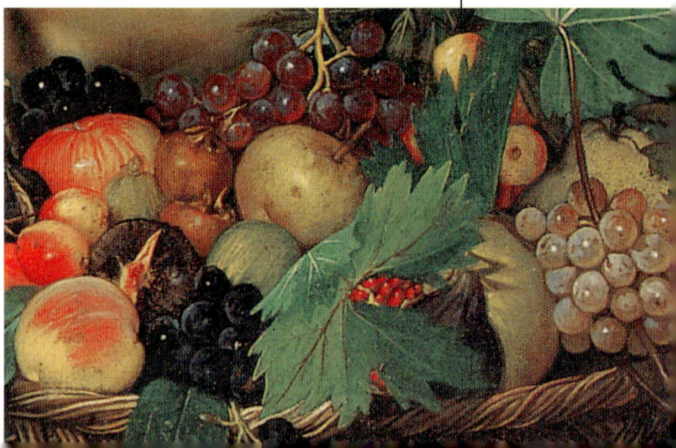

Stilleben mit saftigen Früchten und verwelkten Blättern: Inbegriff einer Pracht, die jedoch von der Vergänglichkeit bedroht ist. Es läßt subtile und hintersinnige Assoziationen zu.

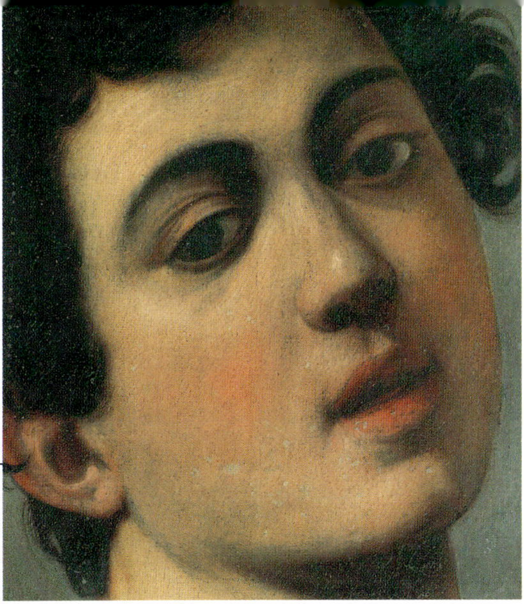

◀ Das Gesicht des Jungen erinnert an Modelle anderer Werke dieser Zeit, besonders an die zentrale Figur in den *Musizierenden Knaben* (Seite 40) und an den *Knaben mit der Eidechse* (Seite 32). Es wurde auch die Vermutung geäußert, es handle sich um eines der »Bildnisse im Spiegel«, die Caravaggio genau in dieser Zeit ausführte, also um ein Selbstporträt.

▶ Ganz anders wirkt ein weiteres Selbstbildnis des Malers, im *Kranken Bacchus* (Ausschnitt, um 1591, Rom, Galleria Borghese). Das blasse Gesicht, in grünen und bläulichen Tönen gehalten, weist auf eine Krankheit hin oder soll einen bestimmten Seelenzustand widerspiegeln, eine Art kreativer innerer Ekstase, in dem zur Melancholie neigende Künstler ihre besten Werke schaffen können.

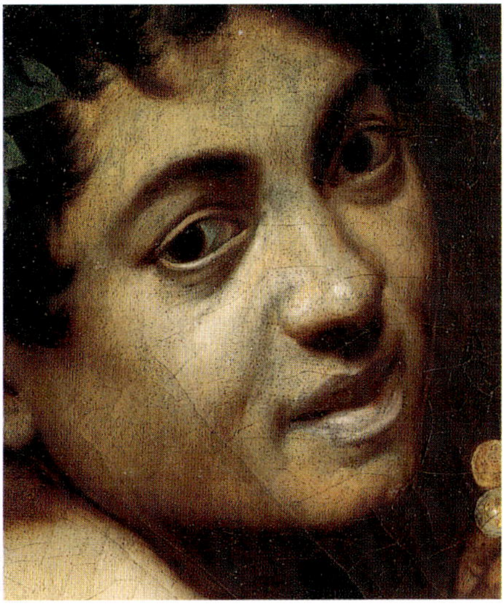

▼ Dieses Stilleben aus dem *Jugendlichen Bacchus* (Ausschnitt, Florenz, Galleria degli Uffizi) wurde kurz nach dem *Knaben mit Früchtekorb* geschaffen. Der berühmte Korb kann also fast als eine Art Stilübung angesehen werden. Die Weintrauben, die über den Rand bis auf den Tisch hängen, etablieren ein neues Verhältnis zwischen Raum und Figur und erzeugen eine außerordentlich realistische Wirkung.

1592–1600

Die Anfänge des Stillebens in Italien

Im Zuge der Abwendung vom Humanismus werden im Italien des 16. Jahrhunderts in hohem Maße naturalistische Elemente in der sakralen und profanen Malerei verwendet. Ein noch stärkerer, keineswegs zufälliger Impuls wird bei denjenigen Künstlern spürbar, die in Kontakt mit Flandern stehen, wo man über beträchtliche Erfahrung in der bildlichen Darstellung von feinsten Details verfügt. Als Caravaggio beginnt, Stilleben zu malen – die ein bedeutendes Element in seinen Werken sind, obwohl er in seiner gesamten Laufbahn nur ein einziges eigenständiges Stilleben ausführt –, werden diese von der akademischen Theorie noch als minderwertig angesehen. Man gesteht sie den Flamen zu oder Malern wie Giovanni da Udine, der auf Grotesken, Festdekorationen und Festons spezialisiert ist. Caravaggio beginnt sich bei Cavalier d'Appino mit diesem Genre zu beschäftigen, da dieser sich einen Lehrling wünscht, der es mit den flämischen Malern aufnehmen kann. Deren Werke bilden die Wirklichkeit auf analytische Weise ab, wie durch eine Linse betrachtet – und in moralisierender Absicht.

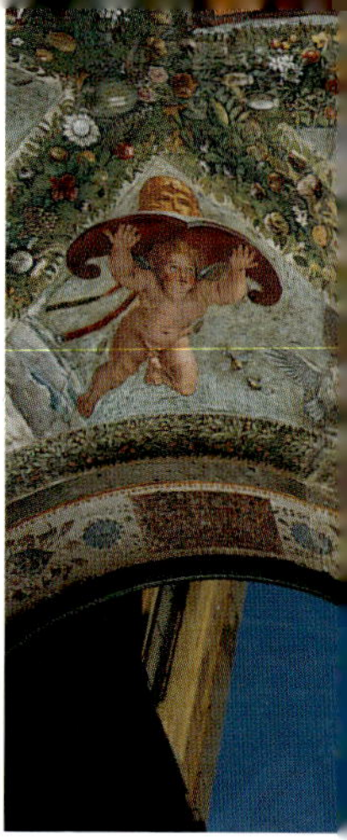

Giovanni da Udine, *Festons,* um 1519, Rom, Villa Farnesina. Die als Grotesken bezeichneten dekorativen Arbeiten faszinierten Caravaggio sicherlich von den Kunstströmungen des ausgehenden 16. Jahrhunderts in Rom am meisten, weil in ihnen der Darstellung der Natur große Bedeutung beigemessen wird.

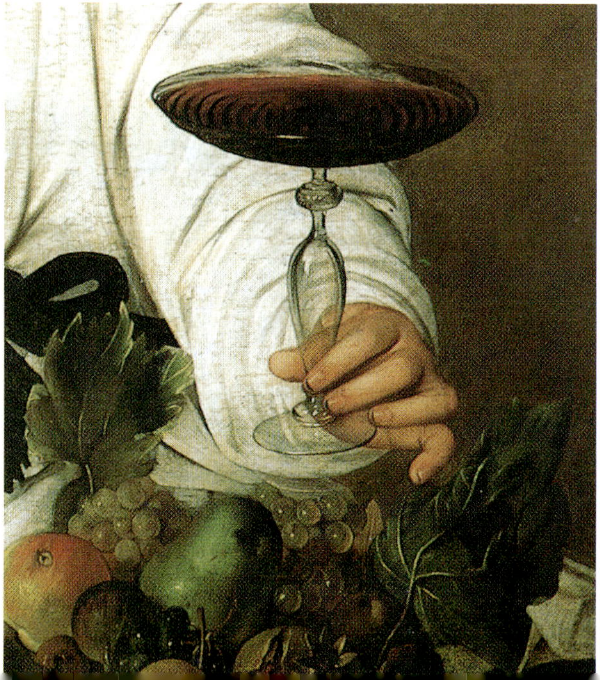

Caravaggio, *Jugendlicher Bacchus,* Ausschnitt, um 1598, Florenz, Galleria degli Uffizi. Ein großartiges Beispiel für ein in ein Figurenbild eingebettetes Stillebenelement, das mit Caravaggio auf einmal in der großen Malerei hoffähig wird: Der Maler, der seinen lombardischen Ursprüngen und der Liebe zum Detail nach der Art der Kunst nördlich der Alpen treu geblieben ist, präsentiert uns ein Stilleben, das nicht mehr nebensächliches Detail, sondern ein Schlüssel zum Verständnis des Werkes ist.

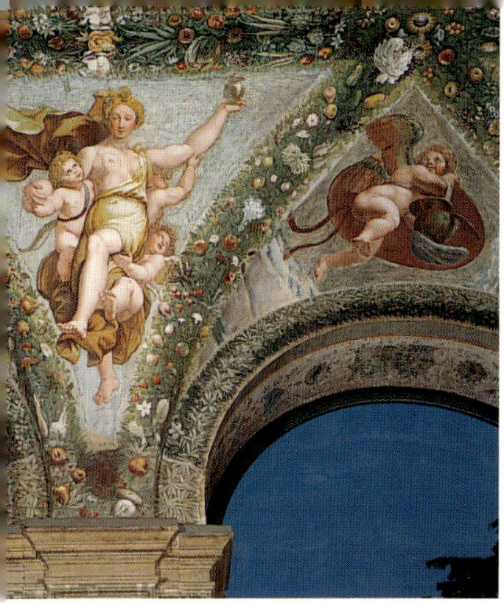

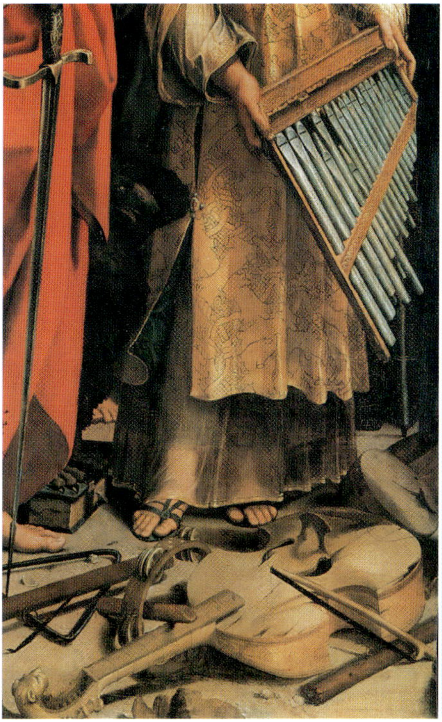

▲ Raffael, *Heilige Cäcilia,* Ausschnitt, um 1513, Bologna, Pinacoteca Nazionale. Stillebenartige Bildelemente fördern, auch an untergeordneter Stelle, eine in gewissem Sinne abstrakte Wahrnehmung der Natur. Dies wird bei der Ansammlung von Musikinstrumenten deutlich, die, in sich abgeschlossen, wie ein Bild im Bild wirken.

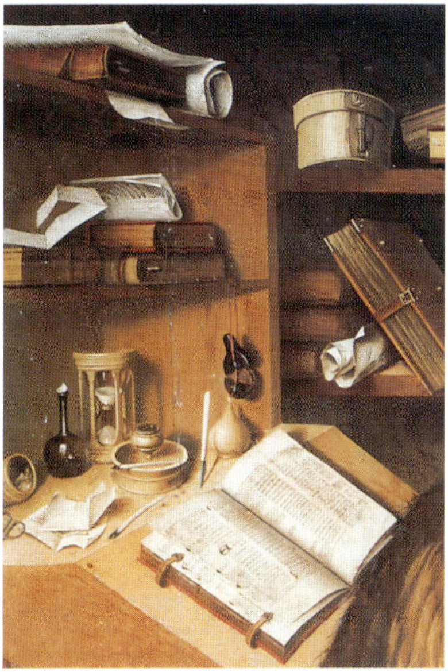

▲ Colantonio, *Der Heilige Hieronymus im Gehäus,* Ausschnitt, 1445–50, Neapel, Musei e Gallerie di Capodimonte. Der Maler zieht eine klare Trennlinie in die Komposition. Die Attribute des Heiligen werden mit einem Sinn fürs Detail präsentiert, wie man es von der Kunst des Nordens kennt.

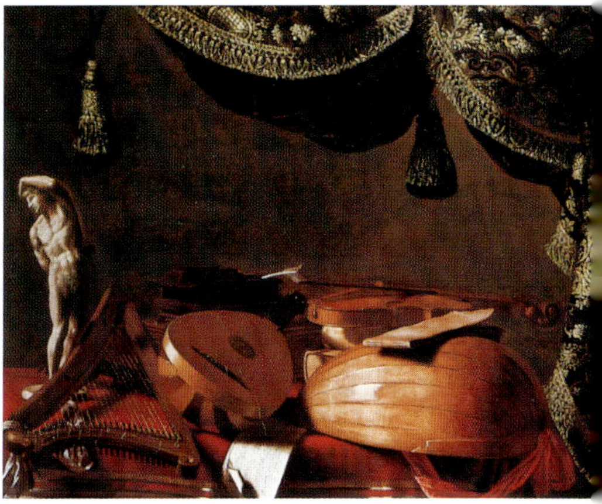

▷ Evaristo Baschenis, *Stilleben mit Musikinstrumenten,* um 1650, Bergamo, Accademia Carrara. Das Stilleben hat sich inzwischen als eigenständiges Genre durchgesetzt. Baschenis stellt häufig Musikinstrumente dar und erzeugt damit beachtliche optische und perspektivische Effekte.

Der Kardinal Federico Borromeo

Federico Borromeo, der Cousin des Heiligen Carlo Borromeo, zeigt anfänglich eine besondere Begeisterung für das Militär. Diese jugendliche Leidenschaft tritt jedoch bald hinter seinem Interesse für die Wissenschaft zurück, dem er gleichzeitig mit der priesterlichen Berufung folgt: Er trägt schon das Habit, als er die Universität in Pavia besucht. 1586 beginnt er 22jährig in Rom als Kammerherr von Sixtus V. seine klerikale Laufbahn. Im darauffolgenden Jahr wird er zum Kardinal und Erzbischof von Mailand ernannt, tritt jedoch das Amt in seiner Diözese erst 1595 an. Die Wartezeit ist durch einen gewissen Widerwillen gegenüber dem hohen Priesteramt bedingt: Federico würde es gerne umgehen, weil er sich dem verantwortungsvollen Posten nicht gewachsen fühlt, vor allem aber, weil es ihn eher zur Wissenschaft und zum ruhigen Leben in der Kongregation zieht. In Mailand unterstützt er schließlich, überzeugt von der Notwendigkeit einer Reform, die Initiativen seines Cousins Carlo. Selbst ein Gelehrter, wird er zum Förderer von Kunst und Kultur, und so entsteht der Plan für die Biblioteca Ambrosiana, die 1609 für die Allgemeinheit geöffnet wird, und für die Gründung des Collegio dei Dottori, des Instituts für Buchdruckerkunst und der Akademie für Malerei und Bildhauerei.

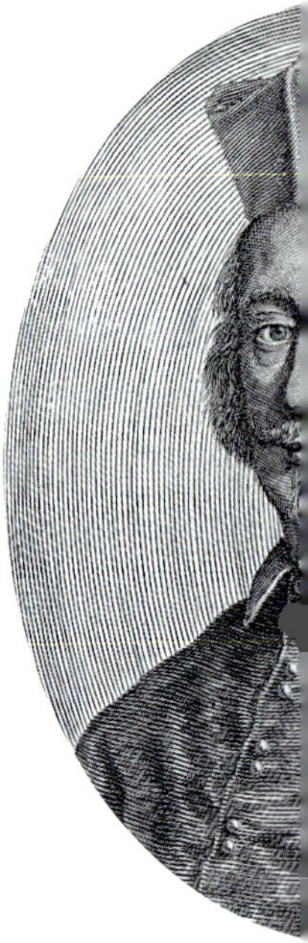

▲ *Federico Borromeo* (1564–1631), Stich. Er war der Nachfolger des Heiligen Carlo Borromeo in der Diözese Mailand. Da er sich mehr zu einem ruhigen Leben als Gelehrter berufen fühlte, trat er das Amt erst acht Jahre nach seiner Ernennung zum Erzbischof von Mailand an. Dennoch wurde er, wie sein Cousin und Amtsvorgänger, bald zum leidenschaftlichen Verfechter einer Reform der katholischen Kirche.

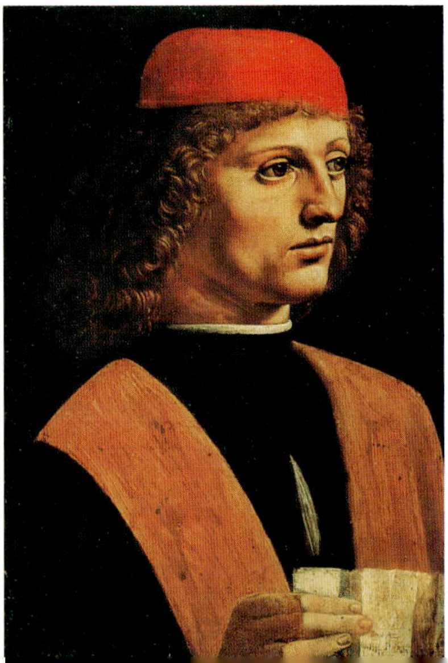

▶ Leonardo da Vinci, *Bildnis eines Musikers,* um 1480, Mailand, Pinacoteca Ambrosiana. Drei Gemälde Leonardos (von denen heute nur noch der *Musiker* tatsächlich als sein Werk gilt) gehörten zum Grundbestand der Pinakothek, die 1618 gegründet wurde, vier Jahre vor der Angliederung einer Akademie für Malerei, Bildhauerei und Architektur.

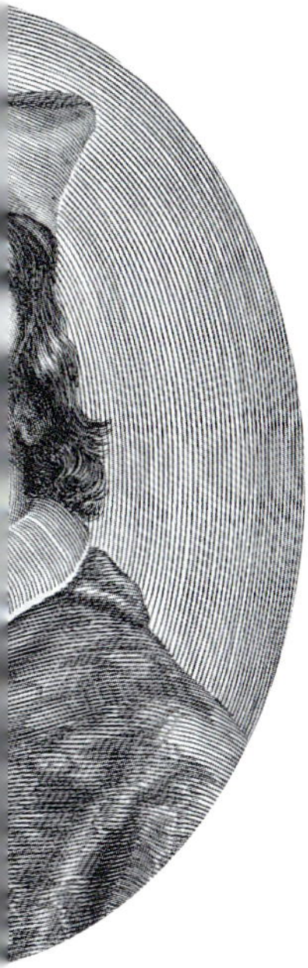

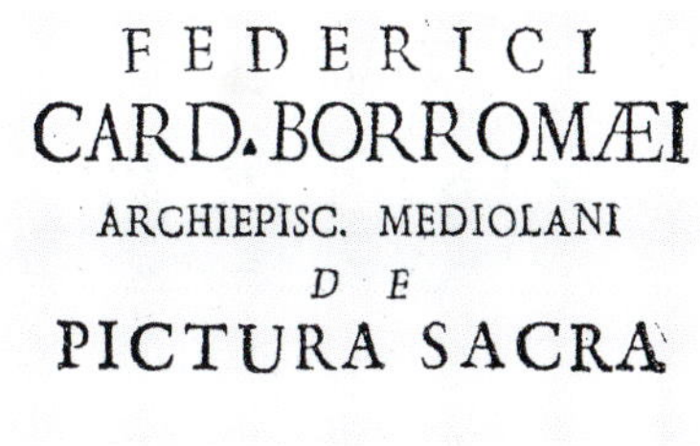

FEDERICI
CARD. BORROMÆI
ARCHIEPISC. MEDIOLANI
DE
PICTURA SACRA

▸ Unter den zahlreichen Schriften Borromeos zur Musik, Moralphilosophie, Liturgie, Politik und Geographie findet sich auch ein Text über die religiöse Malerei, der einer der ihm wichtigsten Einrichtungen gewidmet ist: der Pinacoteca Ambrosiana.

Schriften zur religiösen Kunst nach dem Tridentinischen Konzil

Nach dem Erlaß des Tridentinischen Konzils zur Bilderverehrung verbietet Kardinal Carlo Borromeo die bildliche Darstellung von Legenden, die nicht von der Kirche oder den kanonischen Schriften bestätigt sind, und weist seine Bischöfe an, die Künstler über die Verbote zu unterrichten und bereits existierende Bilder aufmerksam zu prüfen. 1570 veröffentlicht Molano das Traktat *De picturis et imaginibus sacris,* in dem er fordert, daß jede Darstellung auf den Schriften und beglaubigten christlichen Legenden beruhen müsse. 1582 fordert der Bologneser Kardinal Paleotti – ohne Regeln aufzustellen oder Verbote auszusprechen –, daß es auch eine Kunst geben müsse, an der man um ihrer selbst willen Gefallen finde.

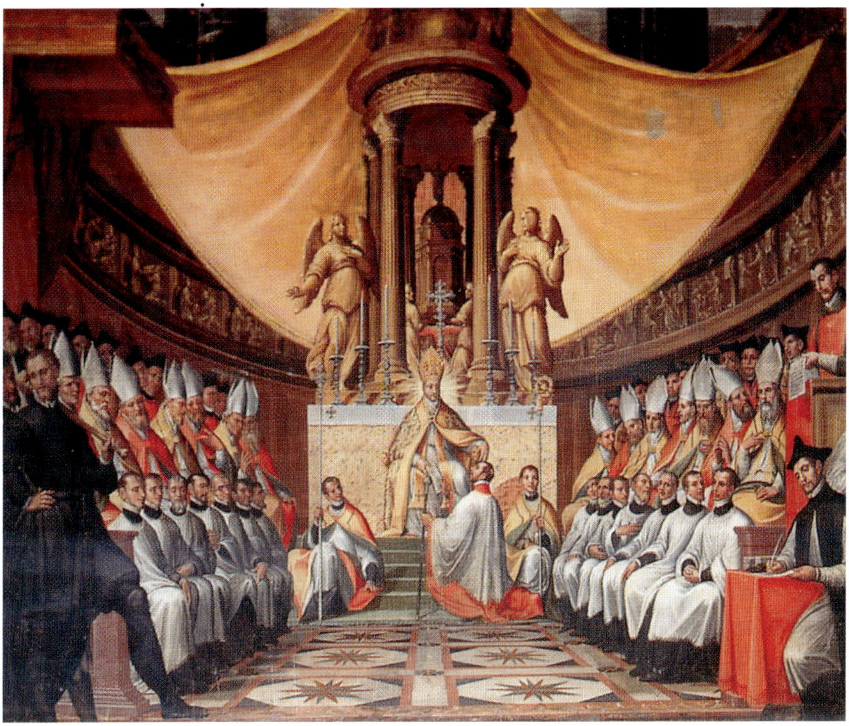

Der Früchtekorb

Das einzige eigenständige Stilleben Caravaggios wird auf etwa 1597 datiert und befindet sich in der Pinacoteca Ambrosiana in Mailand. Unklar ist, ob es von Borromeo erworben oder diesem von Kardinal Del Monte geschenkt wurde.

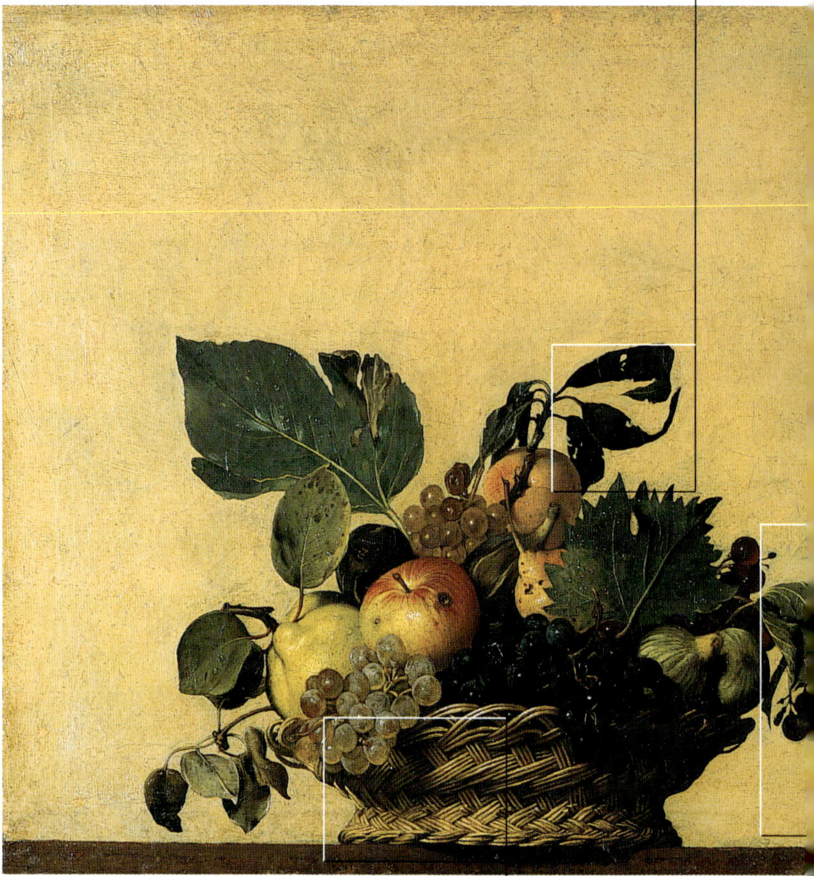

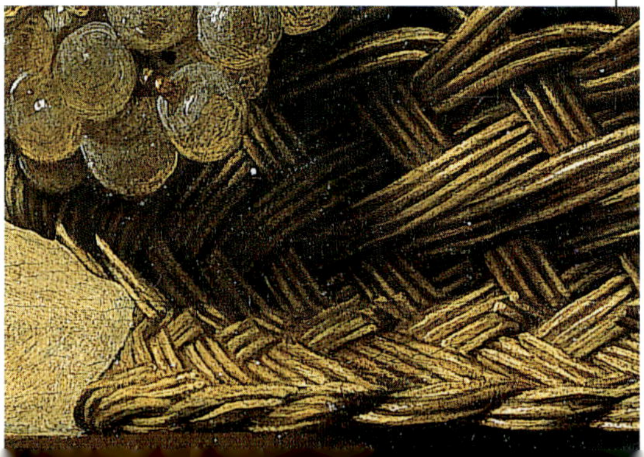

◄ Von außergewöhnlichem Naturalismus zeugt der »Balanceakt« des Korbes auf dem Untergrund – dieses Experiment mit der Dynamik ist eine große Neuheit.

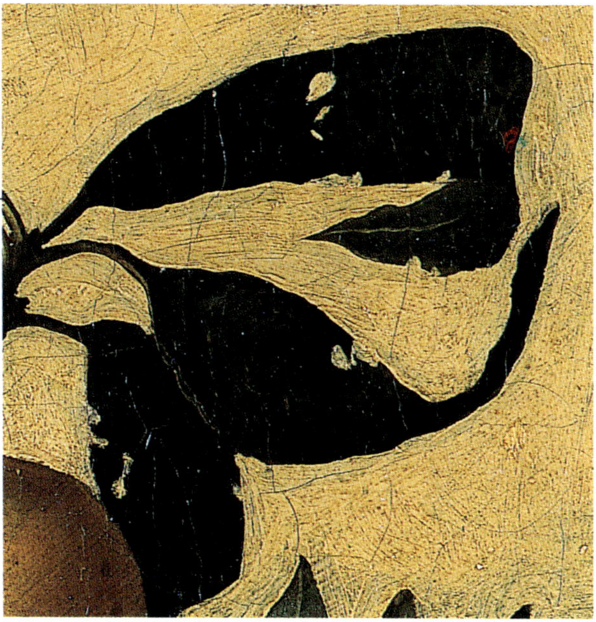

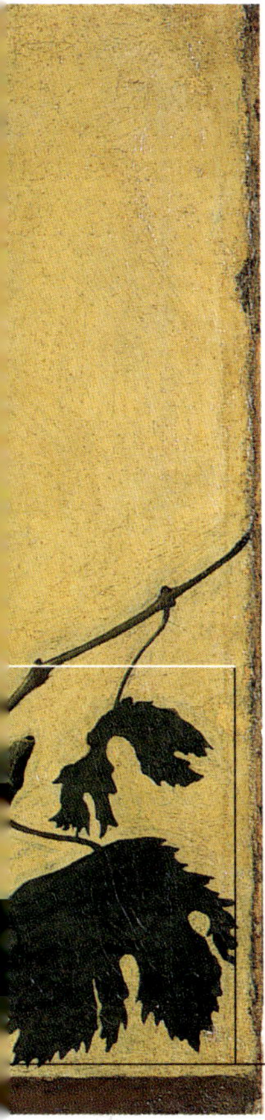

▲ Der helle Hintergrund dringt in die Umrisse der drei dünnen, eingerollten Blätter ein, so daß sie löchrig und wie angefressen aussehen. Man glaubt, ihre spröden Ränder förmlich mit Händen greifen zu können. Der helle Hintergrund erzeugt gleichzeitig einen Gegenlichteffekt, der den Eindruck von räumlicher Tiefe noch verstärkt.

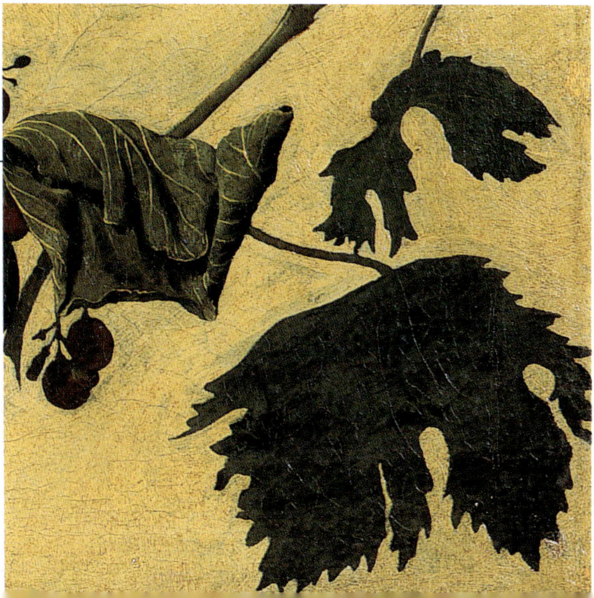

▶ Die verwelkten Blätter werden als Allegorie auf die Vergänglichkeit der Natur interpretiert, aber auch als Anspielung auf die Kirche: wie Gläubige und Sünder liegen Früchte und verwelkte Blätter dicht beieinander im selben Korb.

Erfolgreiche Sujets, Repliken, Kopien, Varianten

Caravaggios Methode des Malens nach der Natur und mit dem Modell vor Augen schloß für die Experten lange Zeit aus, daß es mehrere eigenhändige Versionen von einem Motiv geben könne. Doch die Tatsache, daß von manchen Bildern zwei Fassungen existieren *(Knabe mit der Eidechse, Die Wahrsagerin, Lautenspieler)*, und die Aussage des Biographen Mancini, bei dem *Knaben mit der Eidechse* handele sich um ein »für den Verkauf angefertigtes Gemälde«, sprechen für die Hypothese eigenhändiger Repliken. Caravaggio befindet sich auf dem Weg zu immer größerem Erfolg, und zwecks »Verkaufsförderung« malt er seine Werke auf Wunsch einzelner Auftraggeber ab. Die Nachbildung ist jedoch nie eine identische Kopie: Das Motiv und die Komposition ändern sich nicht, die Hintergrunddetails oder die Stillebenelemente aber sehr wohl. Der Künstler arbeitet immer ohne Entwurf, schnell und spontan, also ganz und gar nicht nach Art eines Kopisten. In dieser Zeit beginnt Caravaggio außerdem, ein und dasselbe Sujet verschieden zu interpretieren, er hebt verschiedene Aspekte der Komposition hervor und variiert die Farbgebung und die Lichtreflexe auf den Körpern.

▶ Eines der von Caravaggio am häufigsten dargestellten Themen ist Johannes der Täufer. Die in Kansas City (Nelson Gallery-Atkins Museum) befindliche Version kann aufgrund der Ganzfigur, der raumgreifenden Körperhaltung und der relativ harten Gestaltung des Lichts auf das Ende der neunziger Jahre datiert werden.

▼ Die zwei Versionen des *Knaben mit der Eidechse* (rechts: Florenz, Fondazione Longhi; links: London, National Gallery) unterscheiden sich vor allem hinsichtlich der Lichtregie.

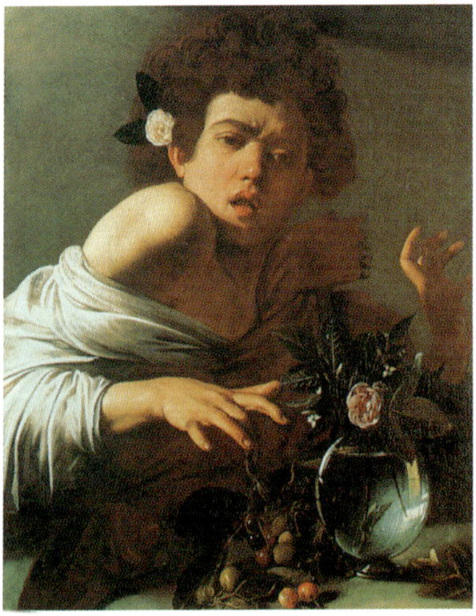

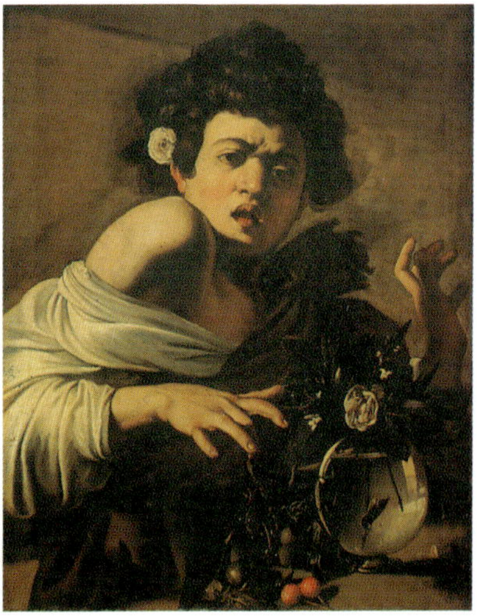

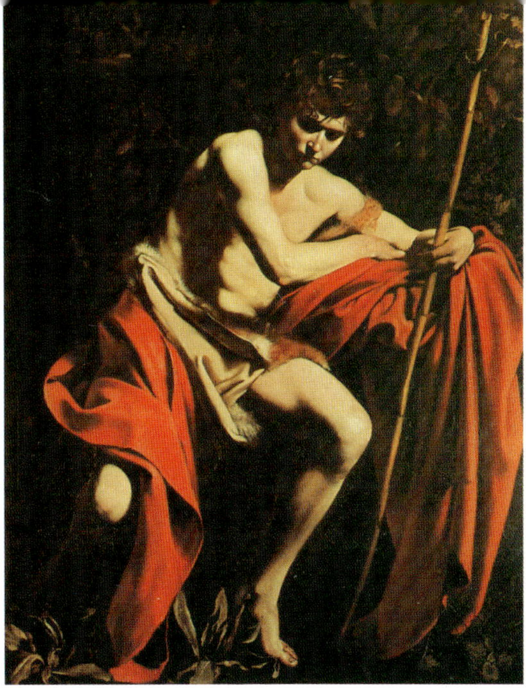

▼ Der spanische *Täufer* (Toledo, Kathedrale) kann nicht mit Sicherheit Caravaggio zugeschrieben werden: Trotz der einheitlichen Ausführung fehlt das Kraftvolle des caravaggesken Stils in dieser eher weichen Körperbildung.

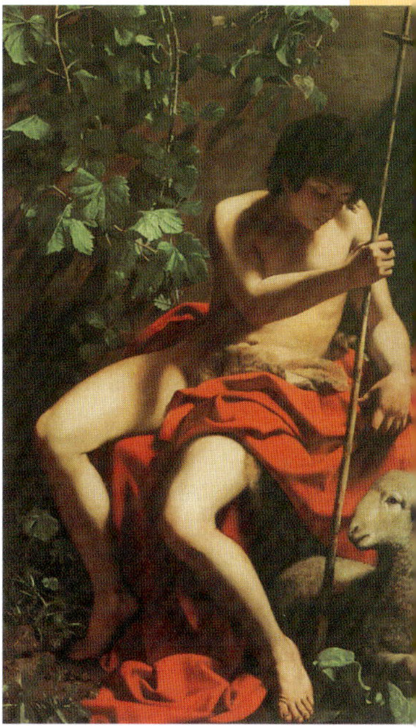

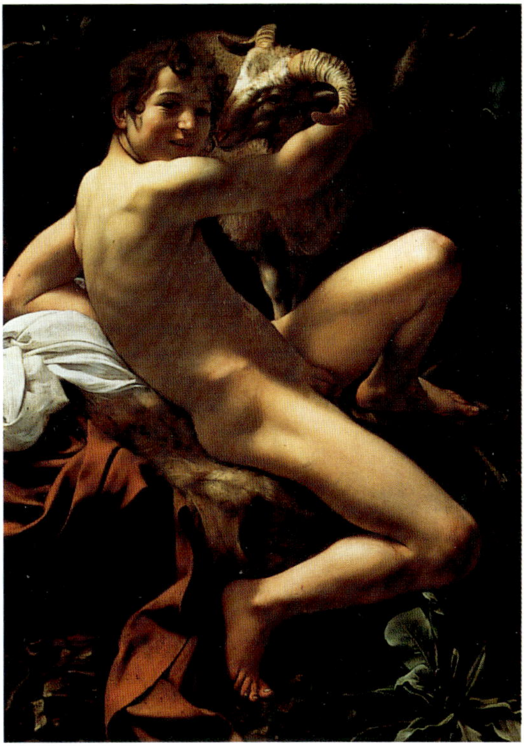

◄ *Johannes der Täufer,* um 1598, Rom, Musei Capitolini. In der Zeit seiner ersten künstlerischen Reife ahmt Caravaggio die Haltung von Figuren Michelangelos nach, nämlich der *Ignudi,* vielleicht in der Absicht, das Vorbild der Sixtinischen Kapelle naturalistisch umzudeuten.

1592–1600

Annibale Carracci und die Galleria Farnese

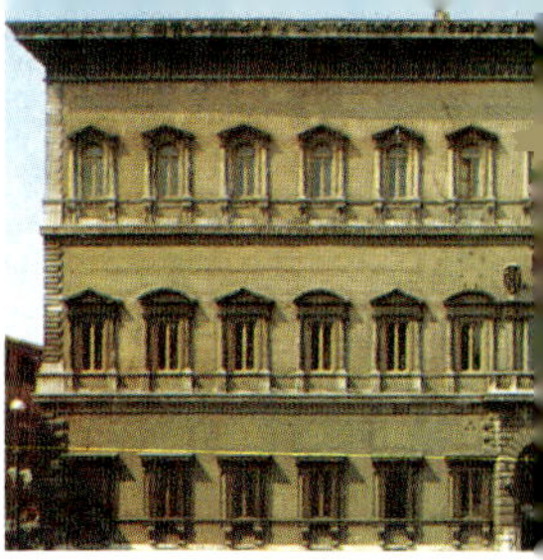

Annibale Carracci, Gründer der »Accademia degli Incamminati«, hat 1595 den Höhepunkt seiner Schaffenskraft erreicht, und die Kunstszene in Bologna hat für ihn nichts mehr zu bieten. Auf die Aufforderung Odoardo Farneses kommt er nach Rom, um dessen Camerino mit Fresken auszuschmücken. Das Klima in Rom gibt Carracci den Anstoß zur Weiterentwicklung seiner Kunst. Ausgehend vom Naturstudium und durch die Orientierung an der Kunst der Antike beflügelt, gipfelt sie in unvergleichlicher Schönheit, wobei im Hintergrund die Vorbilder Raffael und Michelangelo stehen. Zwei Jahre später ist der Camerino vollendet, und Carracci erhält den Auftrag für seine umfangreichste Arbeit in Rom: die Freskierung der Galerie des Palazzo Farnese. Ursprünglich sollte der Bilderzyklus die Taten von Alessandro Farnese, dem 1592 in Flandern gestorbenen Vater von Kardinal Odoardo, wiedergeben, doch entscheidet man sich letztlich für eine Folge von Episoden aus der griechischen Mythologie, in denen der neuplatonische Gedanke der himmlischen und der irdischen Venus zum Ausdruck kommen soll. Carracci weiß sich vom tridentinischen Rigorismus in Bologna weit entfernt und schöpft frei aus seiner Phantasie, wobei er sich der Welt der Klassiker bedient und die Wiederbelebung der antiken Ideale bei den großen Meistern der Renaissance studiert.

▼ *Annibale Carracci* in einem für Carlo Malvasias Schrift *Leben der Maler von Bologna* (1678) angefertigten Stich.

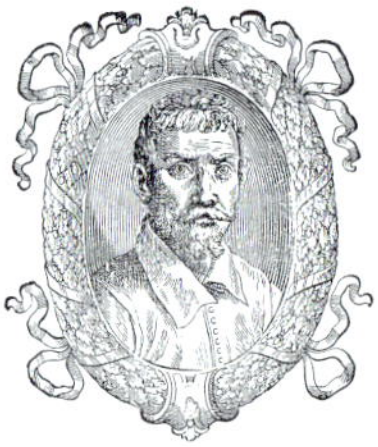

▼ Annibale Carracci, *Triumph von Bacchus und Ariadne*. Von der außergewöhnlichen Erfindungskraft des Künstlers zeugt dieses Bild im Zentrum des Tonnengewölbes der Galleria Farnese.

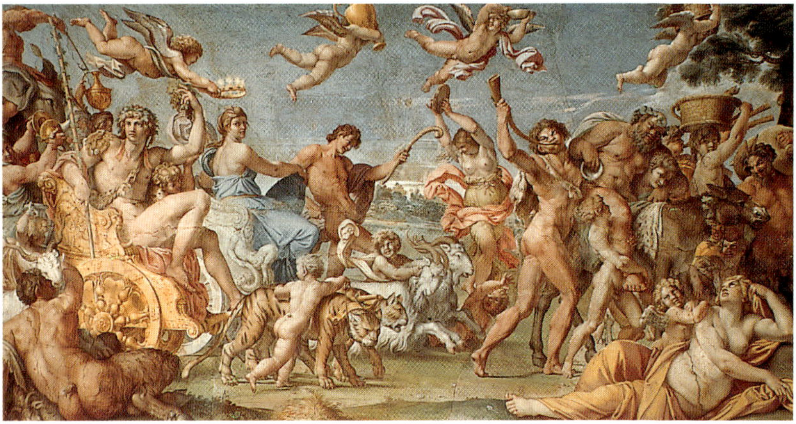

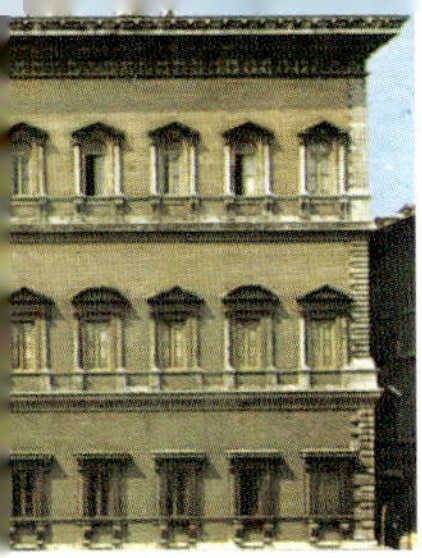

▲ Der Palazzo Farnese, der von Antonio da Sangallo für Kardinal Alessandro Farnese errichtet und von Michelangelo 1546 vollendet wurde, ist eines der wichtigsten römischen Bauwerke des 16. Jahrhunderts, in dem Motive und Formen des Klassizismus in seiner reinsten Ausprägung mit einem noch aus dem 15. Jahrhundert stammenden Sinn für Proportionen verbunden wurden.

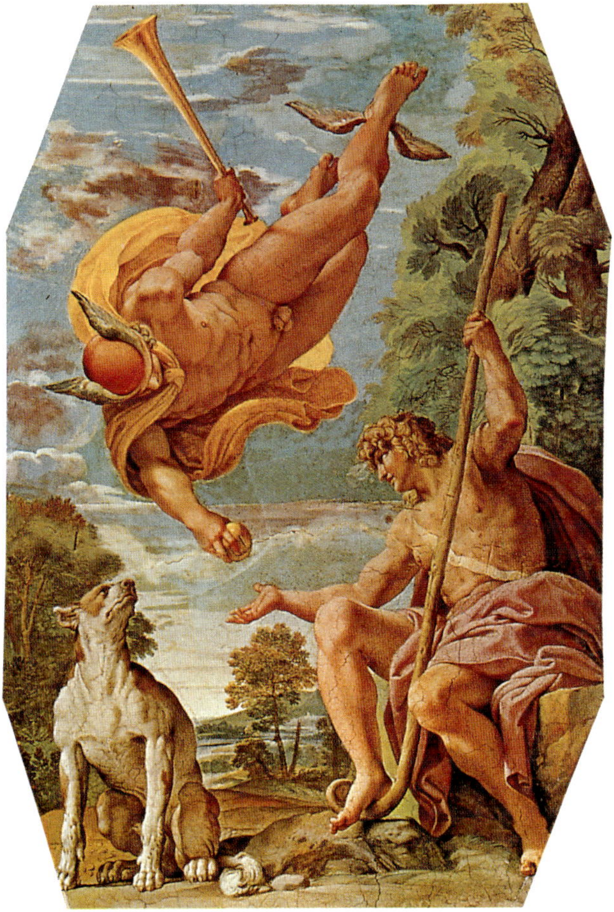

▶ Der ursprüngliche Entwurf Carraccis sah eine Folge von neun Gemälden in goldenen Rahmen vor. Der Götterbote Merkur eilt hier durch die Lüfte herbei und überreicht Paris den Apfel der Zwietracht.

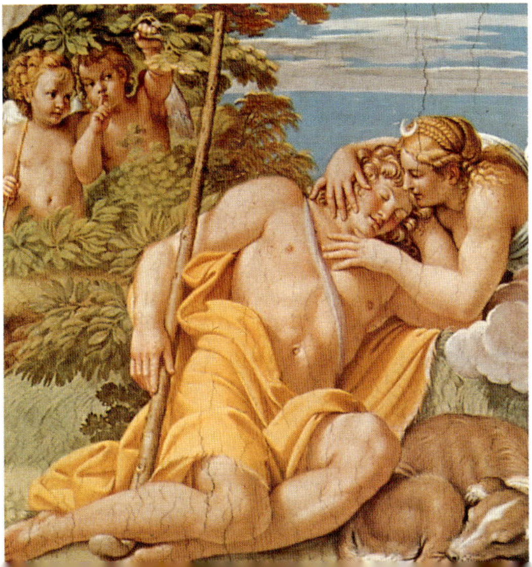

◀ Annibale Carracci, *Diana und Endymion*. In seiner Rückbesinnung auf das klassische Ideal wurde Carracci stark von Raffael beeinflußt. Hier ahmt er dessen *Venus und Adonis* nach, das für Kardinal Bibbiena gemalt und dann von den Stechern Marcantonio Raimondi und Agostino Veneziano reproduziert wurde.

Die ersten großen religiösen Themen

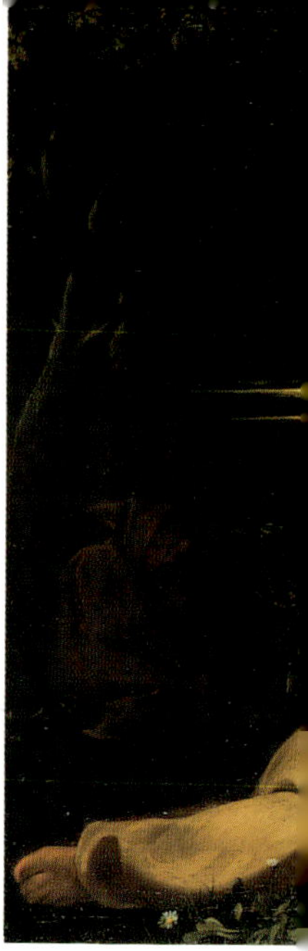

Gegen Ende des Jahrhunderts beginnt Caravaggio religiöse Sujets zu malen und führt dabei eine außergewöhnliche Neuheit ein: er stellt die biblischen Motive wie Episoden des Alltags in einer möglichst natürlichen Umgebung dar, um die Verbindung zwischen Menschlichem und Göttlichem aufzuzeigen. Er übt sich in einer neuen Art von Lichtführung, die Kontraste erzeugt und beherrschend in die Darstellung eingreift. Daß er von den Regeln der offiziellen religiösen Malerei abweicht, geschieht weniger in der Absicht, die Gebote der Kirche zu überschreiten, sondern um sich noch genauer den biblischen Quellen und den Themen der frühchristlichen Malerei anzunähern. Damit kommt er den ikonologischen Prinzipien des ausgehenden Jahrhunderts sehr viel näher, als es auf den ersten Blick scheinen mag. Seine Gemälde befassen sich von Anfang an mit Themen, die den Betrachter berühren, wie der Ekstase, der tiefen Versenkung, den bedeutenden Bekehrungen oder jenen biblischen Begebenheiten, die von der Gegenwart des Göttlichen in der Geschichte des Menschen erzählen.

▼ Caravaggio, *Opferung Isaaks,* um 1595, Madrid, Confederación de Cajas de Ahorro. Der Engel streichelt das Lamm und wendet sich mit menschlicher Anteilnahme an Abraham.

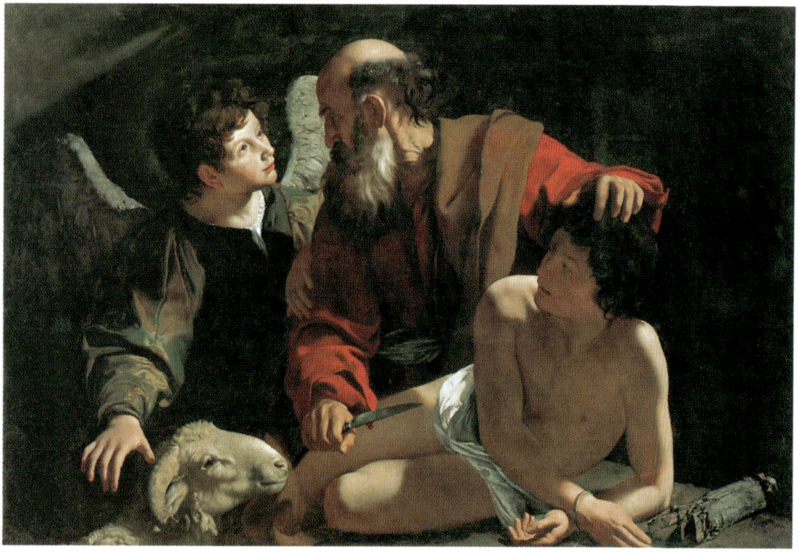

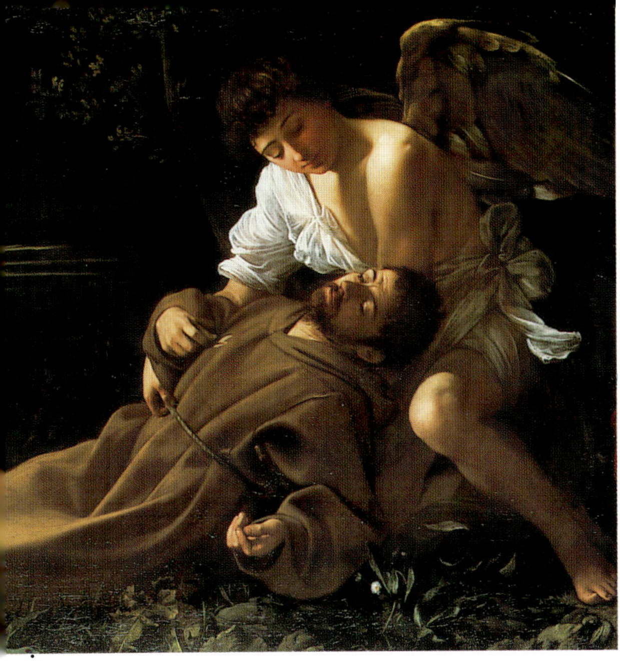

◀ Caravaggio, *Die Ekstase des Heiligen Franziskus,* Hartford, Wadsworth Atheneum. Möglicherweise das erste religiöse Werk Caravaggios, das auf den Anfang der neunziger Jahre datiert wird. Das Thema ist klar nachtridentinisch: In der Stigmatisation des heiligen Franziskus kommt das Motiv der »Imitatio Christi« zum Ausdruck.

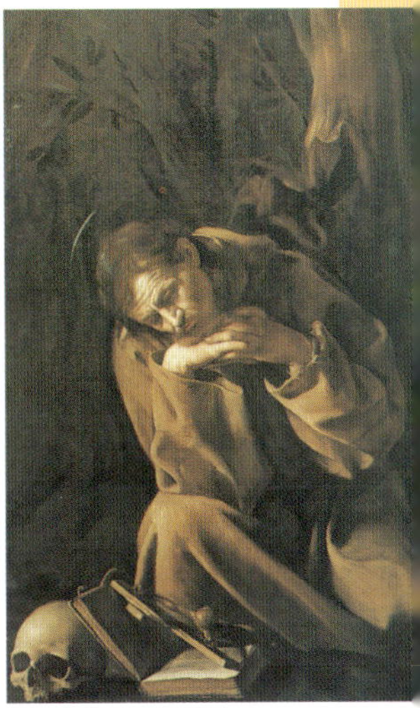

▲ Caravaggio, *Büßender Heiliger Franziskus,* Cremona, Pinacoteca Civica. Das Werk, das aufgrund der gedämpften Farben und des Motivs der Buße meist auf den Sommer 1606 datiert wird, zeichnet sich durch die Hervorhebung des Totenkopfes und des vom Kreuz offengehaltenen Buches aus.

Die Religiosität Caravaggios

Inzwischen hält man es für erwiesen, daß Caravaggio gläubig war. Durch seine Herkunft und die Einflüsse, denen er in Mailand und bei seinen ersten Gönnern in Rom ausgesetzt ist, entwickelt der Künstler eine Religiosität, die sich an der Urkirche orientiert und sich durch Einfachheit und Reinheit der Ideale auszeichnet. Die Nähe zu Federico Borromeo und den Oratorianern machen ihn zu einem selbständigen Vertreter derjenigen Strömung der Gegenreformation, die sich vehement einsetzt für eine Rückbesinnung der Kirche auf die ursprüngliche Reinheit und Nüchternheit sowie auf das Armutsideal und den Prunk der Renaissance entschieden ablehnt.

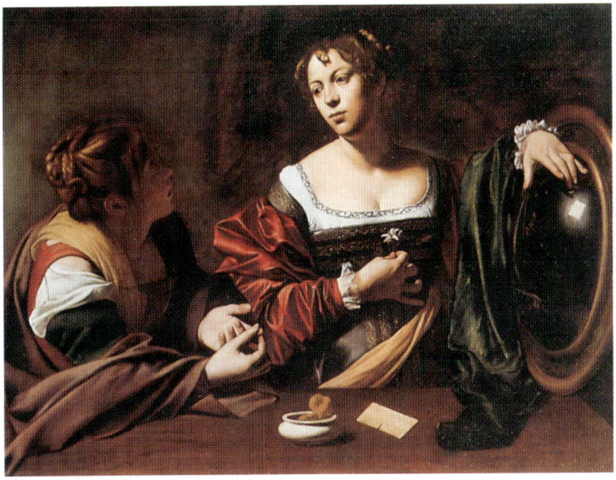

◀ Caravaggio, *Martha und Magdalena,* um 1597, Detroit, Institute of Arts.

Judith und Holofernes

Dieses auf Ende des 16. Jahrhunderts datierte Gemälde tauchte ertsmals 1951 in einer Mailänder Ausstellung auf und hängt heute in der Galleria Nazionale di Arte Antica in Rom. Es war wohl nicht Caravaggios einzige Version des Themas.

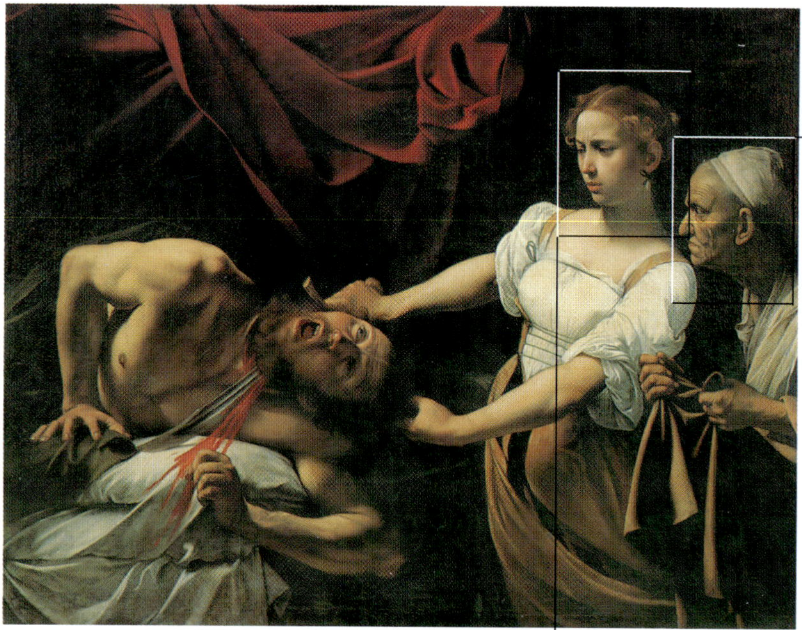

➢ Das schreckliche Thema – Judith, die dem Holofernes ohne zu zögern den Kopf abschneidet – wird von Caravaggio sehr bedachtsam inszeniert. Maßgeblich ist der entschlossene Ausdruck im Gesicht der jungen Frau, in dem jedoch gleichzeitig ein gewisser Schmerz sichtbar wird: der Schmerz eines Menschen, der um die göttliche Bedeutung des Geschehens nicht weiß oder sie nicht begreift.

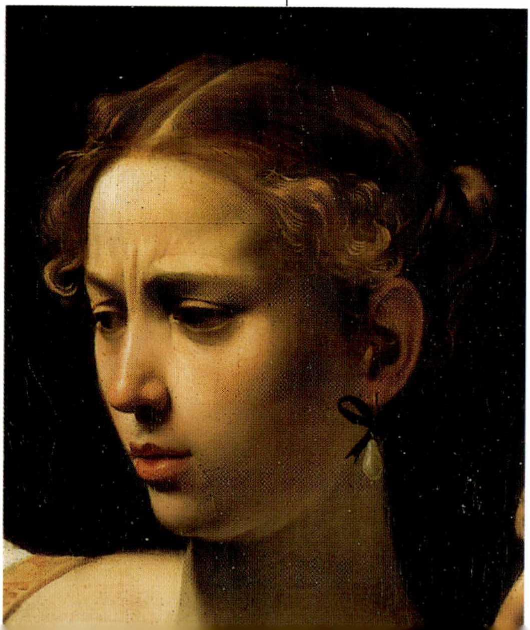

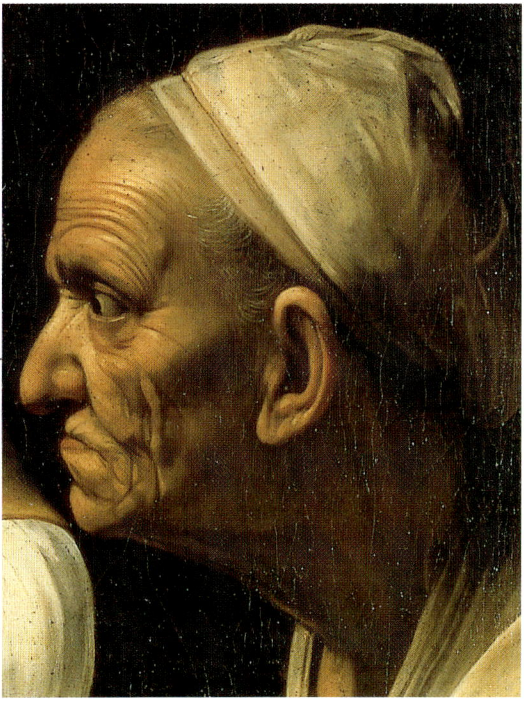

▲ Die alte Dienerin, die bereitsteht, um den Kopf des Holofernes in Empfang zu nehmen, ist unverzichtbarer Bestandteil des biblischen Themas, doch ihre völlig ungerührte abwartende Haltung steigert die Dramatik der Szene.

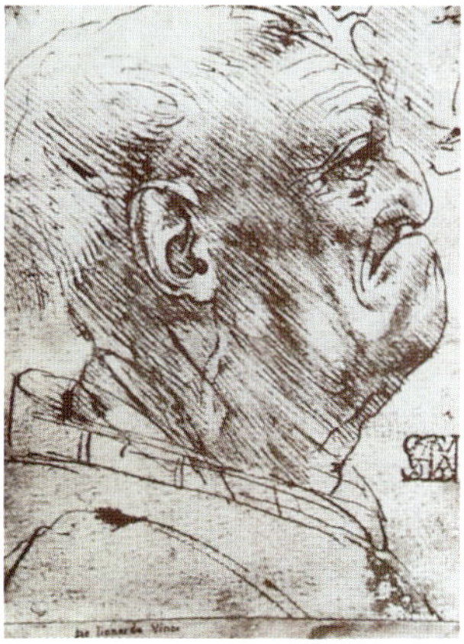

▲ Für die fast schon karikierende Darstellung der Dienerin könnte sich Caravaggio an einige Studien Leonardo da Vincis angelehnt haben. Ähnlichkeiten zeigen sich bei den abstehenden Ohren und dem verzerrten Gesicht.

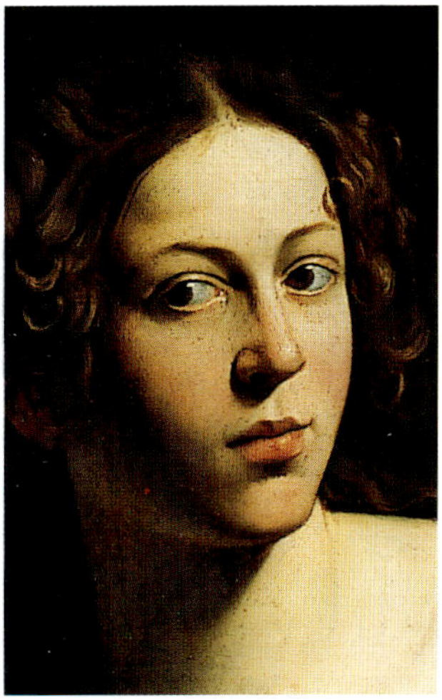

◀ Das Modell für das Gesicht der Judith taucht häufig in Caravaggios Werken auf: Fillide Melandroni posierte ebenso für *Die Heilige Katharina von Alexandria* (hier ein Ausschnitt, Madrid, Sammlung Thyssen-Bornemisza), die *Cortigliana Fillide* (ehemals Berlin, Kaiser-Friedrich-Museum) und für die Martha in *Martha und Magdalena* (Detroit, Institute of Arts).

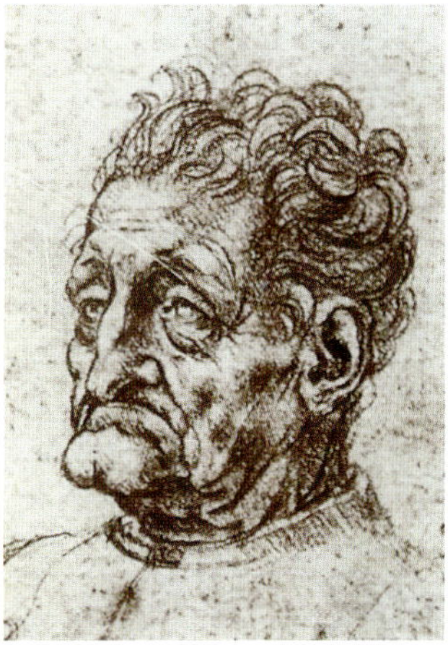

▲ Leonardo da Vinci, *Karikaturstudien,* Mailand, Biblioteca Ambrosiana. Eine Zeichnung Leonardos, an der man den eingefallenen Mund eines Zahnlosen studieren kann.

1600–1606

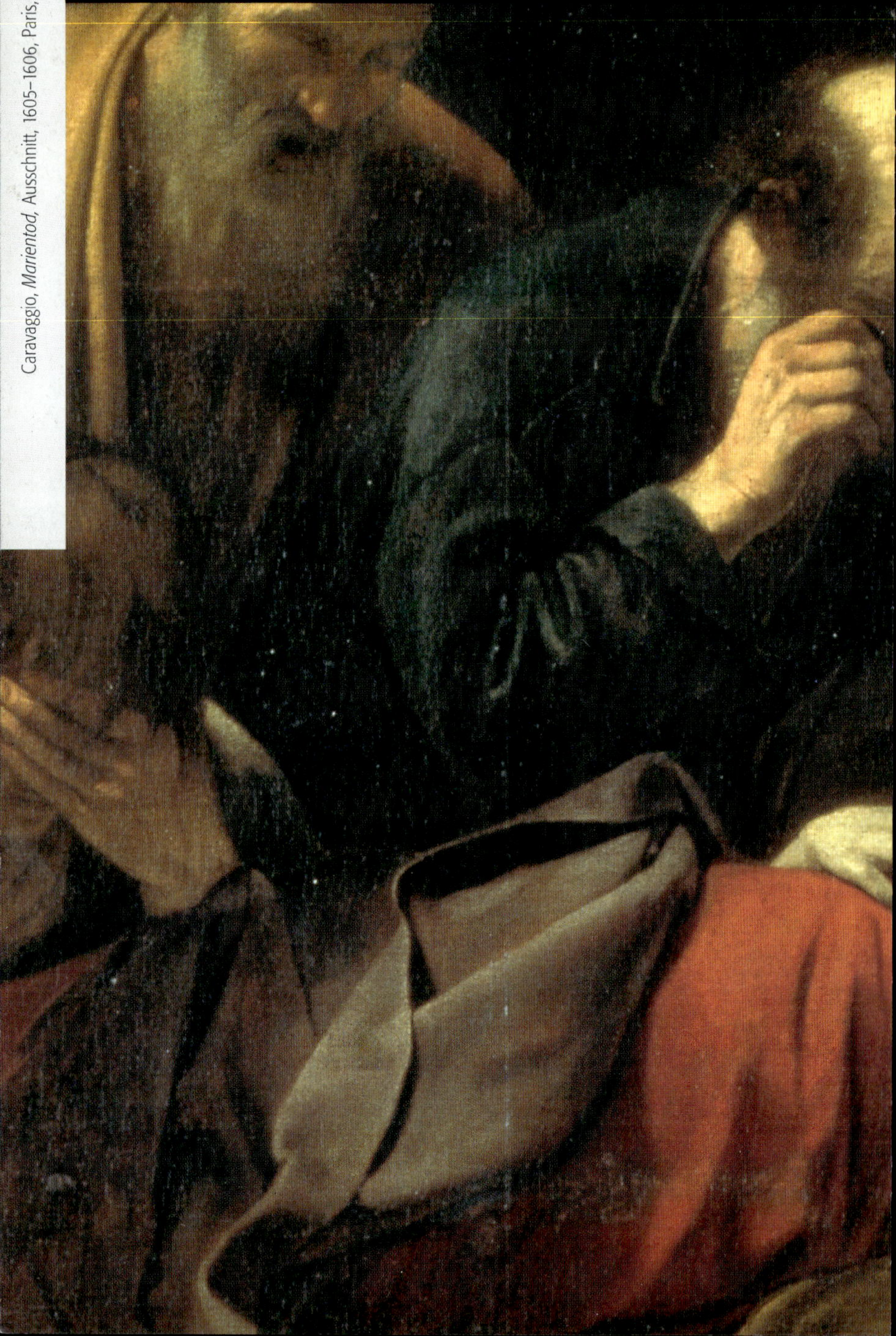

Caravaggio, *Marientod*, Ausschnitt, 1605–1606, Paris, Musée du Louvre

Die Meisterwerke eines Kriminellen

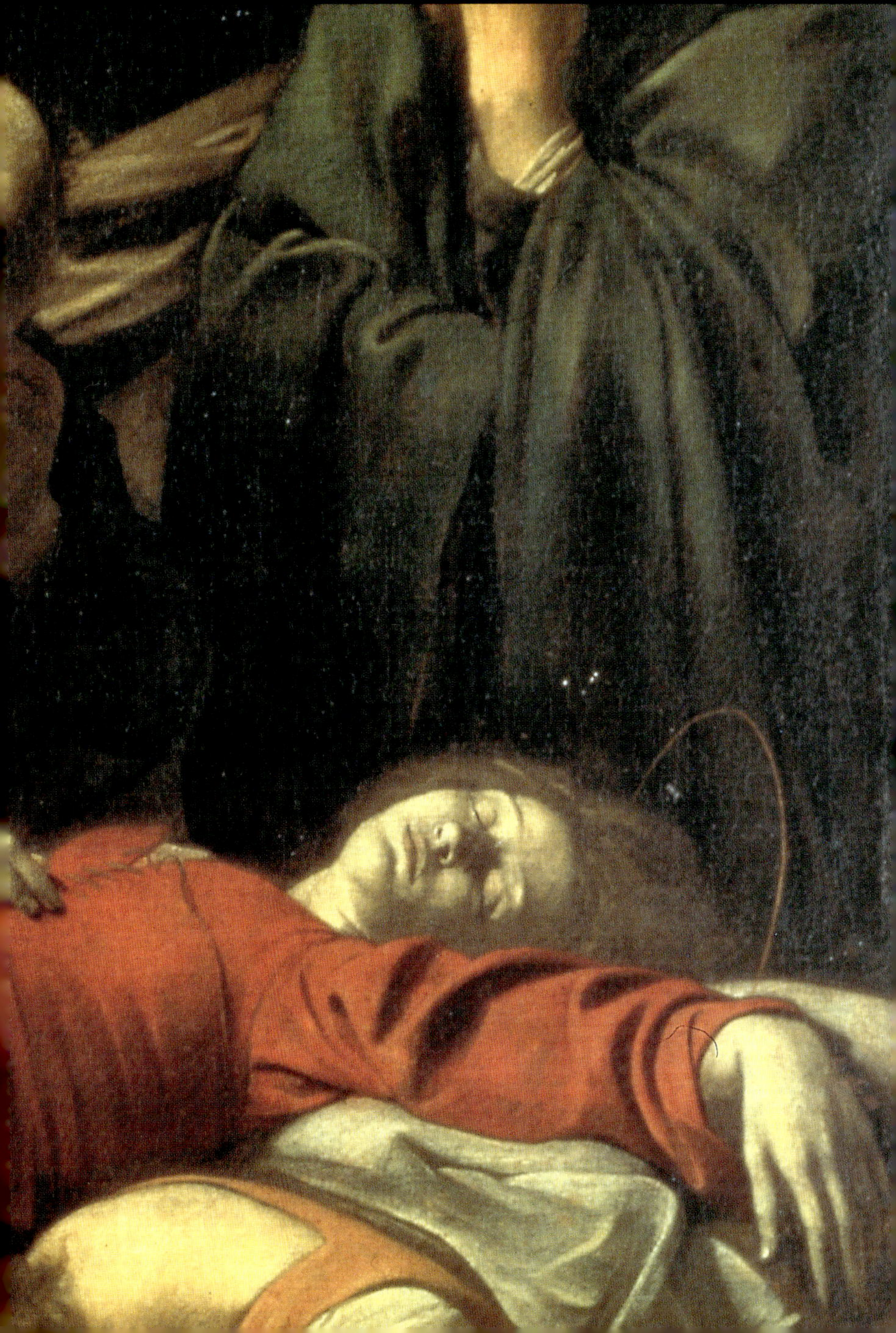

Der Auftrag in San Luigi dei Francesi

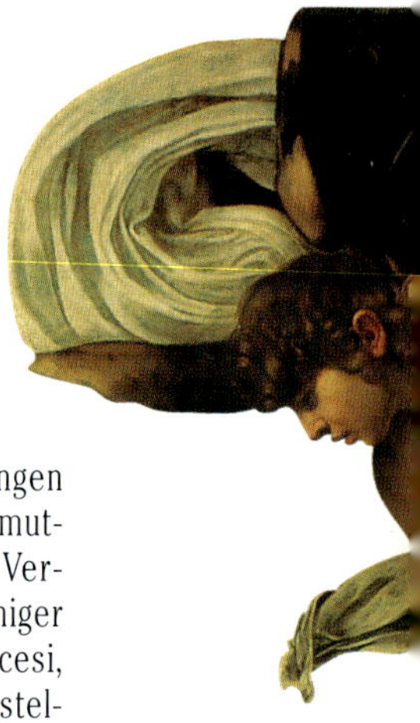

Einige glückliche Umstände bringen Caravaggio den ersten wichtigen öffentlichen Auftrag ein, vermutlich durch die Vermittlung von Kardinal Del Monte, einem Vertreter der Fabbrica, der Bauhütte der Peterskirche. Seit einiger Zeit schon bemüht sich die Verwaltung von San Luigi dei Francesi, die Fabbrica zu bewegen, die Arbeiten in ihrer Kirche fertigstellen zu lassen. Nach einem vergeblichen Versuch, erneut Cavalier d'Arpino zu gewinnen, der schon das Gewölbe mit Fresken versehen hatte, entschließt man sich, einen neuen Maler anzuwerben. Am 23. Juli 1599 wird mit Caravaggio ein Vertrag abgeschlossen, der eine Vergütung von 400 Scudi vorsieht. Da die noch unbemalte Kapelle bereits seit Mai für den Gottesdienst genutzt wird und Gerüste stören würden, sieht man von den ursprünglich geplanten Fresken ab und entscheidet sich für Leinwandgemälde, eine Seltenheit in den römischen Kapellen dieser Zeit. Caravaggio liefert die beiden Bilder, die die Berufung und das Martyrium des Heiligen Matthäus zum Gegenstand haben sollen, zwei Monate später als vereinbart. Doch das tut dem enormen Erfolg der Gemälde keinen Abbruch, im Gegenteil. Eineinhalb Jahre später folgt der bedeutende Auftrag für das Altarbild, das an die Stelle der unvollendet gebliebenen Skulptur von Jacob Cobaert treten soll.

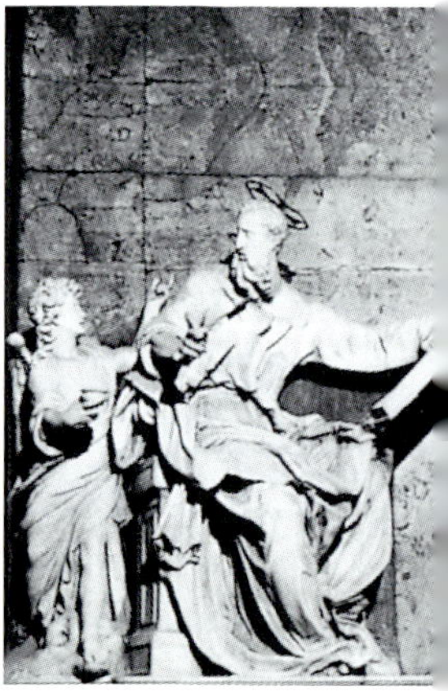

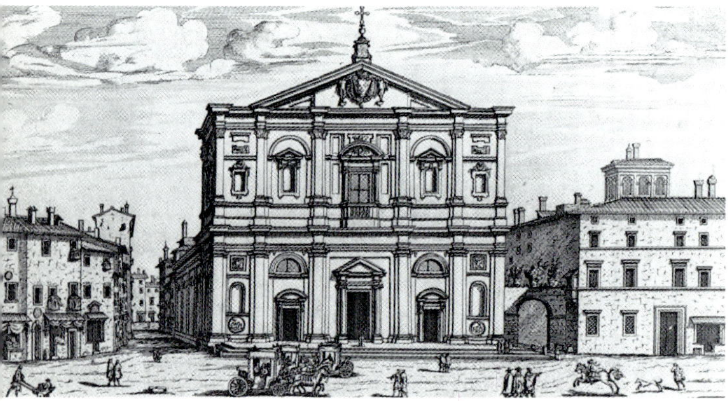

◀ Die Kirche San Luigi dei Francesi in einem Stich von Giovanni Battista Falda (aus *Die neuen sakralen und profanen Bauwerke des modernen Rom,* 1665–90).

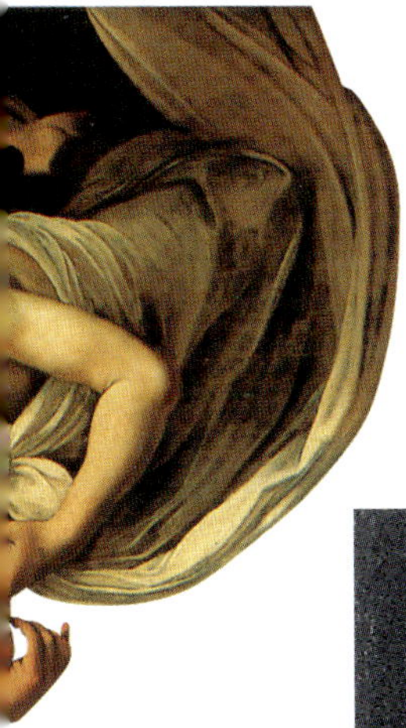

◀ Caravaggio, *Der Heilige Matthäus und der Engel,* Ausschnitt, 1602, Rom, San Luigi dei Francesi, Contarelli-Kapelle. Die Geste des Engels, der den heiligen Matthäus belehrt, ist die für die mittelalterliche Rhetorik typische Gebärde des Meisters gegenüber dem Schüler. Caravaggio führte dieses Thema hier zum zweiten Mal aus; in diesem Fall wurde das Bild nicht beanstandet, weil es den Wünschen der Kirche und der Auftraggeber entsprach.

◀ Die Arbeit an der Skulptur *Matthäus und der Engel* für den Altar der Contarelli-Kapelle wurde vor 1593 von Jacob Cobaert aufgenommen. Pompeo Ferrucci vollendete das Werk mit der Figur des Engels, als Cobaerts Skulptur zurückgewiesen und bei Caravaggio ein Gemälde in Auftrag gegeben wurde.

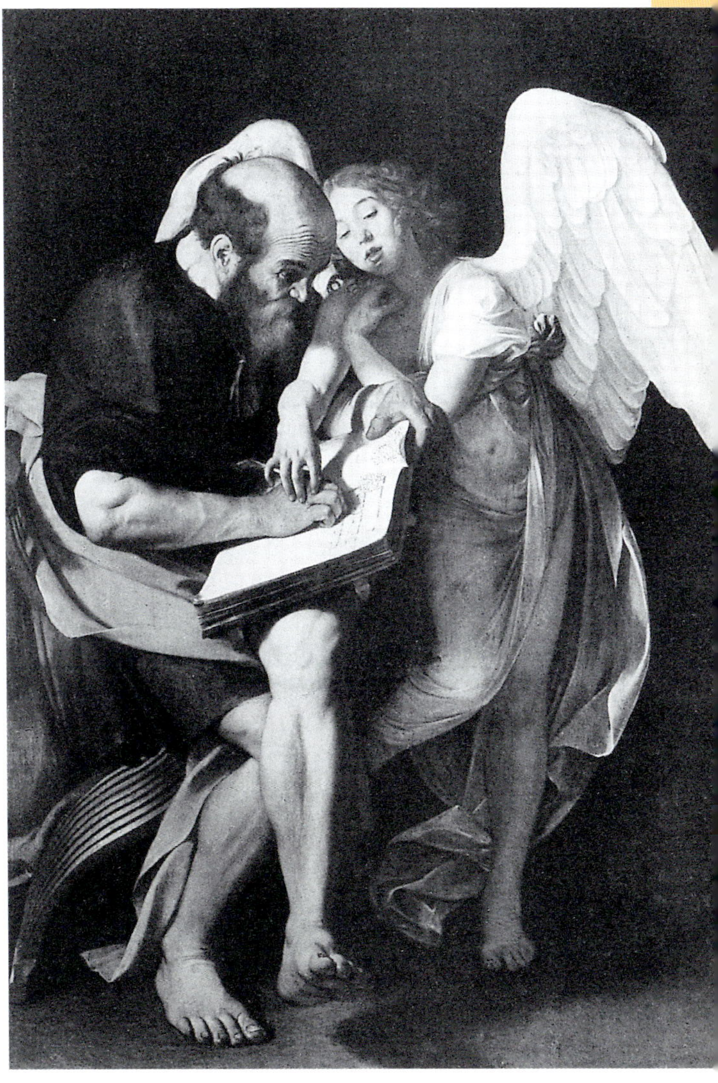

▶ Caravaggio, *Der Heilige Matthäus und der Engel,* 1602, ehemals Berlin, Kaiser Friedrich-Museum. Diese erste Fassung, abgelehnt aufgrund der angeblich unziemlichen Pose, wurde vom Marchese Giustiniani erworben und 1815 von seinen Erben an die Berliner Museumskommission verkauft. Sie ist im Zweiten Weltkrieg zerstört worden.

Die Contarelli-Kapelle: wechselvolle Ereignisse

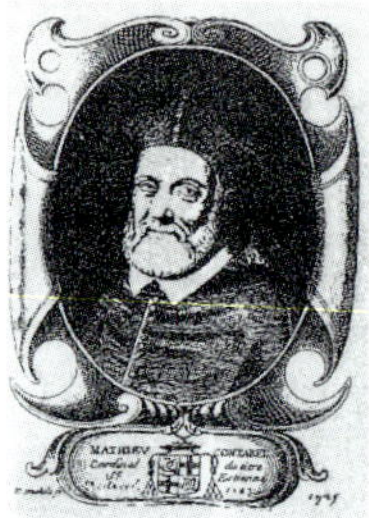

▲ Matteo Contarelli, leitender Beamter der Kurie unter Papst Gregor XIII. und ab 1582 Kardinal, in einem Stich des 16. Jahrhunderts.

Im Jahr 1565 erwirbt Mathieu Cointrel, der in Italien Matteo Contarelli genannt wird, eine Kapelle in San Luigi dei Francesi und faßt den Plan, sie mit Szenen aus dem Leben des Heiligen Matthäus dekorieren zu lassen. Mit der Ausführung wird Girolamo Muziano, ein Lombarde, betraut, der jedoch nie damit beginnt. Nach dem Tod Kardinal Contarellis 1585 erhält die Kirche den größten Teil des Erbes, um das Werk vollenden zu lassen. Der Testamentsvollstrecker Virgilio Crescenzi gibt das Altarwerk offiziell bei dem Bildhauer Cobaert in Auftrag, der mit der Arbeit schon begonnen hat, da wohl bereits Contarelli Muzianos Unzuverlässigkeit leid gewesen war. Kurze Zeit später wird die Dekoration der Wände Cavalier d'Arpino anvertraut, der Anfang Juni 1593 das Deckenfresko *Der Heilige Matthäus erweckt den Sohn des Königs von Äthiopien zum Leben* fertigstellt. Doch dann verzögern sich die Arbeiten erneut, nicht zuletzt, weil die Zinsen der Erbschaft in der Zwischenzeit dem Nachlaßverwalter zugute kommen. Erst 1599 kann die Verwaltung der Kirche Crescenzi gerichtlich zwingen, die Arbeiten zum Abschluß bringen zu lassen.

▼ Girolamo Muziano, *Die Auferweckung des Lazarus,* um 1555, Rom, Musei Vaticani. Hier kommt die venezianische Prägung des Malers, sein Sinn für die natürlichen Gegebenheiten wie auch für das religiöse Geschehen klar zum Ausdruck. Dieses Werk trug Muziano so viel Ruhm ein, daß man ihn an den Dom von Orvieto holte.

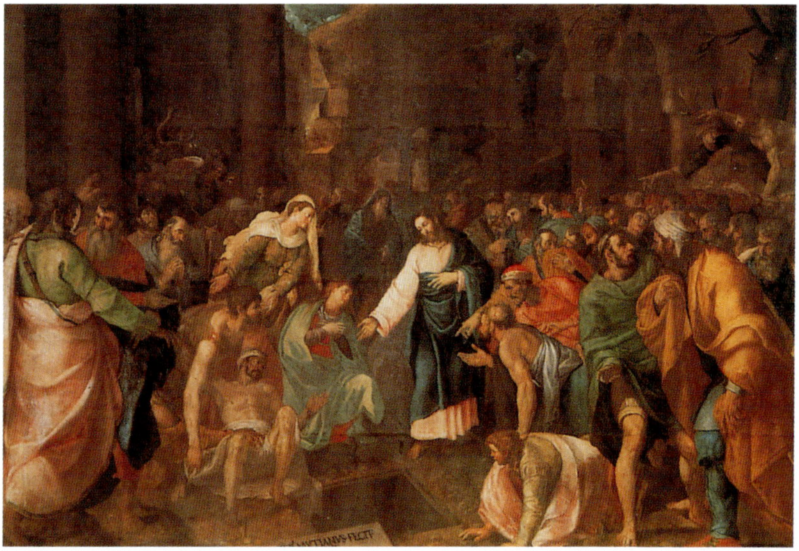

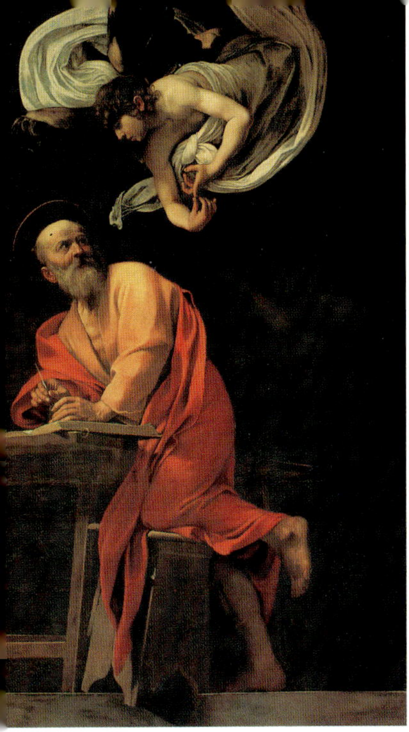

Martyrium oder Hinrichtung?

Röntgenaufnahmen haben gezeigt, daß das *Martyrium des Heiligen Matthäus* eine dritte Fassung ist, die sich ganz erheblich von den ersten beiden unterscheidet: Statt einer eher statischen Darstellung im Sinne der Renaissance wird hier eine dramatische Handlung gezeigt, wie sie für den Barock typisch ist. Die Szene strahlt eine gewisse Brutalität aus, die sie eher wie einen Mord denn als Martyrium erscheinen läßt. Sie entbehrt letztlich der Erlösungshoffnung – vielleicht als Reaktion auf die kurz zuvor vollzogene Hinrichtung Giordano Brunos auf dem Scheiterhaufen. Hier soll ein rebellischer Widersacher vernichtet werden: der Heilige greift nach dem Palmzweig des Märtyrers und scheint ihn zugleich von sich zu weisen, die Umstehenden lassen ihn allein.

▲ Caravaggio, *Der Heilige Matthäus und der Engel,* 1600, Rom, San Luigi dei Francesi. Das von den Auftraggebern angenommene Gemälde stellt den Evangelisten dar, wie er von dem gottgesandten Engel eine Eingebung erhält. 1602 wurde es in der Contarelli-Kapelle ausgestellt.

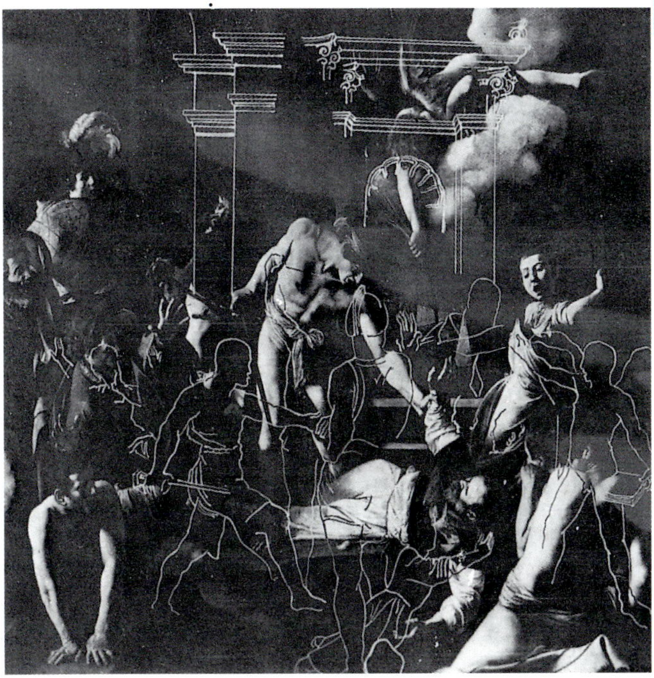

Martyrium des Heiligen Matthäus

Die dramatische Szene des *Martyriums des Heiligen Matthäus* wurde 1600 vollendet. Die Ausstellung in der Contarelli-Kapelle von San Luigi dei Francesi besiegelte den ersten großen öffentlichen Erfolg Caravaggios.

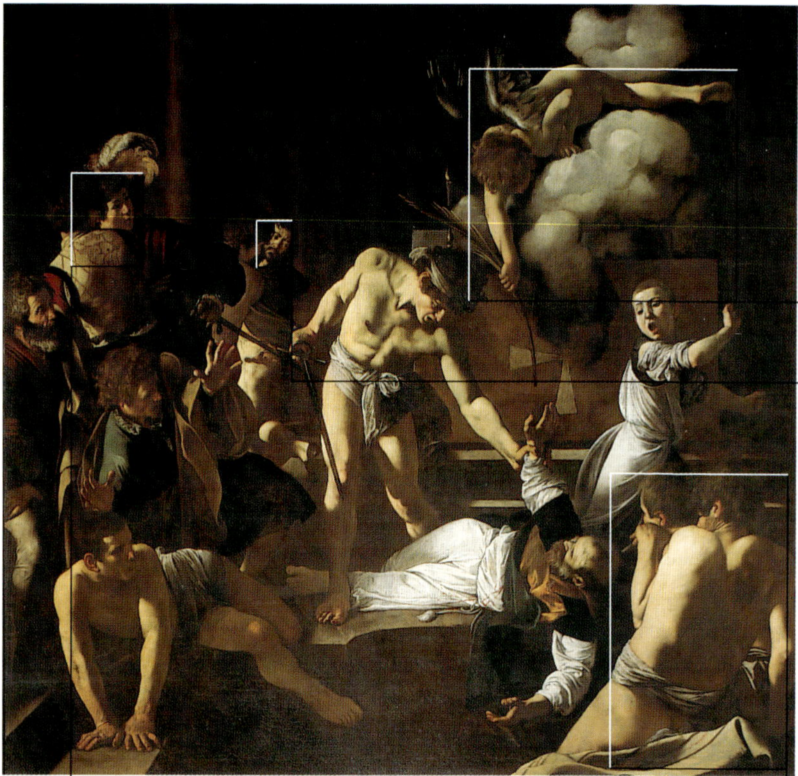

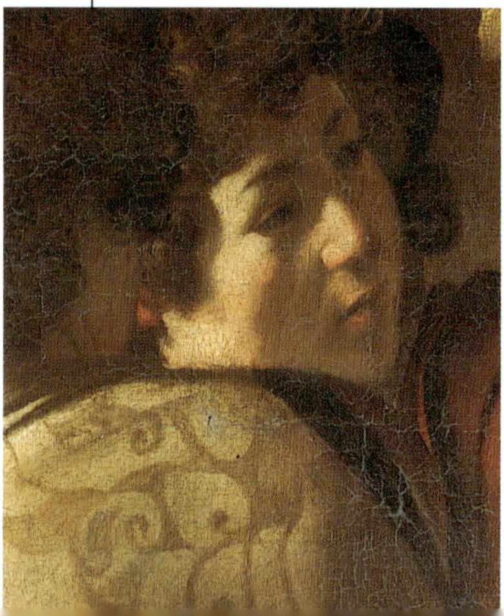

◀ Der Jüngling mit dem Federhut und dem ungewöhnlich zarten Gesicht, der sich mit einem Schwert in der Hand gerade umwendet, ist vielleicht Caravaggios Freund Mario Minniti. Sein verträumt-geheimnisvoller, dabei etwas nachdenklicher Blick erinnert an den Stil Giorgiones.

▶ In dem Memorandum, das Contarelli für die Ausschmückung seiner Kapelle hinterließ, ist keine Rede von dem Engel auf der Wolke, der dem Heiligen als Anerkennung seines Martyriums einen Palmzweig reicht. Seine Anwesenheit ist außergewöhnlich, eine Besonderheit im Werk Caravaggios. Die traditionelle Aufgabe der Wolken ist in ihr Gegenteil verkehrt: statt den Engel zu tragen, scheinen sie ihn hier abwerfen zu wollen.

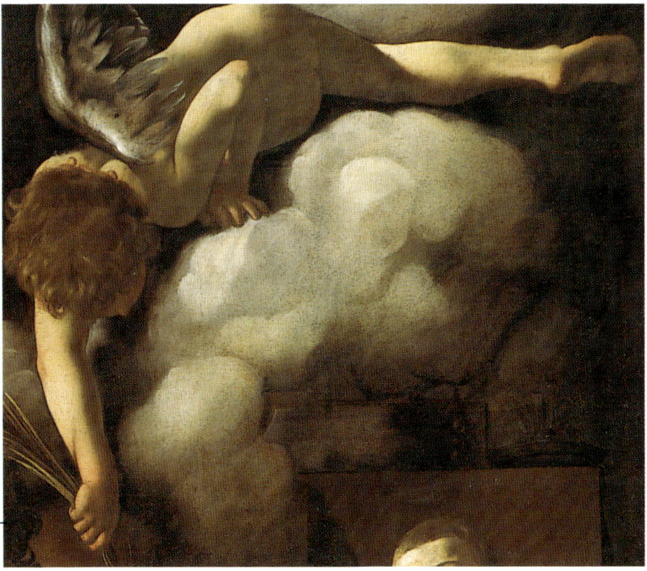

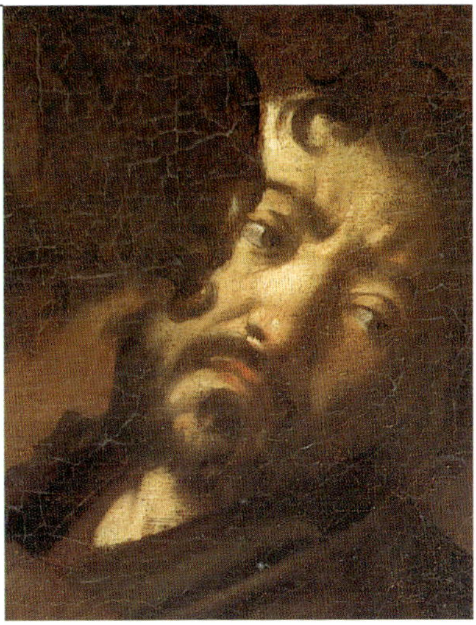

▼ Der nackte Jüngling, mit dem Rücken zum Betrachter am unteren Bildrand postiert – ein sogenanntes Repoussoir-Motiv –, steht unübersehbar in der manieristischen Tradition, wie man sie vor allem bei den Zuccari findet. Solche Versatzstücke dienten dazu, Tiefenräumlichkeit zu suggerieren und Leerstellen aufzufüllen.

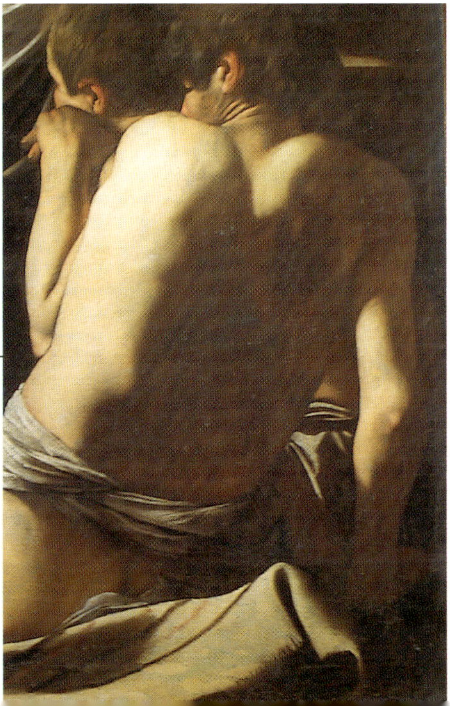

▲ Das überraschendste Element innerhalb der Szene ist das eingefügte Selbstbildnis: Nach dem *Kranken Bacchus* und den *Musizierenden Knaben* porträtiert sich der Künstler zum dritten Mal selbst – hier mit kurzem Bart und gequältem, traurigem Gesichtsausdruck als entsetzten Zeugen der furchtbaren Martyriumsszene.

Die Berufung des Heiligen Matthäus

Das zweite große Seitenbild in der Contarelli-Kapelle: Die Berufung des Zöllners Matthäus zum Jünger Jesu ist eines der Motive, die von den Schülern Caravaggios am häufigsten nachgeahmt wurden.

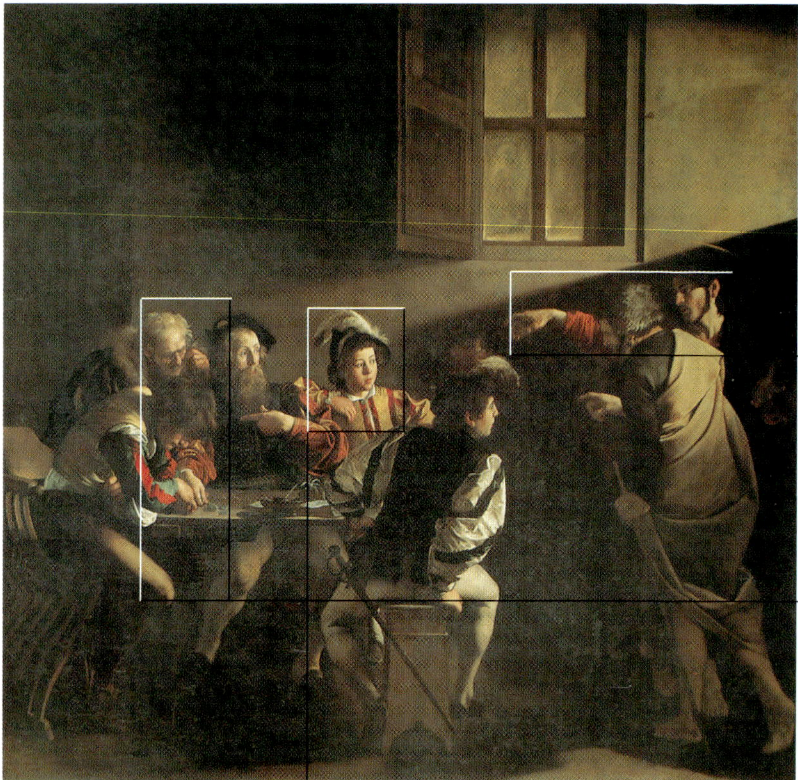

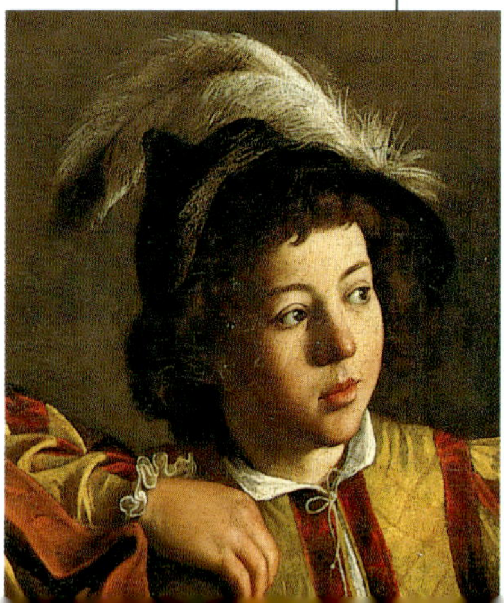

◄ Erneut ein Modell aus der Jugendzeit: der Freund Minniti, der in Kleidung und Aussehen an den Stil Giorgiones erinnert. In dieser Figur zeigt sich der fortschrittliche Umgang mit der Farbe; Caravaggio gesteht ihr nach venezianischer Tradition eine wichtige Funktion bei der Naturnachahmung zu.

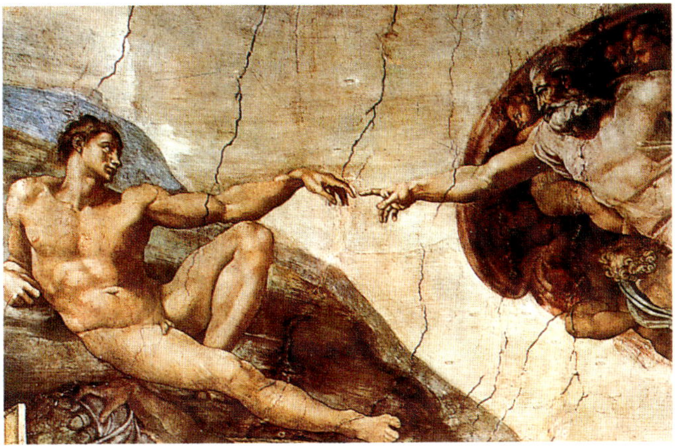

▶ Möglicherweise orientierte sich Caravaggio bei der Christusfigur an einem Vorbild aus der Hochrenaissance, Michelangelos berühmtem Deckenfresko zur *Schöpfungsgeschichte* in der Sixtinischen Kapelle: Gottvater, der mit der Geste des ausgestreckten Arms Adam zum Leben erweckt.

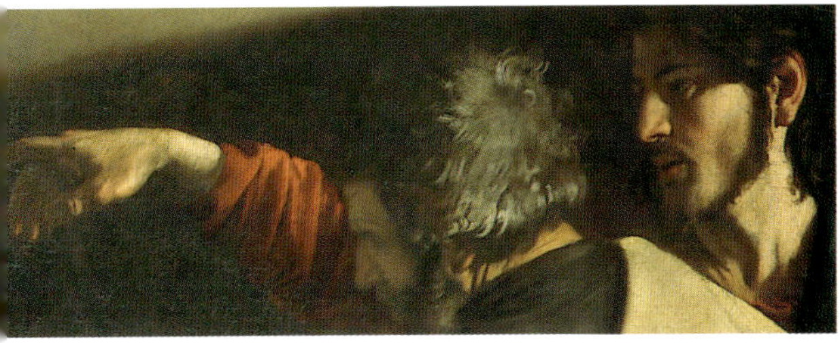

◀ Jesus ruft Matthäus mit einer sehr beredten Handbewegung zu sich: sein Arm, der hinter dem Kopf des Petrus (der erst später hinzugefügt wurde) hervorragt, zeigt deutlich die Auserwähltheit des künftigen Apostels.

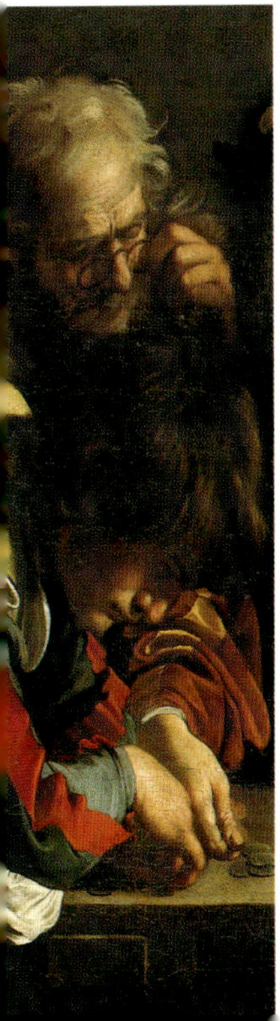

◀ Die beiden Geld zählenden Zöllner sind so realistisch wiedergegeben, daß man dieses Bild häufig als Spielszene ausgelegt hat; auch infolge der fälschlichen Interpretation von Joachim von Sandrart, Matthäus werde trinkend und spielend von Jesus in einem Wirtshaus überrascht.

▶ Masaccio, *Szenen aus dem Leben des Heiligen Petrus,* Ausschnitt, 1425–27, Florenz, Santa Maria del Carmine, Brancacci-Kapelle. Ein weiteres Beispiel für die Darstellung der Gestik in der Renaissance, die Caravaggio sicher gut gekannt hat.

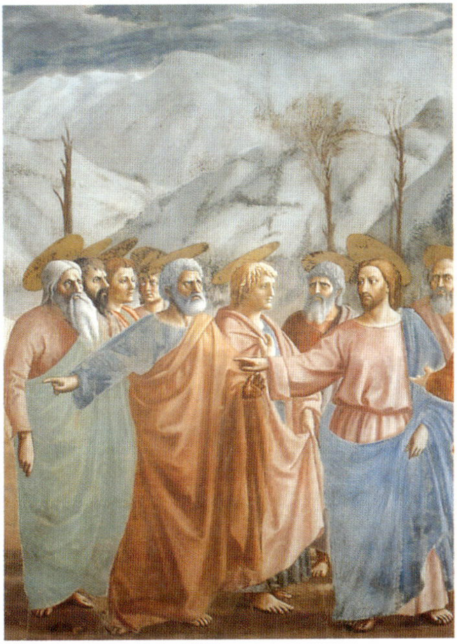

Das Altarbild im frühen 17. Jahrhundert

Im Laufe des 16. Jahrhunderts hatte sich eine feste Form des Altarbildes etabliert: Auf einer monumentalen hölzernen Tafel mit halbkreisförmigem oberem Abschluß werden die Heiligen in einem Einheitsraum nach dem Schema der sogenannten Sacra Conversazione angeordnet: die Jungfrau mit dem Jesuskind auf dem Thron, umgeben von Heiligen, manchmal ist auch der Stifter des Gemäldes dargestellt. Altarbilder dieser Art sind in Venetien und in der Emilia Romagna verbreitet, von wo auch der Impuls für die Ende des Jahrhunderts eintretende Wandlung kommt. Als Ludovico Carracci die *Pala Bargellini* ausführt, hat er Tizians Neuerungen der *Pesaro-Madonna* noch gut im Gedächtnis und rückt die Figur der Jungfrau nach rechts, obwohl sie traditionell eine zentrale Stellung einzunehmen hat. Die ersten Veränderungen betreffen also nur die Komposition, doch schon bald wandeln sich auch die Bildthemen. An die Stelle der Muttergottes mit Kind und Heiligen treten unter dem Einfluß der Gegenreformation bald Schilderungen, die emotional auf den Betrachter einwirken sollen, also Märtyrerszenen, Wundertaten oder ekstatische Heilige.

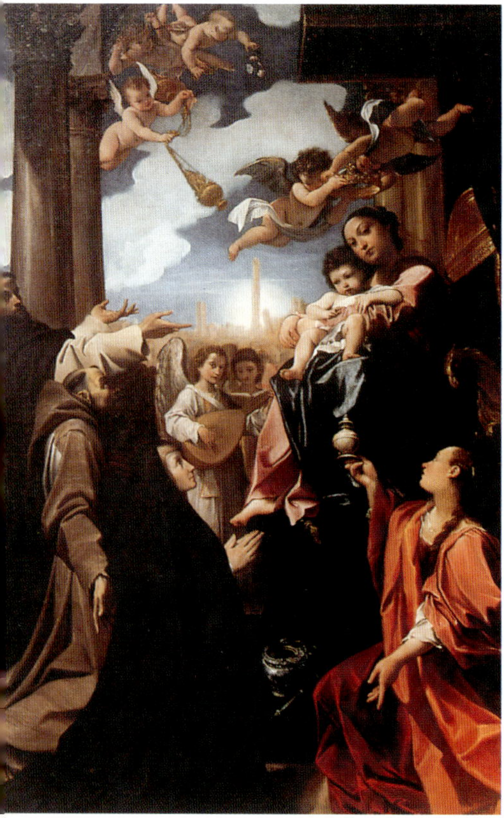

◀ Mit der 1588 in Anlehnung an Tizian gemalten *Pala Bargellini* verwendet Ludovico Carracci eine neue Form der Komposition: Die Jungfrau mit dem Kind steht nicht mehr im Mittelpunkt, sondern fungiert am rechten Bildrand als Mittlerin zwischen den Heiligen und dem Himmel, der durch die Engel repräsentiert wird.

▶ Giovanni Battista Paggi, *Steinigung des Heiligen Stephanus*, 1604, Genua, Jesuitenkirche. Eines der gelungensten Werke des Künstlers, das nach der Rückkehr aus einem zwanzig Jahre währenden Exil in der Toskana entstand. In diesem Zeitraum formierte sich in Genua eine neue Künstlergeneration.

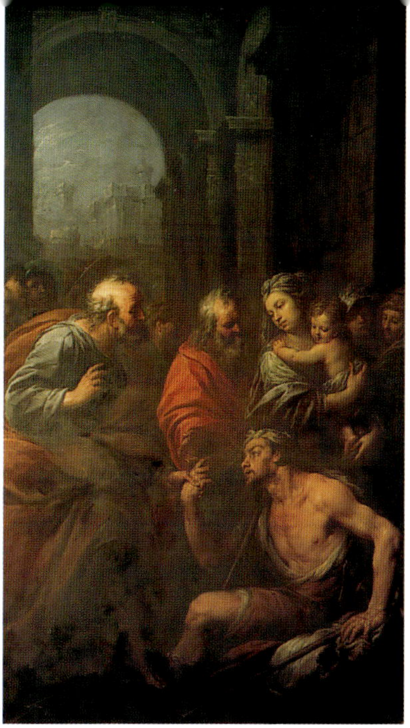

◀ Carlo Francesco Nuvolone, *Die Wunderheilung des Krüppels,* um 1659, Mailand, San Vittore. Es finden sich zwar noch kompositorische Merkmale des 16. Jahrhunderts, etwa die Hintergrundarchitektur oder die manierierte Gestalt des Krüppels. Das Sujet selbst ist jedoch typisch für die Malerei der ersten Hälfte des 17. Jahrhunderts. Ungezwungen und in der Sprache des einfachen Volkes wird ein Wunder beschrieben.

▼ Bestürzend ist Guido Renis *Bethlehemitischer Kindermord,* 1611, Bologna, Pinacoteca Nazionale. Obwohl er eine höchst dramatische biblische Begebenheit schildert, findet er zu einer vollkommenen Reinheit der Form.

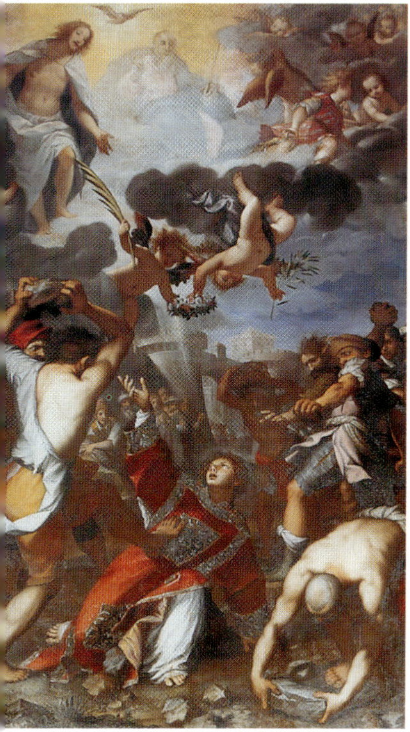

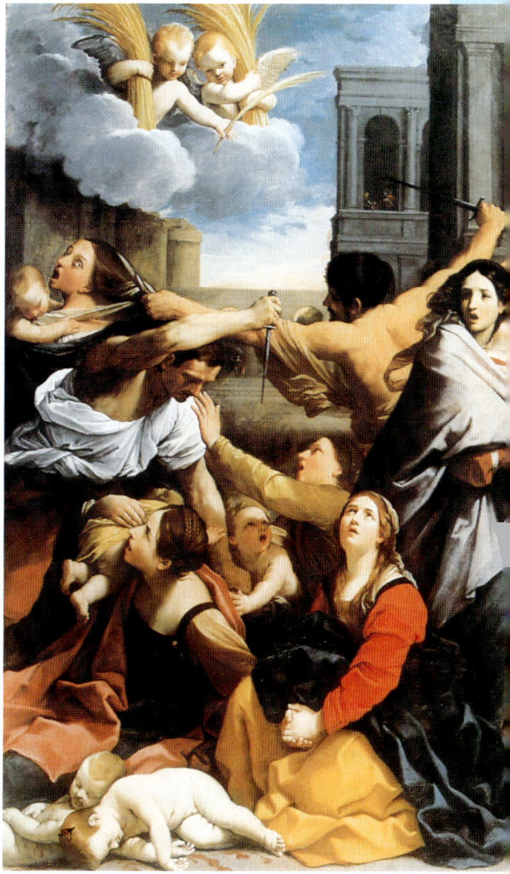

Probleme mit der Justiz, Erfolg und Ablehnung

Durch die Gemälde in San Luigi dei Francesi wird man auch in anderen Kreisen auf Caravaggio aufmerksam, und er erhält neue wichtige Aufträge. Der Künstler hat bewiesen, daß man Kapellen auch in ganz anderer als der traditionellen Weise ausschmücken kann. Dadurch, daß er die herkömmlichen Fresken durch große Gemälde ersetzt hat, bringt er den Betrachter näher an das Geschehen heran und hebt den religiösen Inhalt durch seine Lichtregie noch hervor. Der Erfolg der Contarelli-Kapelle verschafft ihm einen bedeutenden Auftrag von Monsignore Cerasi, der jedoch Schwierigkeiten, Mißverständnisse und vehemente Kritik nach sich zieht. Caravaggio ist sich der Tatsache bewußt, daß es ein naturalistischer Maler nicht leicht hat, wenn er sowohl den Auftraggebern, die Neuheiten gegenüber aufgeschlossen sind, als auch den Vorschriften der Kirche gerecht werden will. Aber die Arbeit ist nicht die einzige Quelle für Auseinandersetzungen, auch sein gewalttätiges und zügelloses Verhalten bringt ihn in Schwierigkeiten. Wegen Streitereien und Handgreiflichkeiten mit Freunden und Kollegen wird der Name des Malers mehrere Male in Gerichtsakten genannt. Ende August 1603 wird er von Giovanni Baglione angeklagt; der Prozeß endet am 25. September mit der Freilassung des Malers auf Fürsprache des französischen Gesandten.

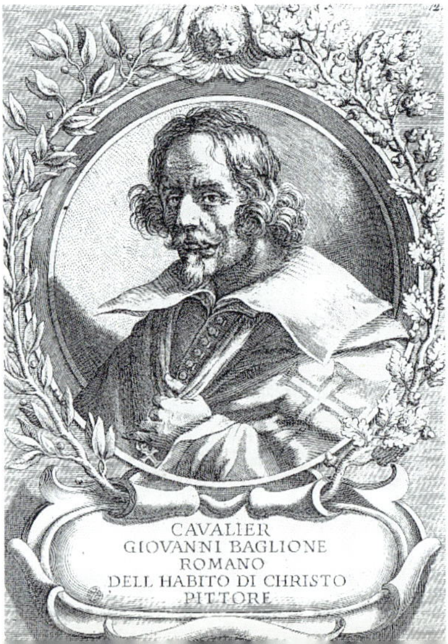

Bildnis Giovanni Bagliones in einem anonymen Stich des 17. Jahrhunderts. Baglione ist einer der ersten Biographen Caravaggios. In künstlerischer Hinsicht stand er in Opposition zu ihm, doch abgesehen von einigen Bosheiten beschrieb er das Leben des Malers einigermaßen objektiv.

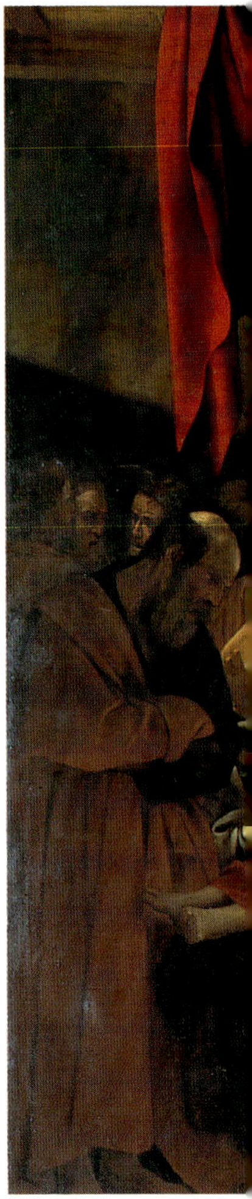

Akten des Prozesses, den Baglione als Kläger wegen der Verbreitung verleumderischer Gedichte gegen den Architekten Onorio Longhi und die Maler Caravaggio, Orazio Gentileschi und Filippo Trisegni anstrengte.

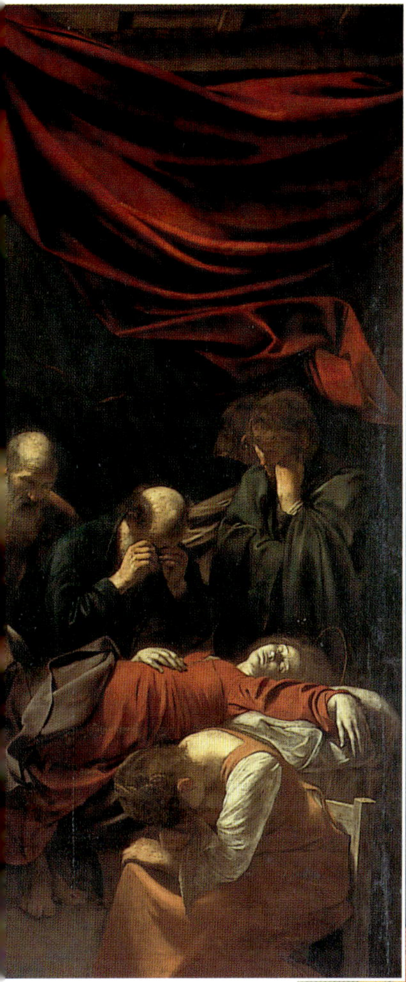

◀ Caravaggio, *Marientod,* 1605–06, Paris, Musée du Louvre. »Weil er die Jungfrau unschicklicherweise mit aufgedunsenem Leib und entblößten Füßen dargestellt hat«, wird das für Santa Maria della Scala in Auftrag gegebene Werk von den Barfüßigen Karmelitern, denen die Kirche untersteht, zurückgewiesen und verkauft.

▼ Caravaggio, *Madonna mit der Schlange*, 1605, Rom, Galleria Borghese. Von der Bruderschaft der Palafrenieri ursprünglich für einen Annenaltar in St. Peter bestellt, wurde das Bild dort nicht aufgestellt, sondern in die Annenkirche der Palafrenieri gebracht und schließlich für hundert Scudi an Kardinal Scipione Borghese weiterverkauft.

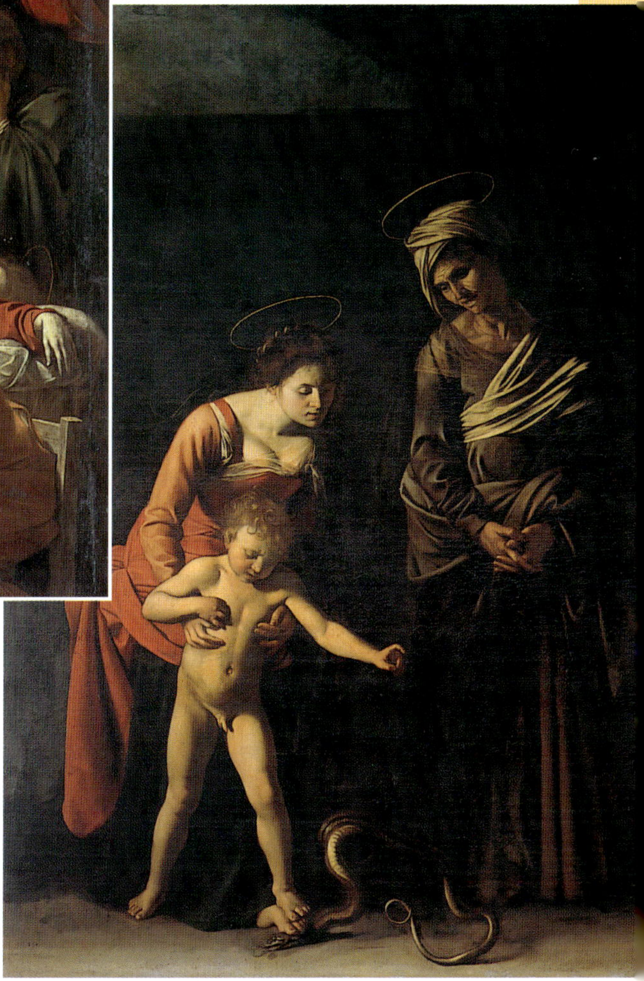

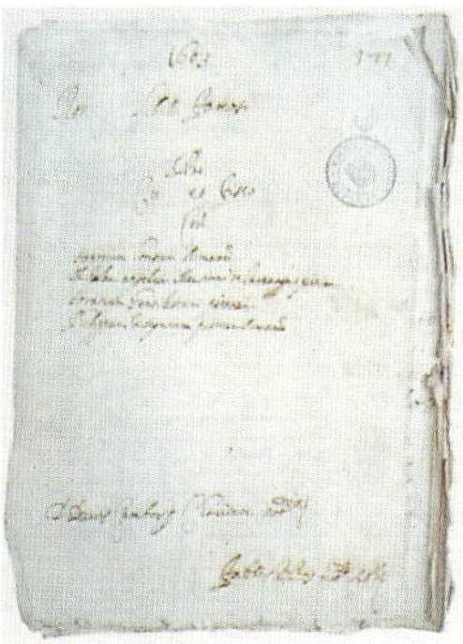

Rubens in Rom

Um »die Werke der alten und neuen Meister aus der Nähe zu studieren und sich durch ihr Beispiel zu vervollkommnen« verläßt der 23jährige Peter Paul Rubens Antwerpen und reist nach Italien. Nach kurzen Aufenthalten in Venedig und Genua kommt er im Sommer 1601 zu Kardinal Montalto nach Rom. Hier hat Rubens Gelegenheit, Raffael und Michelangelo sowie die Fresken und zahlreichen Zeichnungen Annibale Carraccis zu studieren. Ihn beeindruckt die Ausdruckskraft, besonders in den Studien menschlicher Gestalten und in der Darstellung alltäglicher Verrichtungen. Dies ist eine sehr wichtige Phase für den Flamen, der die in Rom versammelten antiken und zeitgenössischen Zeugnisse der Kunst im Licht der Werke Carraccis neu definiert, unzählige Zeichnungen und Kopien anfertigt, sie in eine »barocke« Form überführt und mit dem illusionistischen Potential der Farben Tizians, die er in Venedig bewundert hat, und dem Helldunkel Caravaggios bereichert. Die Synthese dieser italienischen Stile wird sich eindrucksvoll in den großen römischen und genuesischen Werken Rubens' äußern. Für die Figurenkomposition Caravaggios, dessen Werke er schon während seines ersten Aufenthalts in Rom kennengelernt haben muß, kann er sich allerdings nicht erwärmen. Trotzdem ist Rubens, wie die anderen Künstler des Nordens, von der Ausdruckskraft der religiösen Gemälde Caravaggios so fasziniert, daß er für den Herzog von Mantua den von den Auftraggebern abgelehnten *Marientod* kauft.

▼ Peter Paul Rubens, *Anbetung der Hirten*, 1608, Fermo, San Filippo Neri. Mit dem wohl gelungensten seiner italienischen Werke huldigt Rubens Correggio und dem emilianischen Cinquecento.

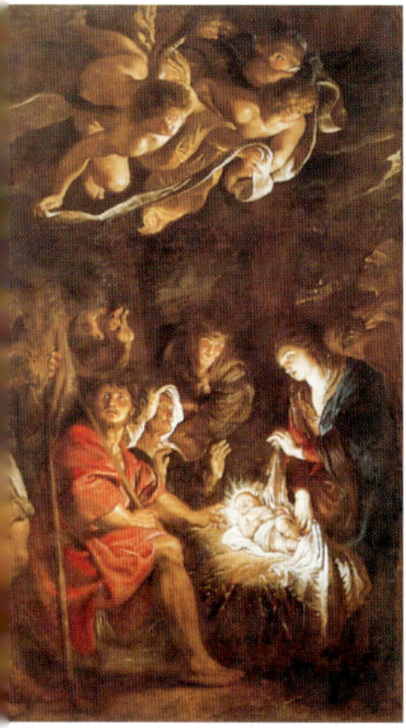

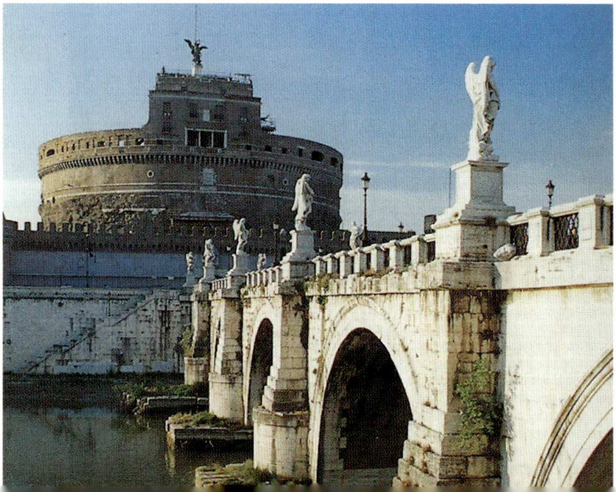

▶ Während seiner ersten Italienreise hält sich Rubens vom Sommer 1601 bis zum Frühjahr 1602 in Rom auf. Bei seiner zweiten Reise 1605 erhält er die Genehmigung, sich langfristig niederzulassen.

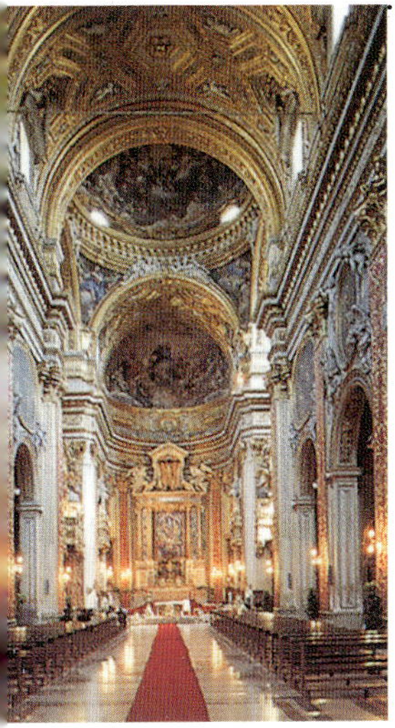

Der Mythos Rom und die Maler aus dem Ausland

Seit dem 15. Jahrhundert ist es ein Muß für einen fortschrittlichen Künstler, Reisen ins Ausland zu unternehmen. Zu Beginn des 17. Jahrhunderts nimmt Italien immer noch eine Vorrangstellung in Europa ein; es ist das Land, in dem die zukunftsweisenden Ideen geboren werden. Eine Reise nach Rom ist wegen der künstlerischen und kulturellen Bedeutung ein wesentlicher Bestandteil der Ausbildung vieler Ausländer. Von Rom, der Hauptstadt des Christentums, gehen bis 1650 entscheidende Impulse für die europäische Kunst aus.

▼ Peter Paul Rubens, *Gnadenbild der Madonna della Vallicella, von Engeln verehrt,* 1608, Rom, Santa Maria in Vallicella. Bei der zweiten Fassung entschied sich Rubens, auf Schiefer zu malen und direkt in der Kirche zu arbeiten, um die Wirkung des Lichteinfalls zu berücksichtigen.

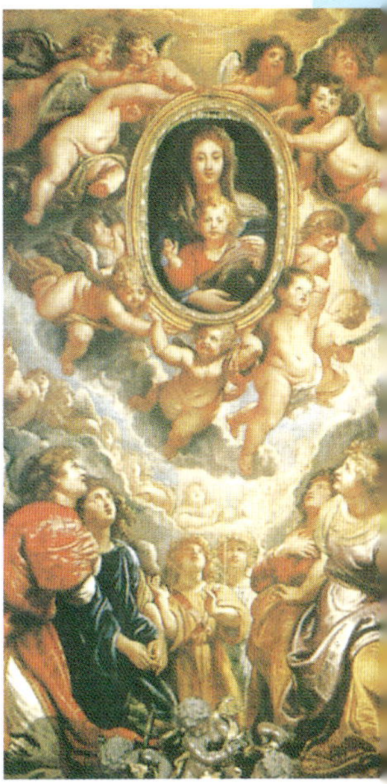

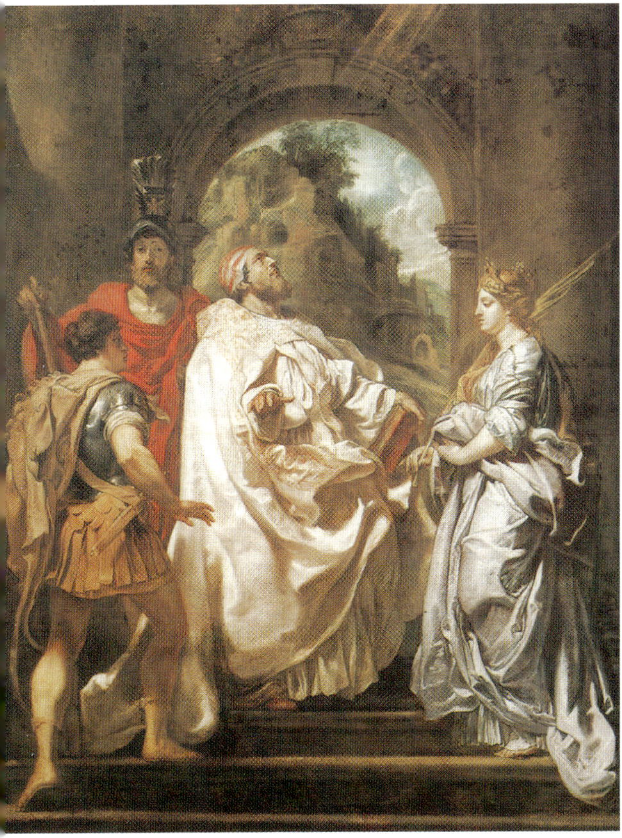

◀ Peter Paul Rubens, *Die Heiligen Gregor, Domitilla, Maurus, Papianus, Nereus und Achilleus* 1606, Berlin, Staatliche Museen. Rubens fertigte eine ungewöhnlich großformatige Skizze an, um den Oratorianern seine Fähigkeiten zu demonstrieren.

Der Zyklus der Cerasi-Kapelle

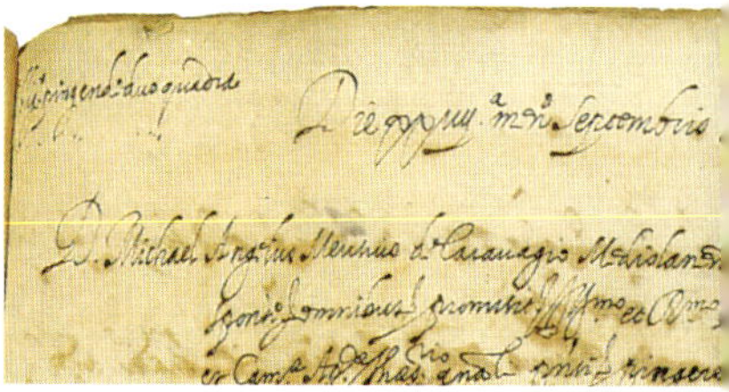

Caravaggio liefert die beiden Gemälde *Martyrium des Heiligen Petrus* und *Die Bekehrung Pauli* mit fünf Monaten Verspätung ab. Ursprünglich waren Werke auf Zypressenholz vorgesehen, bei den jetzt noch in der Kapelle befindlichen handelt es sich jedoch um neue Versionen auf Leinwand, weil, wie Baglione und Mancini berichten, die ersten Fassungen abgelehnt worden sind. Möglicherweise gehen die Änderungen aber auch auf Caravaggio selbst zurück, um die Gemälde dem »Bologneser« Stil des kurz zuvor in derselben Kapelle angebrachten Werks von Annibale Carracci anzupassen. Im Vertrag ist einerseits festgehalten, daß Caravaggio die Gemälde »ex sua inventione et ingenio« ausführen soll, andererseits muß er genaue Entwurfsskizzen vorlegen, von denen jedoch keine erhalten geblieben ist. Der Künstler hat die baulichen Verhältnisse in der Kapelle berücksichtigt und die verkürzte Perspektive auf den Blickwinkel eines Betrachters ausgerichtet, der sich innerhalb eines eher schmalen Raumes bewegt.

▲ Der Vertrag, der am 24. September 1600 zwischen dem päpstlichen Schatzmeister Tiberio Cerasi und Caravaggio über zwei Gemälde für die Cerasi-Kapelle in Santa Maria del Popolo abgeschlossen wurde.

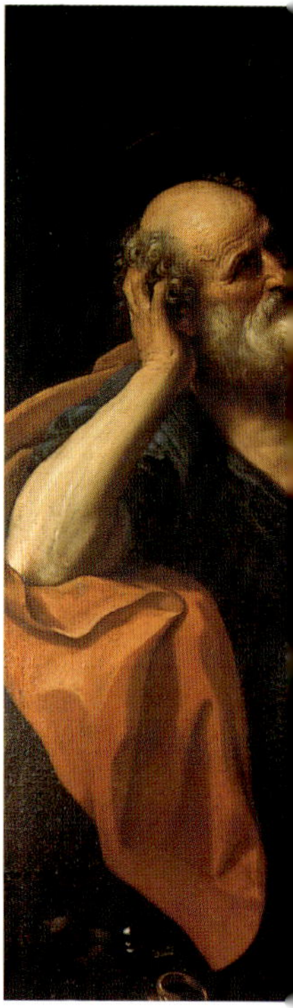

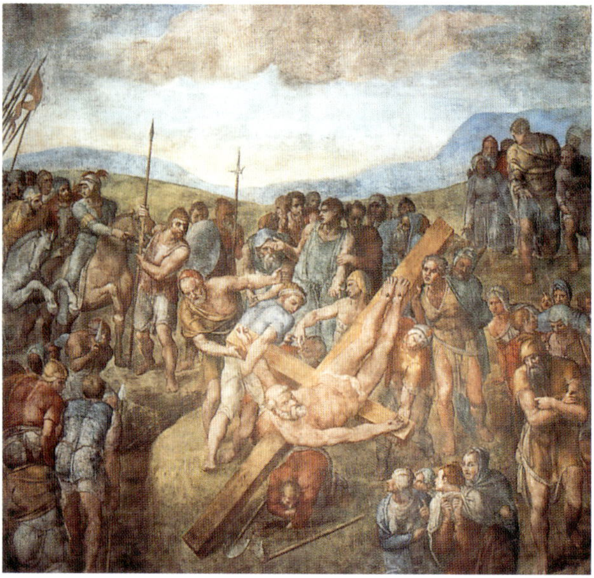

◄ Michelangelo, *Kreuzigung des Heiligen Petrus,* um 1545, Rom, Vatikan, Cappella Paolina. Zweifellos eine Inspiration für Caravaggio.

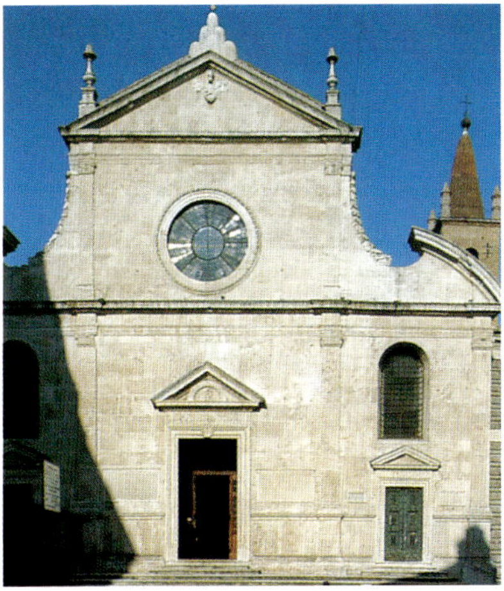

▶ Rom, Santa Maria del Popolo. Cerasi erwarb die Kapelle links vom Hauptaltar als Grabstätte für seine Familie. Für den Altar gab er bei Carracci auch eine *Himmelfahrt Mariens* in Auftrag.

▼ Caravaggio, *Kreuzigung Petri,* 1601, Rom, Santa Maria del Popolo. Die Szene steht durchaus im Einklang mit der traditionellen Ikonographie, doch ist die Darstellung außerordentlich drastisch. Die Mühe, die das Aufstellen des Kreuzes macht, ist deutlich spürbar. Caravaggio konzentriert das Ereignis auf die Figuren des Märtyrers und der Schergen, um dem Geschehen größere Glaubwürdigkeit zu verleihen.

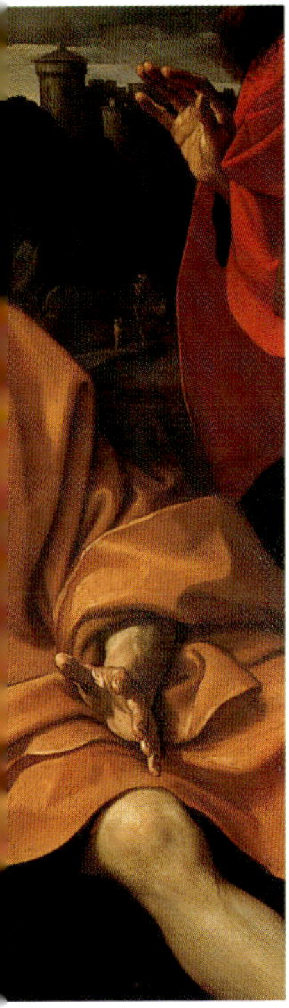

▲ Guido Reni, *Treffen der Apostel Petrus und Paulus,* Ausschnitt, Mailand, Pinacoteca di Brera. Das Werk zeugt vom Einfluß Caravaggios.

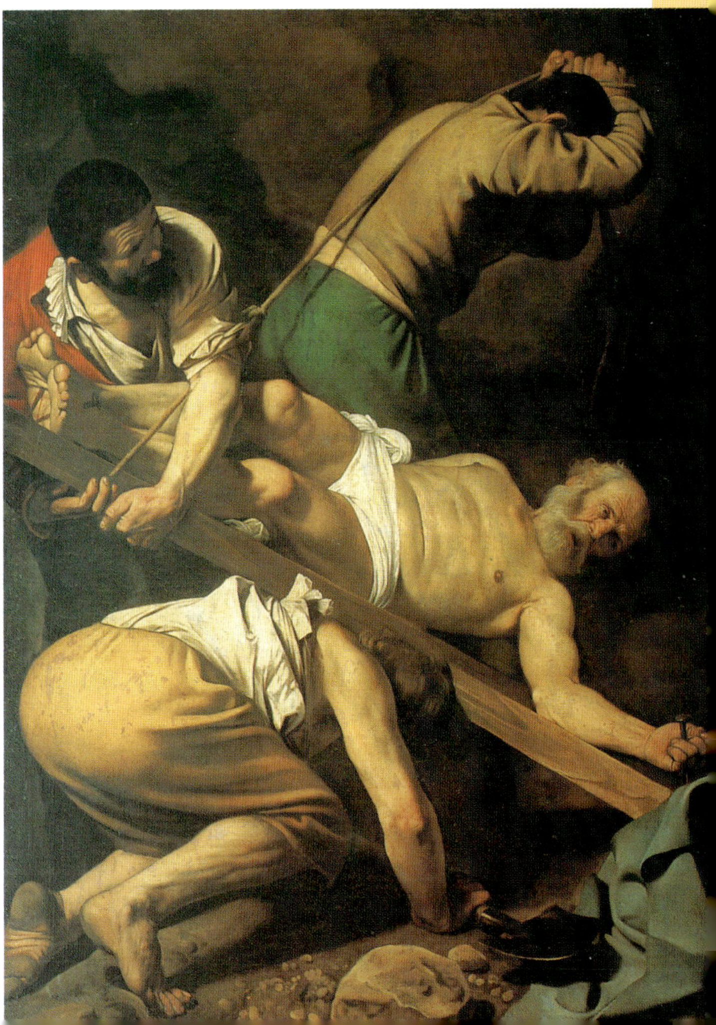

Die Bekehrung Pauli

Das Gemälde der Cerasi-Kapelle in Santa Maria del Popolo tritt als komplette Neufassung an die Stelle der ersten Version. Dadurch verzögert sich die Lieferung um fünf Monate.

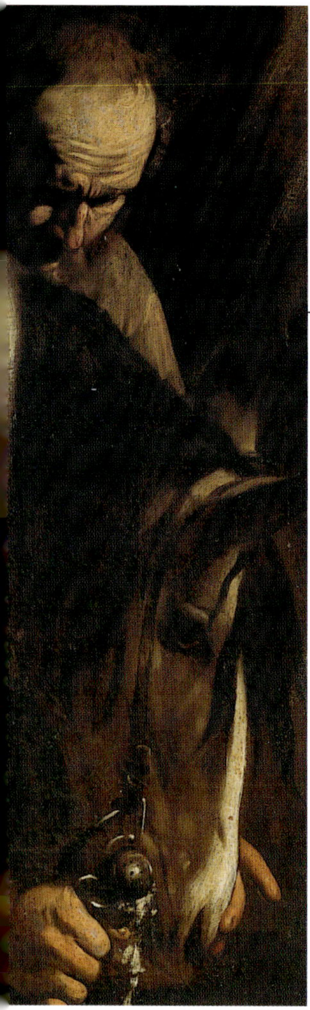

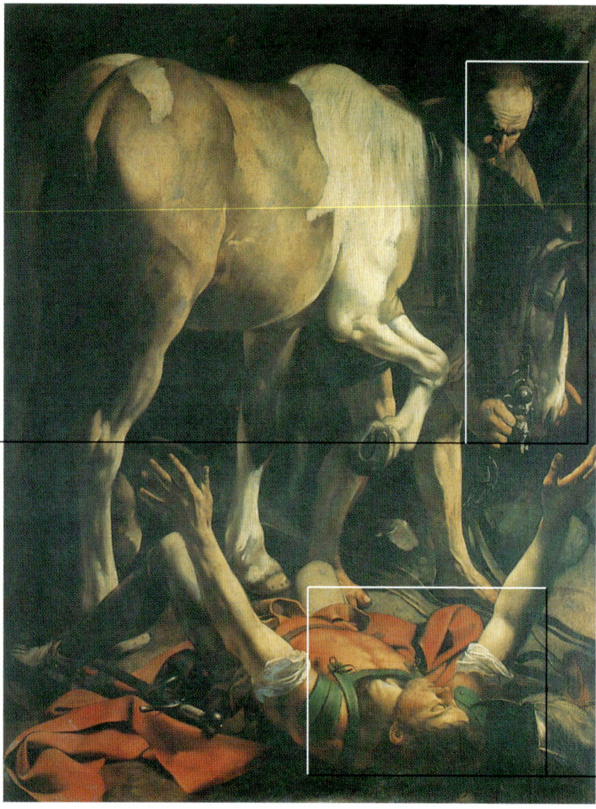

◀ Als Kulisse für die Bekehrung dient eine alltägliche Szene: Ein alter Reitknecht beruhigt das erschreckte Pferd. Die profane Rahmenhandlung erhöht die Bedeutung des religiösen Ereignisses, doch gibt es noch weitergehende Interpretationen. Der Reitknecht könnte für die Vernunft stehen, das Tier für die Sünde; demnach zwei alles andere als nebensächliche Figuren, die in der Apostelgeschichte zwar nicht vorkommen, aber im Kontrast zwischen dem Licht der Erlösung und dem Schatten der Sünde die Gnade Gottes veranschaulichen.

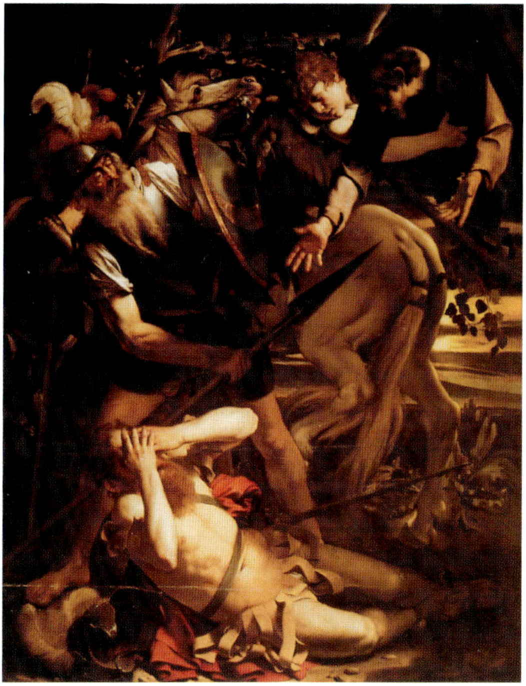

▼ Albrecht Dürer, *Das große Pferd*. Der Stich von 1505 ist motivisch ein Vorläufer von Caravaggios Werk. Dem Tier kommt in der Komposition eine außergewöhnliche Rolle zu, indem es die Hälfte des Bildraums einnimmt.

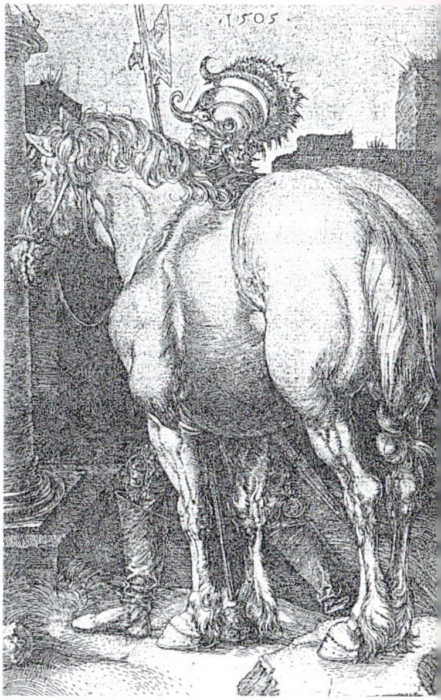

▲ Die zurückgewiesene Fassung, heute in der Sammlung Odescalchi, zeigt Paulus aus Tarsus, den Christenverfolger, der von der Erscheinung Jesu mit einem Lichtstrahl geblendet und bekehrt wird. Grund für die Ablehnung war vielleicht die allzu menschliche Körperlichkeit der Himmelserscheinung.

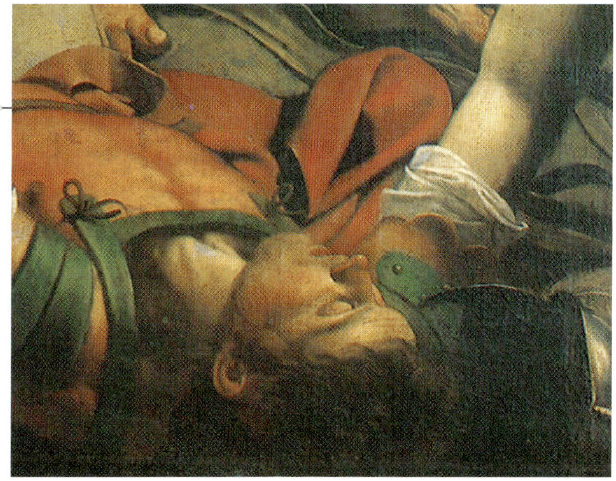

◀ Der Hebräer Paulus wird von einem Lichtstrahl getroffen, aber der sich ihm offenbarende Christus ist nicht mehr bildlich dargestellt. Möglicherweise spielt hier die Philosophie Giordano Brunos eine Rolle, nach der der Mensch außerstande ist, Gott zu erkennen. Caravaggio setzt hier eine ganz spezielle Lichtregie ein, die die Dinge aus einem tiefen Dunkel schlaglichtartig hervorhebt.

1600–1606

Eine Reise nach Genua

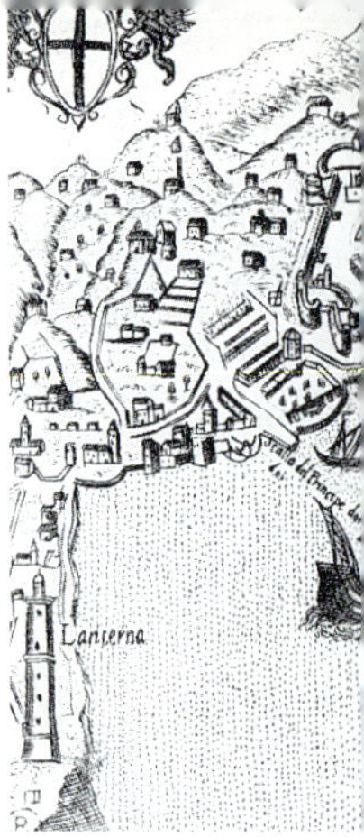

Nach einer Schlägerei, in der er den Notar Pasqualone verletzt, sucht Caravaggio Zuflucht in Genua, wo seine Anwesenheit ab dem 6. August 1605 belegt ist. Nach etwa einem Monat wird der Streit mit dem Notar gerichtlich beigelegt, und der Maler kann nach Rom zurückkehren. In Genua wendet er sich an dieselben Leute, die ihn später in Palermo aufnehmen werden: Ascanio Sforza und Filippo Colonna, der Neffe von Ascanio und der Marchesa von Caravaggio. Fürst Marcantonio Doria bietet ihm eine Vergütung von sechstausend Scudi für die Freskierung der Loggia seiner Villa in Sampierdarena. Der Künstler lehnt ab, vielleicht weil er weiß, daß er sich nur vorübergehend in der Gegend aufhalten wird, vielleicht weil er sich nicht in die ungeliebte Freskotechnik einarbeiten will. (Del Monte bezeichnet ihn deshalb als eigensinnig und extravagant.) Fürst Doria erhält später eine zweite Chance: Caravaggio malt für ihn das *Martyrium der Heiligen Ursula* (1610), das sich heute in Neapel befindet. Sein Aufenthalt in Ligurien ist so kurz, daß er keinen Einfluß auf die Entwicklung der Genueser Kunst nimmt. Doch die Künstler, die Gelegenheit haben, ihn kennenzulernen, profitieren von seiner Persönlichkeit und der seiner Schüler, die sich in der Folge für längere Zeit in die ligurische Hauptstadt begeben, wo die Malerei des Nordens besonders beliebt ist.

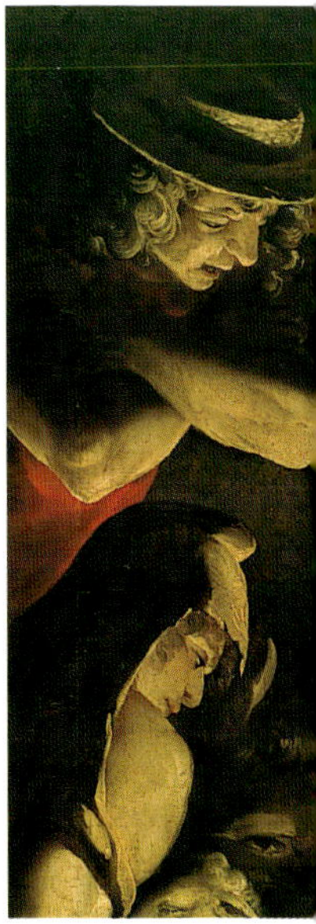

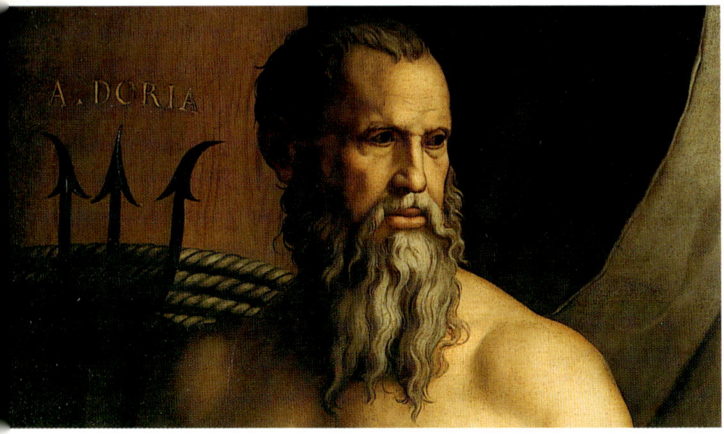

◂ Bronzino, *Andrea Doria,* Ausschnitt, 1531, Mailand, Pinacoteca di Brera. Der hier als Neptun dargestellte engagierte Förderer der Kunst betraute 1528 Perin del Vaga mit der Ausschmückung seiner Villa in Fassolo und begründete die Tradition der Kunstsammlung als Ausdruck von Macht und Reichtum.

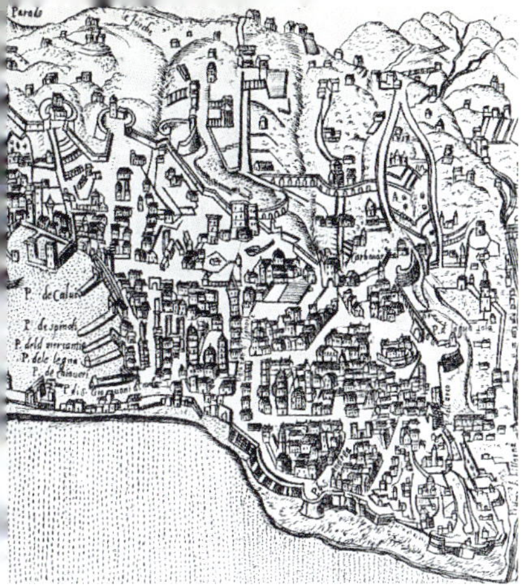

◀ Mit den Verfassungen von 1528 und 1576 erhielt der genuesische Stadtstaat eine feste Ordnung. Alle öffentlichen Ämter waren dem Adel vorbehalten, der sich mit der Ausschmückung von städtischen Palästen und Kirchen im Stil des Manierismus gegenseitig zu übertrumpfen suchte. Die Stadt veränderte schnell ihr Aussehen.

▼ Caravaggio, *Ecce Homo,* 1604–06, Genua, Galleria di Palazzo Rosso. Monsignore Massimi hatte das gleiche Sujet bei drei verschiedenen Malern in Auftrag gegeben (neben Caravaggio waren es Cigoli und Passignano). Die Gestalt Christi entbehrt jeglicher äußerlichen Anzeichen von Gewalt – so wird die Aufmerksamkeit ganz auf das innere Leid gelenkt.

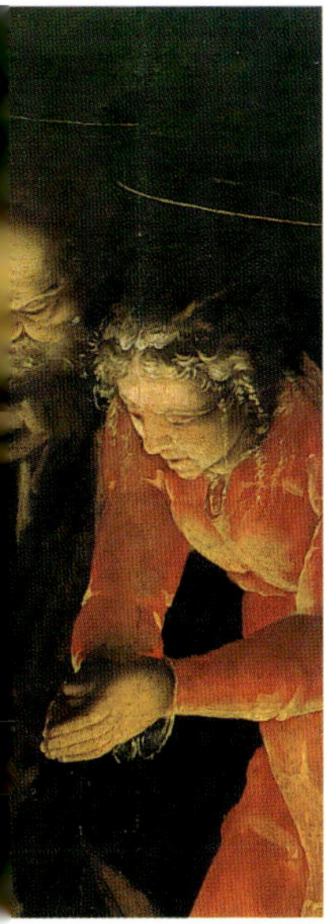

▲ Luca Cambiaso, *Geburt Christi,* Ausschnitt, nach 1550, Mailand, Pinacoteca di Brera. Der ligurische Maler des späten 16. Jahrhunderts war noch einer strengen Monumentalität und nüchterner Einfachheit verpflichtet, aber gerade in diesem Werk zeigen sich Impulse, die von der nachfolgenden Generation weiterentwickelt wurden.

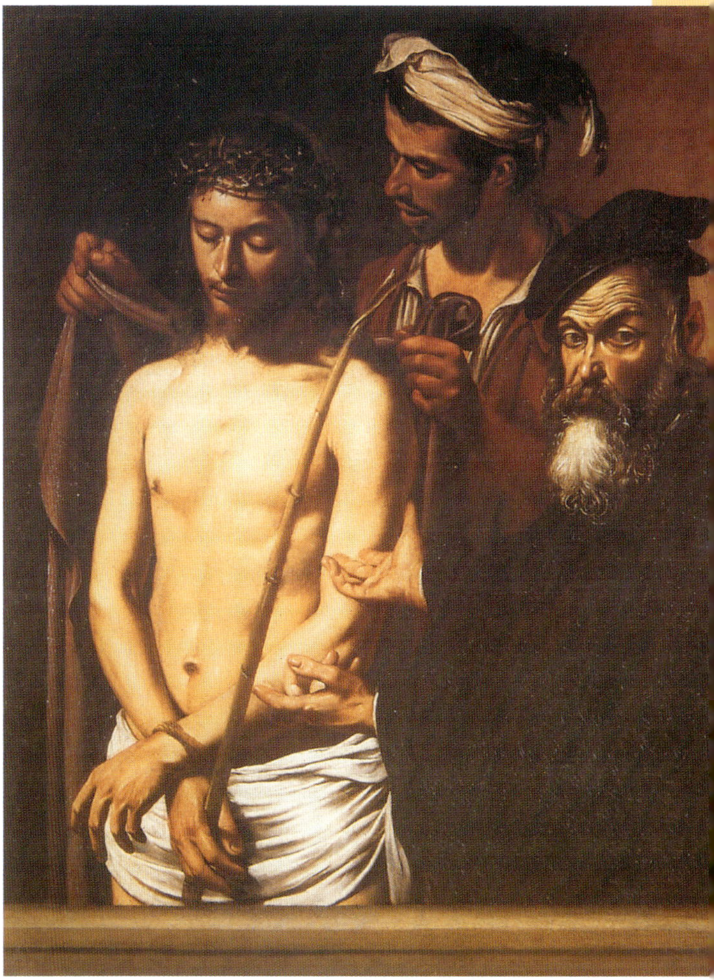

Schicklichkeit der Kunst

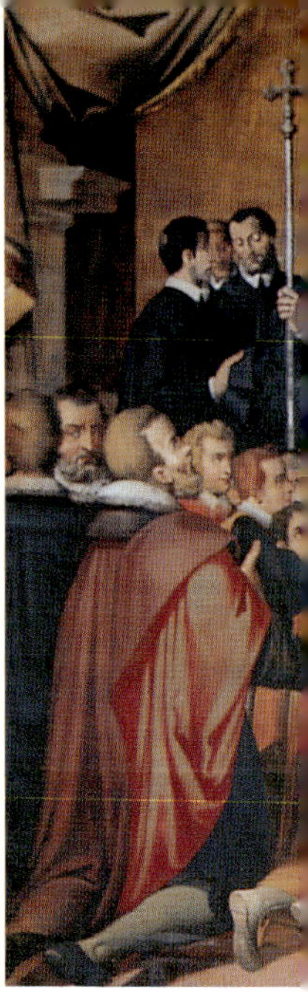

Gegen Ende des Tridentinischen Konzils wird die Frage der Schicklichkeit zu einem der am heftigsten diskutierten Aspekte religiöser Kunst. Abgesehen von den verschiedenen Kommentaren und Traktaten, die in dieser Zeit veröffentlicht werden, geht eines klar aus der Debatte der 25. Sitzung des Konzils im Dezember 1563 hervor: Schicklichkeit und Würde müssen unbedingt eingehalten werden. Vom Maler wird erwartet, daß er die Betrachter, das einfache Volk der Gläubigen, nicht mit unschicklichen Bildern verstört, sondern ihnen die Größe der Kirche vor Augen führt, eine Größe, die über das Menschliche hinausgeht und über das unsagbare irdische Leid hinwegtröstet. Prinzipiell vertritt die Kirche, zumindest anfänglich, in dieser Angelegenheit eine sehr strenge Auffassung; in der Folge werden die vom Konzil verabschiedeten Richtlinien jedoch von einzelnen religiösen Orden, etwa den Oratorianern des Heiligen Filippo Neri, oder einigen Prälaten wie Federico Borromeo selbständig weiterentwickelt, wodurch sich die Kunst wiederum neu orientieren muß.

▼ Die schmutzigen Füße in der *Kreuzigung Petri* sind kein Verstoß gegen die Schicklichkeit, sondern, Federico Borromeos Schrift *De pictura Sacra* zufolge, ein Zeichen des Gehorsams oder, nach dem Neuen Testament, des Bedürfnisses nach Reinigung.

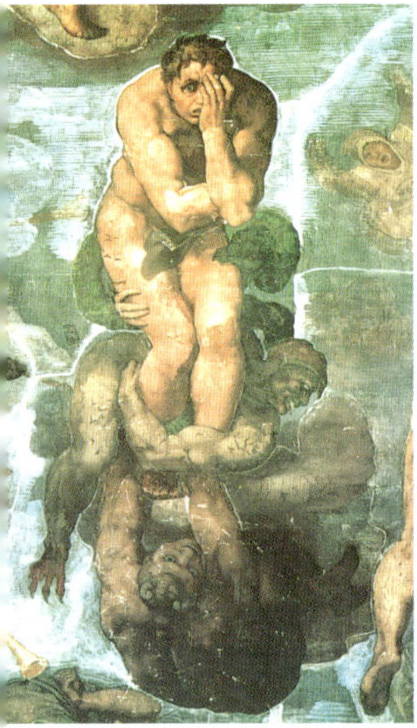

▲ Selbst im relativ liberalen Rom wurden »unschickliche« Werke verändert: So übermalte Daniele da Volterra die nackten Partien in Michelangelos *Jüngstem Gericht*.

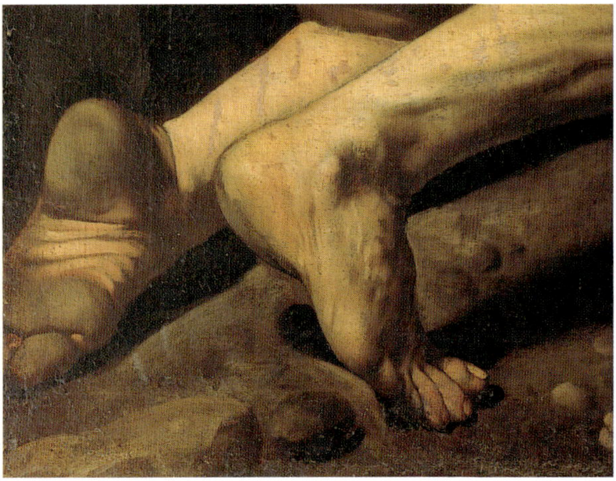

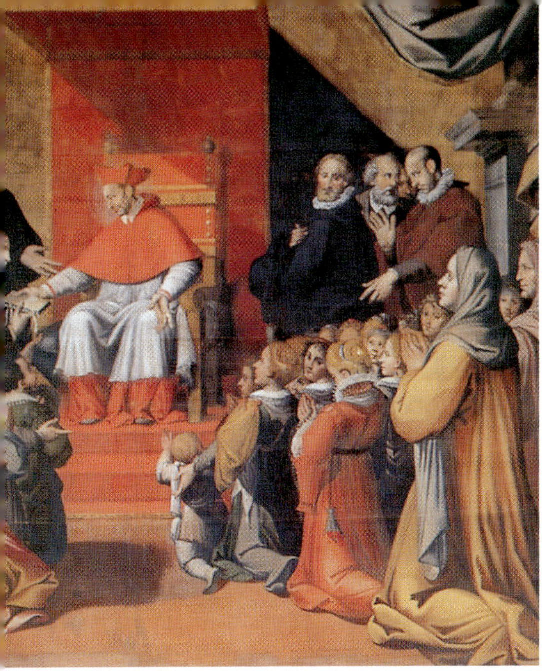

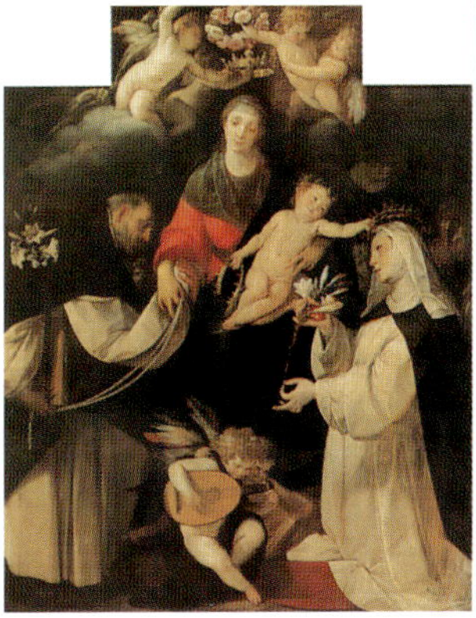

▲ Giovanni Battista Crespi, *Rosenkranzmadonna,* um 1618, Mailand, Pinacoteca di Brera. Die himmlische Rangordnung ist genauestens eingehalten.

▲ Carlo Buzzi, *Der Heilige Carlo Borromeo gründet Schulen für die christliche Lehre,* 1604, Mailand, Dom. Um die Rechtgläubigkeit zu sichern, richtete Carlo Borromeo Schulen ein.

▶ Die nackten Füße Josephs sind Zeichen seiner Demut und Einfachheit (Ausschnitt aus Caravaggios *Ruhe auf der Flucht nach Ägypten*, Rom, Galleria Doria Pamphili).

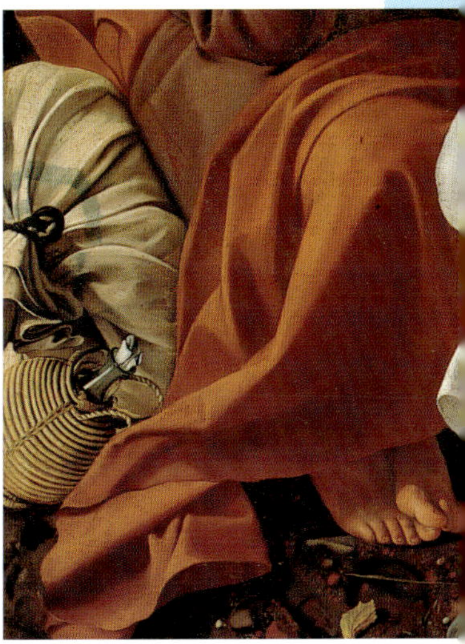

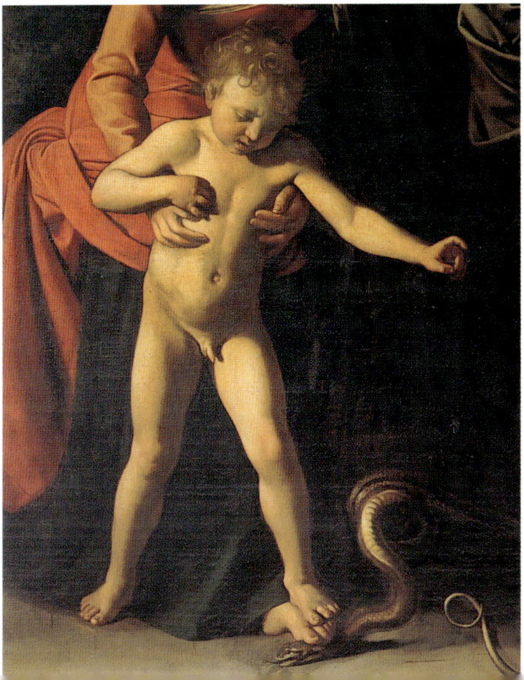

◀ Jesus, der seiner Mutter hilft, die Schlange zu zertreten, ist ein gewöhnliches, völlig menschliches Kind in natürlicher Nacktheit. Auch deshalb wurde das Werk Caravaggios vom Altar der Peterskirche entfernt.

1600–1606

Die Madonna di Loreto

Das Werk entstand zwischen 1604 und 1606 für die Familienkapelle der Cavalletti in Sant'Agostino in Rom. Das Motiv der beiden alten Pilger, die der Madonna vor ihrem Heiligtum in Loreto huldigen, ist eine Erfindung Caravaggios.

▣ Die geschickte Lichtführung verleiht der Heiligen Jungfrau und dem Kind körperliche Lebendigkeit. Die glatte Haut und die seidigen Gewänder stehen im Kontrast zu der runzligen Haut und den abgetragenen Kleidern der Pilger. Einzigartig ist die Farbgebung, die durch das Licht vereinheitlicht wird.

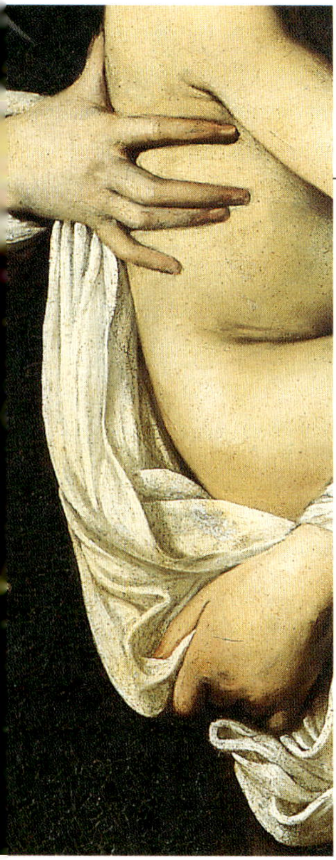

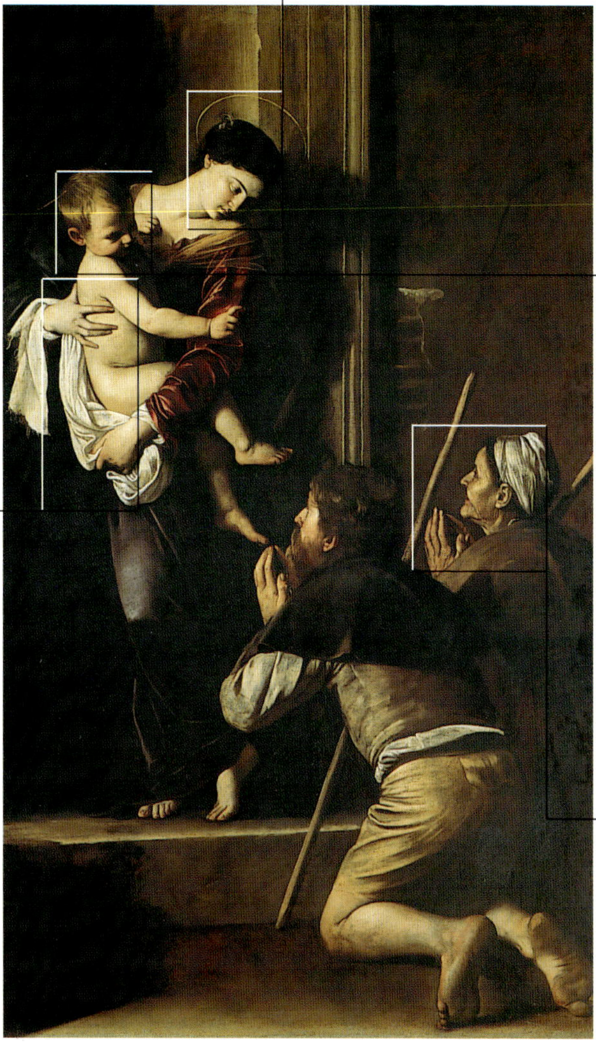

> Das Bild der Jungfrau gewinnt seine vornehme Idealität durch die Glätte und Zartheit des Gesichts. Die Madonna ist mehr denn je eine Mittlerin zwischen den Gläubigen und der Kirche. Das Modell ist Lena, deren häufige Sitzungen bei dem Maler die Eifersucht des Notars Pasqualone erregten, was zu Streit und der Flucht des Malers nach Genua führte.

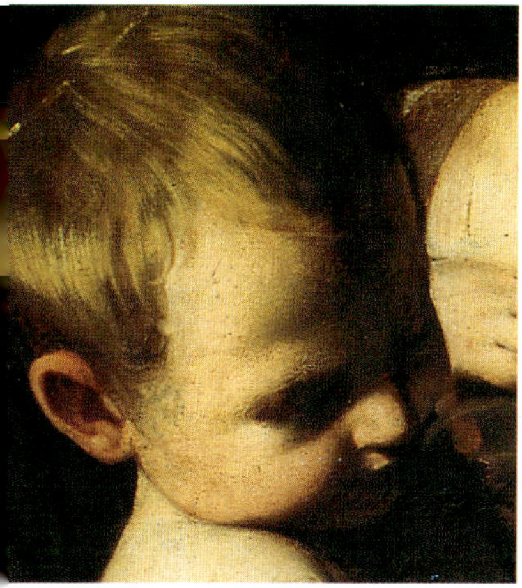

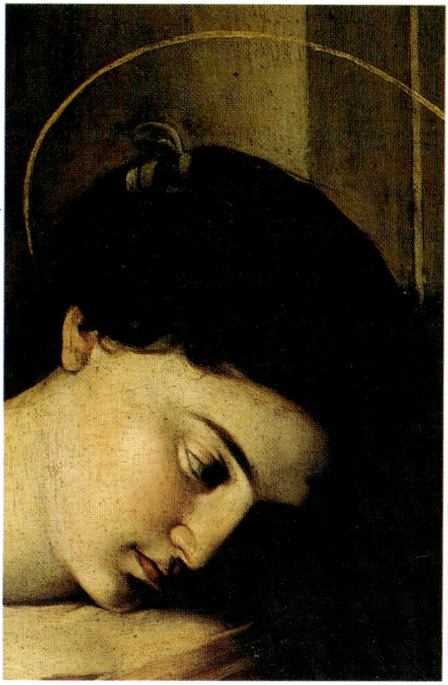

^ Der Gesichtsausdruck des Kindes in den Armen der Mutter, das die beiden knienden Personen von oben mit einer Mischung aus Argwohn und Neugier betrachtet, ist äußerst realistisch und sofort verständlich. Caravaggio stellt die Jungfrau mit dem Kind wie in einer Nische auf einen Sockel.

> Ein sehr lebendiges und menschliches Detail ist die alte Pilgerin, eine Gestalt, die dem Maler von den Pilgerscharen in Rom während des Heiligen Jahres vertraut war. Die löchrige, schmutzige Haube der Frau trug ihm einmal mehr den Vorwurf mangelnder Schicklichkeit von seiten Bagliones ein.

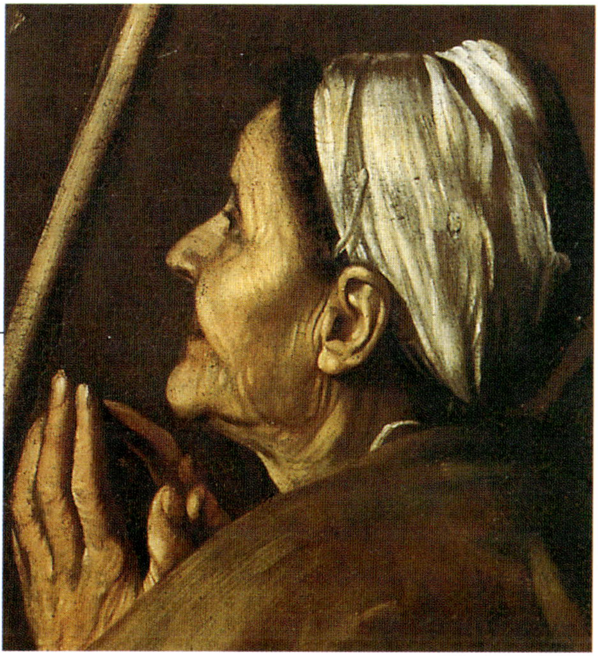

Der Wandel der Kunstsammlungen

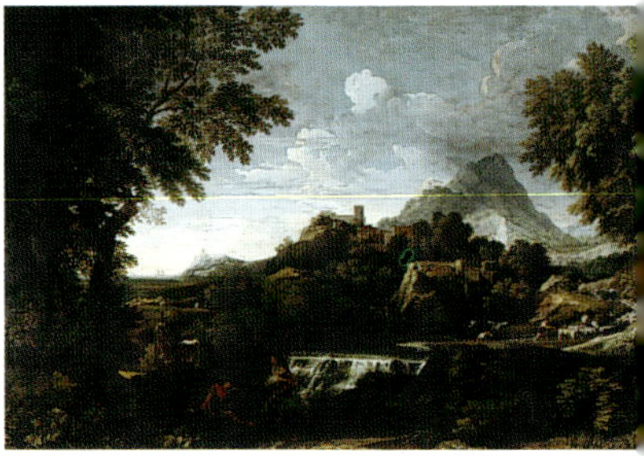

Gaspar Dughet, *Landschaft mit Rinaldo und Armida,* Rom, Galleria Corsini. Mit der Entwicklung des Sammlungswesens geht eine Differenzierung der Gattungen der Malerei einher: Eines der beliebtesten »Genres« des 16. und 17. Jahrhunderts ist die »arkadische Landschaft«, die Landschaftsmotive mit klassisch-antiker Staffage vereint.

Mit einer veränderten Motivation wandeln sich während des 16. und 17. Jahrhunderts auch die Erwartungen, die an Kunstsammlungen gestellt werden. Neben das abgeschiedene Studiolo der Humanisten, charakteristisch für die kulturellen Ideale des 15. Jahrhunderts, tritt – zunächst als Ergänzung – allmählich die Galerie. Aber schon bald wird das elitäre, nüchtern eingerichtete Studiolo, das dem Studium sowie der intellektuellen und ästhetischen Besinnung dient, völlig von der Galerie abgelöst, die das Publikum stärker miteinbezieht. Der Auftraggeber nutzt sie, um künstlerische Erfolge ebenso wie die Errungenschaften der Familie öffentlich zu feiern, aber auch für die Nachwelt zu bewahren und zur Schau zu stellen. Galerien dieser Art gibt es bald in ganz Italien, wobei sie in Rom die repräsentativsten Formen annehmen. Schon Ende des 16. Jahrhunderts sind sie ein unverzichtbarer Bestandteil von fürstlichen Residenzen und Adelshäusern und tragen Kultur und Stil des Barock voran. Die Entwicklung des Sammlungswesens und der Wandel im Geschmack legen den Grundstein für die Entwicklung der Kunstgeschichtsschreibung und für die Erfindung neuer graphischer Techniken. Im 17. Jahrhundert werden geschichtliche Zusammenhänge für die Kunstkritik immer wichtiger, und die Person des Kunstkenners gewinnt eine neue Bedeutung. Die traditionellen Rollen des Auftraggebers und des Künstlers verändern sich ebenfalls. Letzterer befreit sich endgültig von allen Fesseln des Handwerks und gelangt in den Genuß größerer gesellschaftlicher Anerkennung.

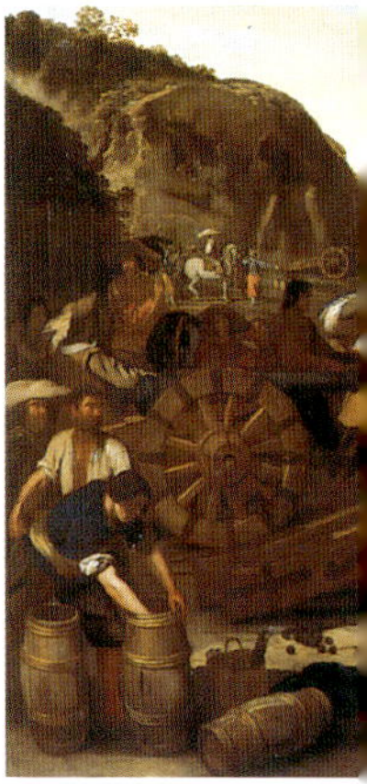

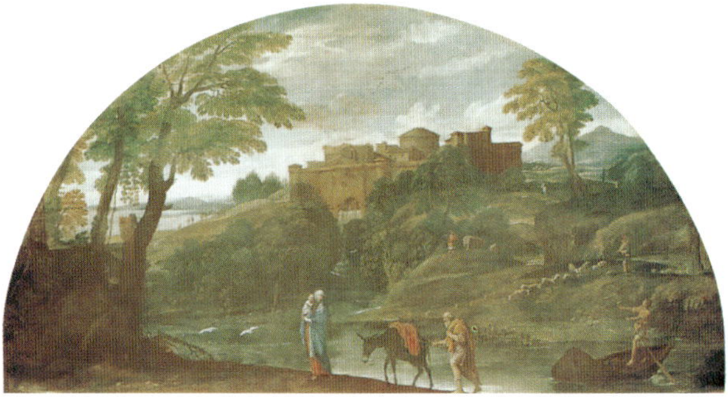

Annibale Carracci, *Die Flucht nach Ägypten,* 1604, Rom, Galleria Borghese. Bereits Ende des Jahrhunderts wird diese Lünette weniger als religiöses Motiv denn als Landschaftsgemälde angesehen.

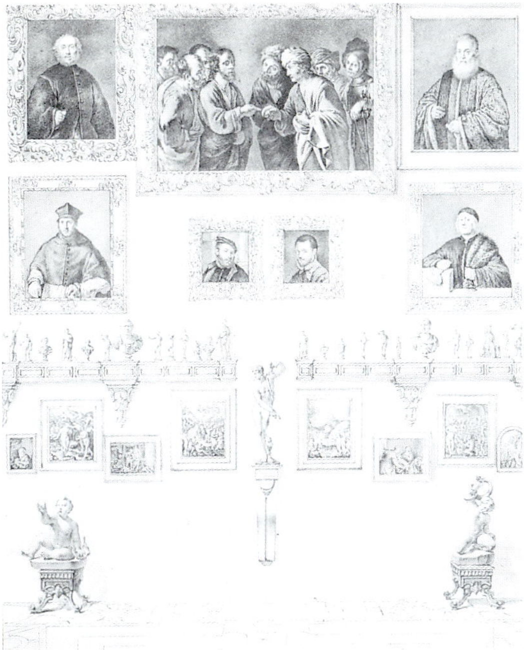

◀ Giuseppe Magni, *Ansicht einer Wand der Tribuna in den Uffizien,* zweite Hälfte des 17. Jahrhunderts, Florenz, Galleria degli Uffizi. Die in der Galerie ausgestellte Sammlung zeigt die Bedeutung des Auftraggebers.

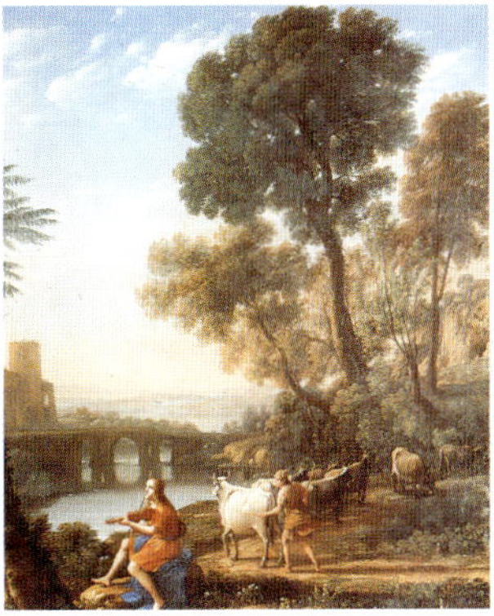

▼ Domenichino, *Landschaft mit der Flucht nach Ägypten,* 1621–23, Paris, Musée du Louvre. Zu den bedeutendsten Werken dieses Bolognesen zählen klassische Ideallandschaften.

▲ Claude Lorrain, *Merkur und Argus,* 1645, Ausschnitt, Rom, Galleria Doria Pamphili. Der hoch geschätzte Künstler verbindet Stilelemente des Nordens mit der Malerei der Bolognesen.

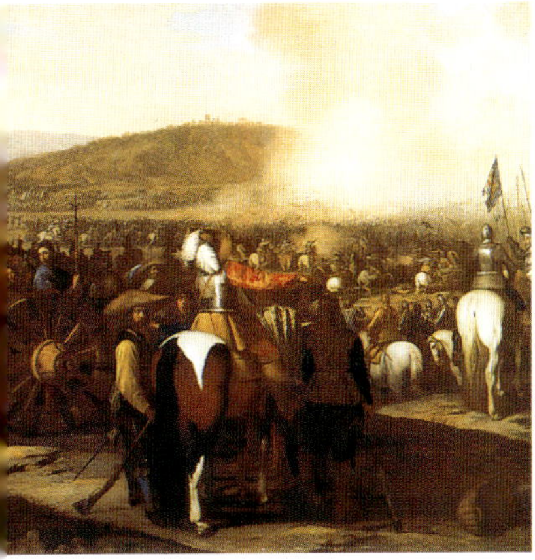

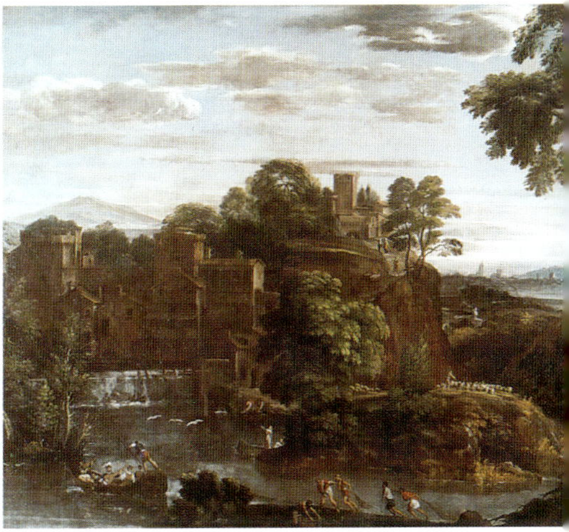

▲ Aniello Falcone, *Schlacht mit spanischen Reitern,* nach 1635, Neapel, Sammlung Catello. Die Gattung der Schlachtenmalerei ist bei Sammlern sehr beliebt. Aniello Falcone ist auf solche Szenen spezialisiert und stellt sie mit außerordentlicher Lichtschärfe dar. Seine Bilder dienen nicht mehr der Dokumentation eines historischen Ereignisses, sondern werden zum Selbstzweck.

Die Darstellung von Gemütszuständen

In seinem ständigen Bemühen, die Wirklichkeit wiederzugeben, ist sich Caravaggio wohl bewußt, daß er nach der Natur malen muß, um zum Wesen der Dinge vorzudringen. Dabei interessieren ihn nicht die vollkommenen, sondern die gewöhnlichsten und damit wahrhaftigsten Aspekte. Aber mehr noch versucht er der Seele des Menschen Ausdruck zu verleihen und gelangt damit zu einem Ansatz, den man mit Fug und Recht psychologisch nennen kann. Auch diese Eigenart, die sehr eng mit der Naturnachahmung zusammenhängt, verdankt Caravaggio seinen lombardischen Lehrjahren. Er hat das Interesse für die Darstellung der Wirklichkeit aus der lombardischen Tradition des 16. Jahrhunderts übernommen und sich die Werke derer, die vor ihm das Innere der Menschen zu erkunden suchten, tief eingeprägt. Er beobachtet, wie seinerzeit Leonardo, Regungen und Reaktionen in ihrem tatsächlichen und spontanen Ablauf, um die Veränderung des Gesichtsausdrucks zu erfassen. Dies ist der wichtigste Aspekt der von Caravaggio gemalten Szenen und Gesichter; eventuelle allegorische und symbolische Bedeutungsgehalte, deren Kenntnis er durch die Beziehungen zu gebildeten Kreisen erworben haben mag, sind demgegenüber zweitrangig.

▼ Leonardo da Vinci, *Das Abendmahl,* Ausschnitt, 1495–98, Mailand, Santa Maria delle Grazie, Refektorium. Vasari zufolge war Leonardo der erste, der sich bemühte, seine Figuren mit Gefühlen zu beleben.

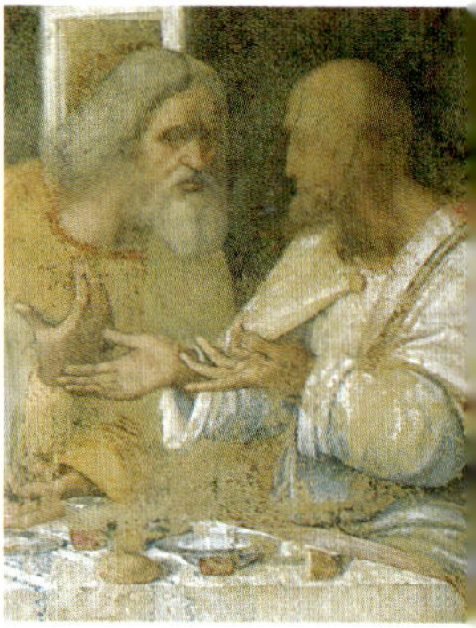

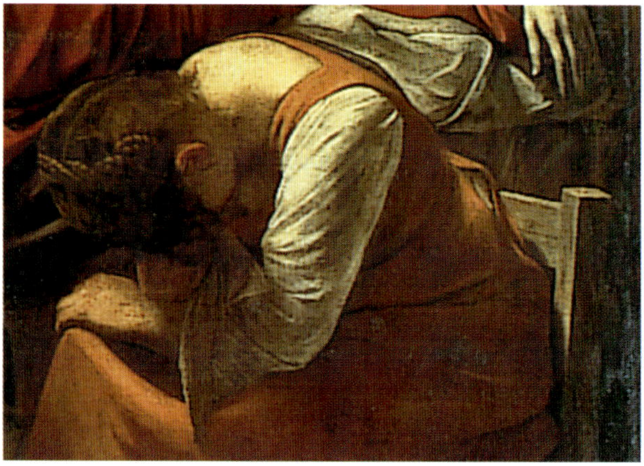

◀ Die Darstellung der weinenden Frau aus dem Volk entspringt einer genauen Beobachtung der Regungen der menschlichen Natur (Ausschnitt aus Caravaggios *Marientod,* 1605–06, Paris, Musée du Louvre).

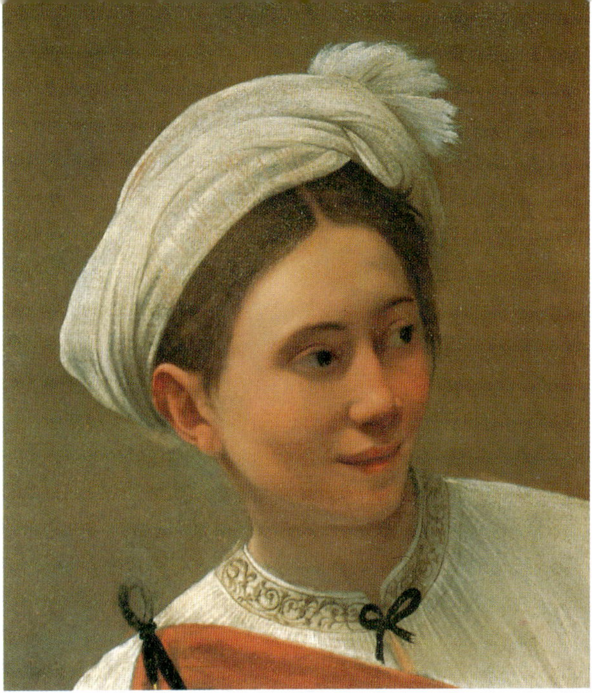

◀ Scharf erfaßt ist auch der Gesichtsausdruck der *Wahrsagerin* (Ausschnitt, um 1594–95, Rom, Musei Capitolini). Sie zeigt ein leises, ebenso beruhigendes wie fragendes Lächeln, mit dem sie den Unglücklichen in Sicherheit wiegen will.

▼ Caravaggio, *Die Falschspieler,* um 1594–95, Hartford, Wadsworth Atheneum. Drei Personen, drei Charakterstudien: der arglose Jüngling, der die auszuspielende Karte wählt, der erfahrene Falschspieler und sein junger, noch schüchterner Komplize, dem er den Spielzug anzeigt.

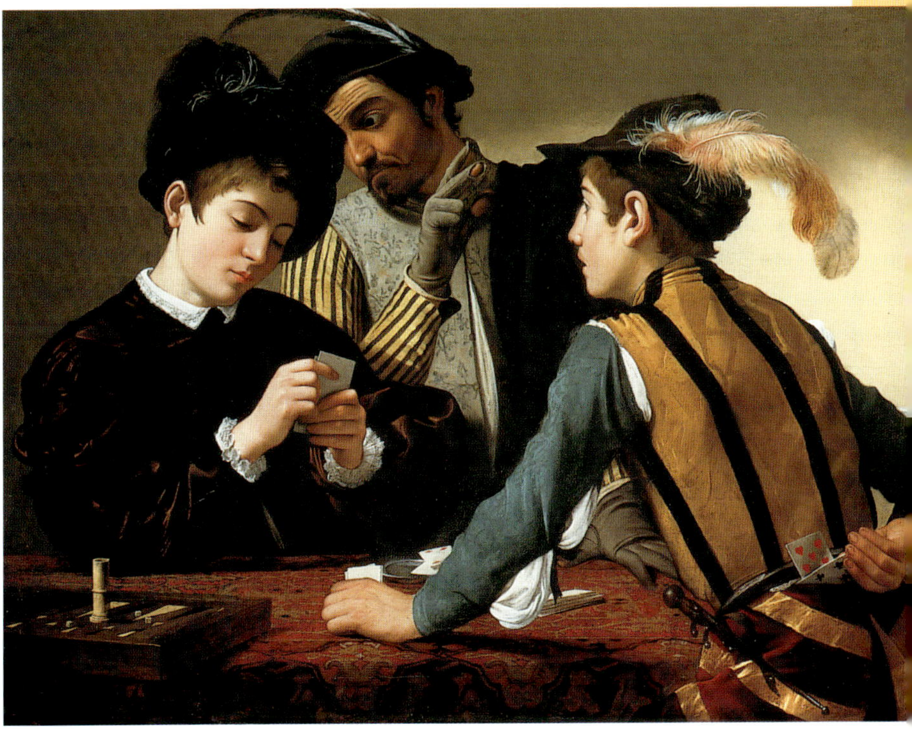

1600–1606

Der Heilige Hieronymus

Der Heilige Hieronymus der Galleria Borghese geht auf Caravaggios letzte römische Phase zurück. Die Darstellung weist auf seine seelische Verfassung hin und gleichzeitig auf die Bedeutung des Heiligen für die Gegenreformation.

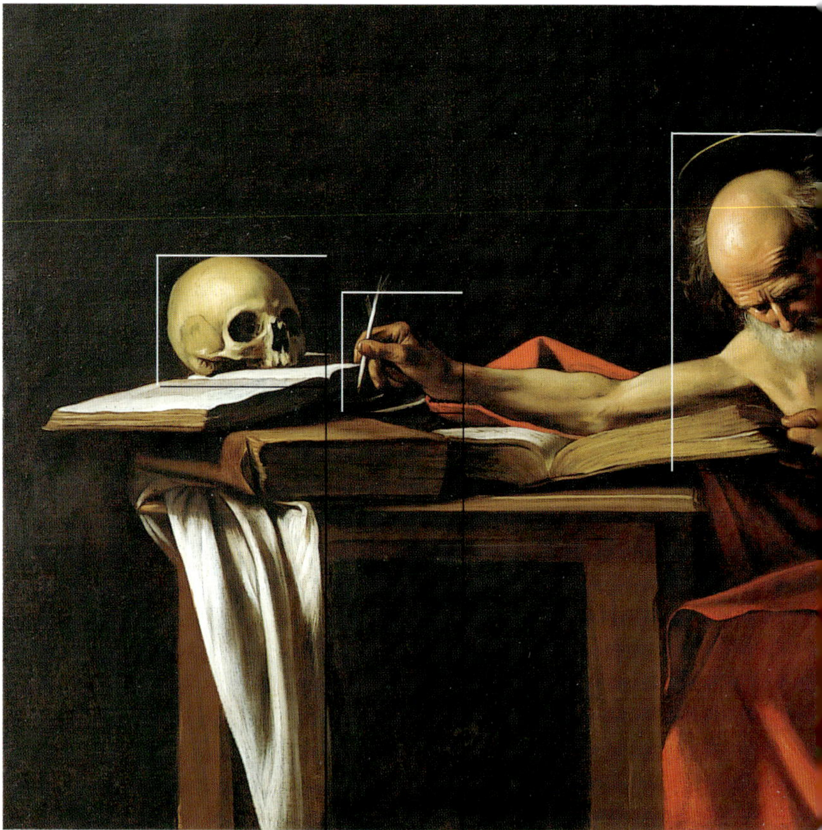

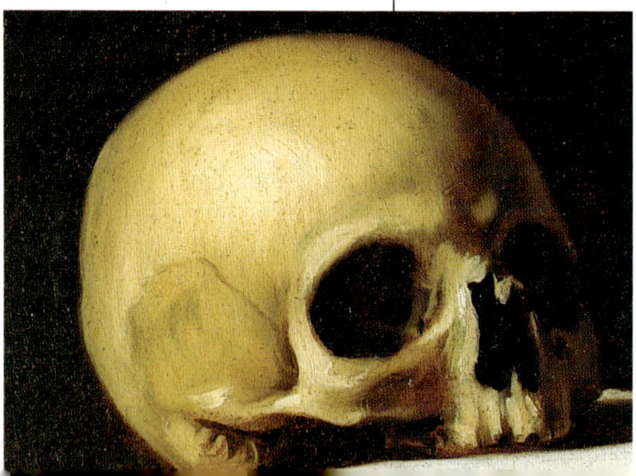

◀ Der Totenkopf, traditionelles Attribut des Heiligen Hieronymus mit der Bedeutung eines »Memento mori«, liegt auf einem Stapel Bücher, die durch ihre unterschiedliche Ausrichtung zur räumlichen Tiefenwirkung beitragen.

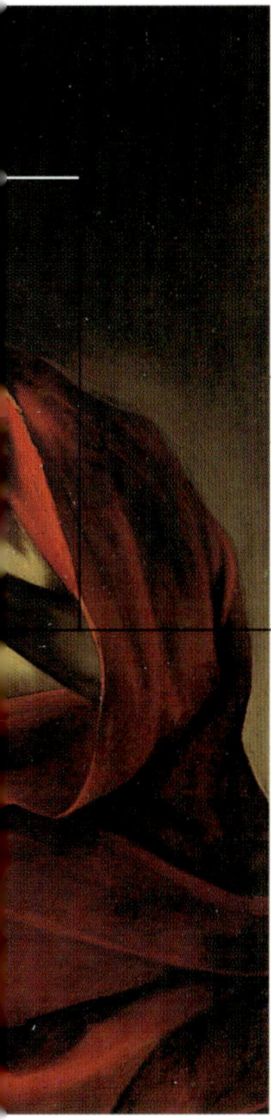

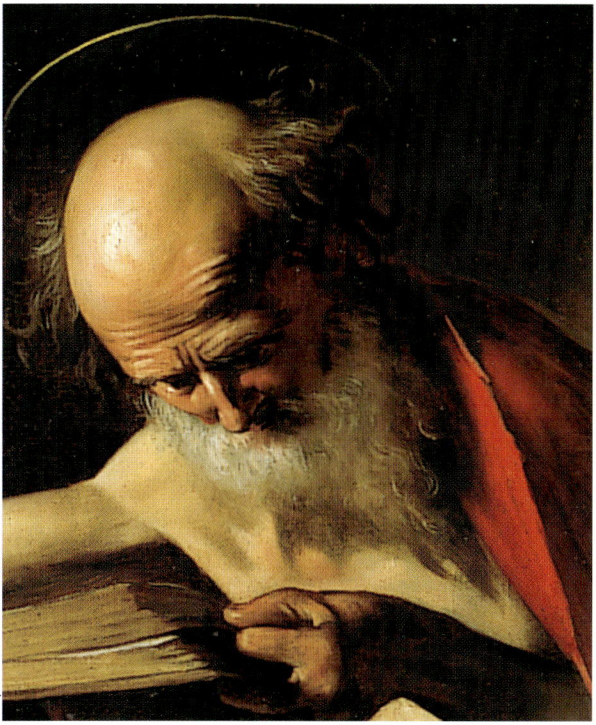

▲ Der Kopf wird durch die Lichtreflexe auf dem kahlen Schädel hervorgehoben. Genial ist der Einsatz des Heiligenscheins – selten in den religiösen Bildern Caravaggios – zur Erzeugung räumlicher Tiefe. Der konzentriert arbeitende Heilige ist kein humanistischer Intellektueller, sondern ein Gottbegnadeter, der die Bibel übersetzt.

▶ Die Hand des Heiligen schickt sich an, die Feder in das weit entfernt stehende Tintenfaß zu tauchen. Der unnatürlich weit ausgestreckte Arm verbindet das Stilleben aus Totenkopf und Büchern mit der Figur des Heiligen.

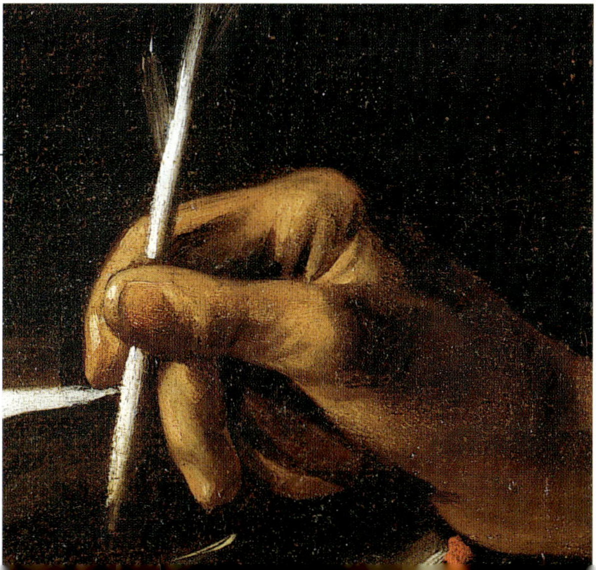

Neue religiöse Orden

▶ Carlo Dolci, *Der Heilige Filippo Neri,* 1645, Florenz, Galleria degli Uffizi. Auch Filippo Neri (1515–1595) stellte Regeln auf, die auf Bescheidenheit, Disziplin, Studium und vor allem stille Fröhlichkeit gründeten.

Im späten 16. Jahrhundert entstehen auf Initiative einiger großer Persönlichkeiten neue religiöse Orden und Bruderschaften, die sich schnell ausbreiten. Zuerst wird als Reaktion auf die lutherische Reformation der Jesuitenorden gegründet, der 1540 bestätigt wird. Der Gründer Ignatius von Loyola ist Spanier: Der Impuls für eine Neuordnung des religiösen Denkens und Handelns geht von einem Land aus, in dem der Kampf für die Einheit der Kirche und gegen die Ungläubigen Tradition hat. Ignatius entwirft eine militante Ordensregel und geistliche Exerzitien, in denen die Askese kein Selbstzweck ist, sondern Mittel zur Festigung des Charakters. Theologisch vertritt er eine konservative Auffassung und einen formalen Rigorismus, die in perfektem Einklang mit den Idealen der Gegenreformation stehen und tatsächlich wesentlich zu ihrer Durchsetzung beitragen. Nach dem Tridentinischen Konzil steigt das Bedürfnis nach neuen religiösen Gemeinschaften, die den orientierungslosen Gläubigen Halt geben können. Es bilden sich auch Orden mit karitativen Zielsetzungen: Filippo Neri gründet 1575 die Gemeinschaft der Oratorianer und folgt damit dem durch andere Gruppen von Regularklerikern (Theatiner, Barnabiten) vorgezeichneten Weg, er steht jedoch insofern den Jesuiten besonders nahe, als er Jugenderziehung mit Kulturförderung verbindet.

▼ *Treffen des Seligen Filippo Neri mit dem Seligen Ignatius von Loyola,* Stich von Peter Paul Rubens und Jean-Baptiste Barbé, Rom, Privatsammlung. Filippo Neri weiß bereits um die Heiligkeit des Ignatius.

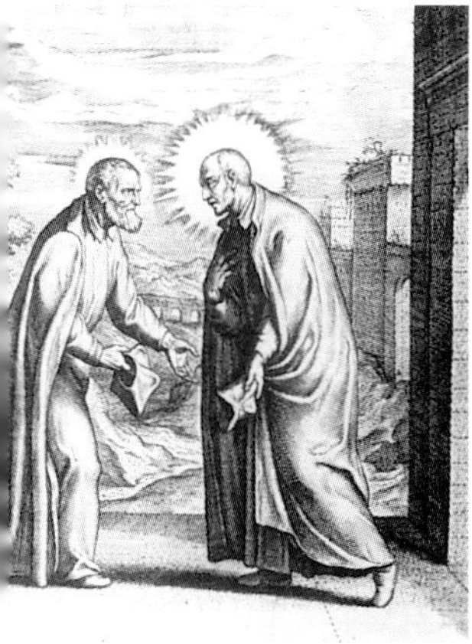

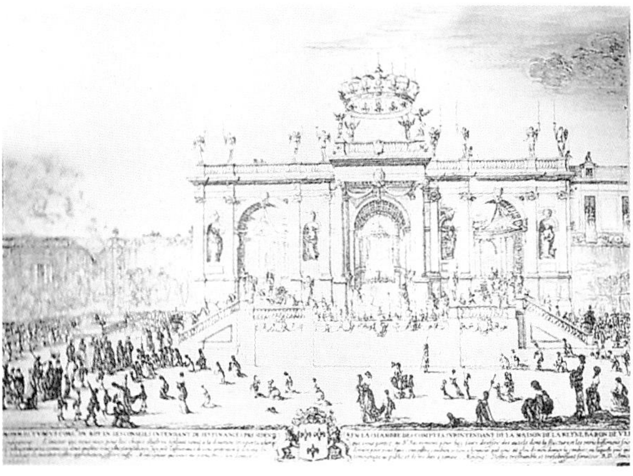

▶ Stefano Della Bella, *Prozession des Allerheiligsten Sakraments,* Radierung, erste Hälfte des 17. Jahrhunderts. Prozessionen gewannen wieder an Bedeutung.

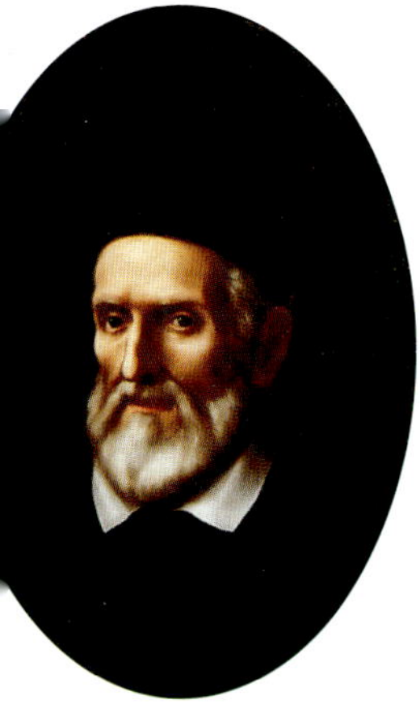

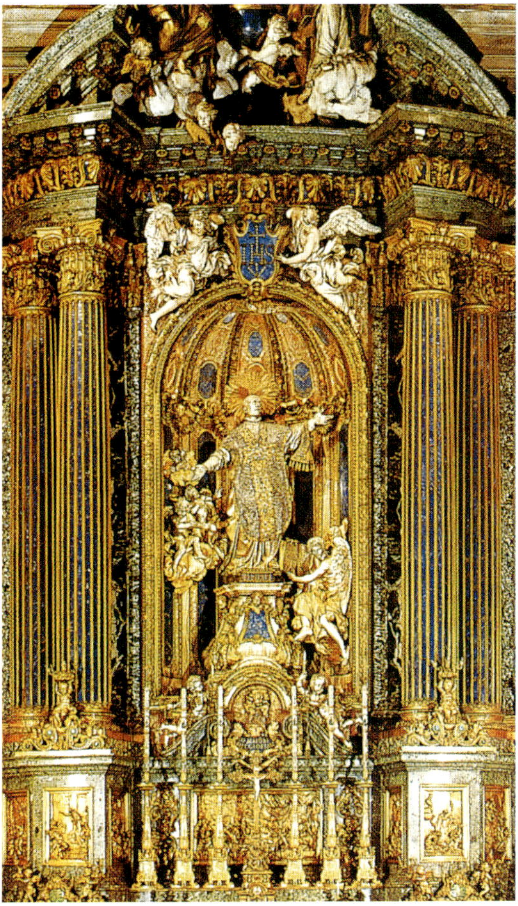

▶ *Altar des Heiligen Ignatius,* Rom, Il Gesù. Entworfen von Andrea Pozzo, wurden für die Grabstätte des Ignatius von Loyola kostbare Materialien verwendet und eine große Schar von Künstlern beschäftigt.

▼ Duchino, *Der Heilige Carlo Borromeo gründet die Klöster der Kapuzinerinnen und die Gemeinschaften der Jungfrauen der Heiligen Ursula und der Jungfrauen der Heiligen Anna,* 1603, Mailand, Dom.

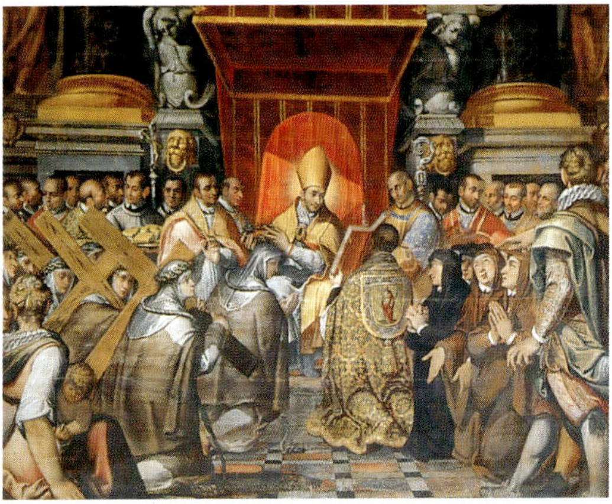

▼ Baciccia, *Der Triumph des Namens Jesu,* 1679, Rom, Il Gesù. Das Gewölbe wird durch das Deckenfresko illusionistisch »aufgebrochen«, und die Figuren scheinen in den Himmel aufzufahren.

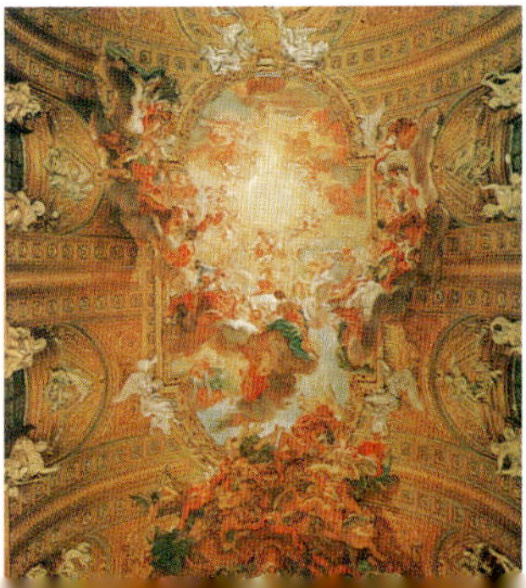

Die Grablegung Christi

Caravaggio führte die *Grablegung*, heute in den Vatikanischen Museen, zwischen 1602 und 1604 für die zweite Kapelle des rechten Seitenschiffs in Santa Maria in Vallicella aus, die den Oratorianern von Filippo Neri zugewiesen worden war.

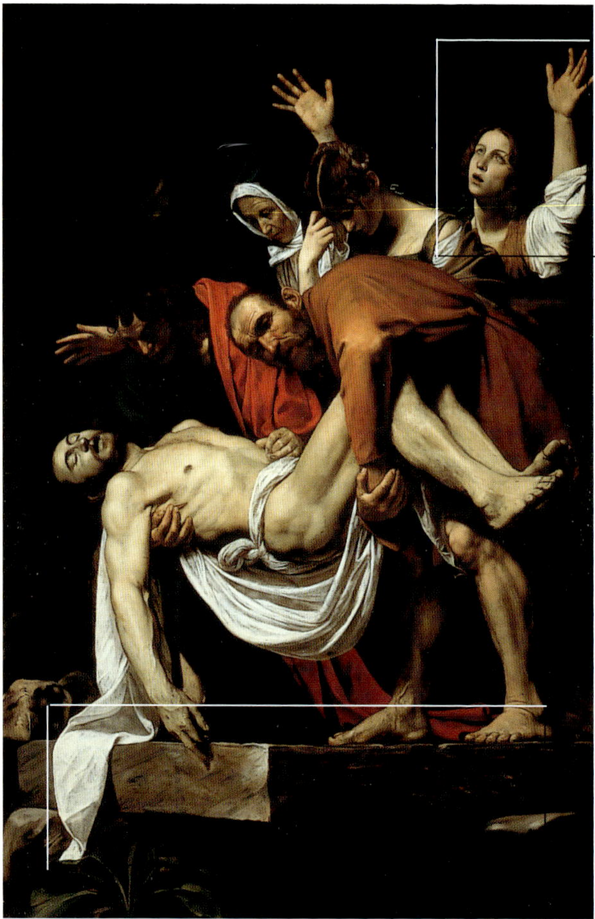

▾ Außerordentlich gelungen ist das Detail der Grabplatte. Sie ragt schräg aus der Bildebene heraus und wirkt daher wie der Sockel einer vielfigurigen Skulpturengruppe. So wird der Betrachter noch näher an das Bild herangezogen.

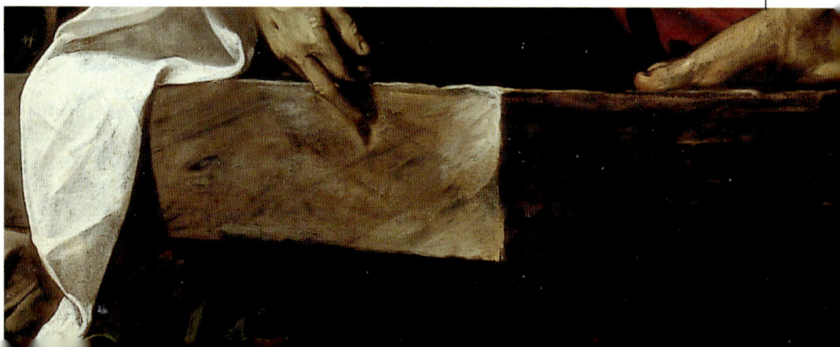

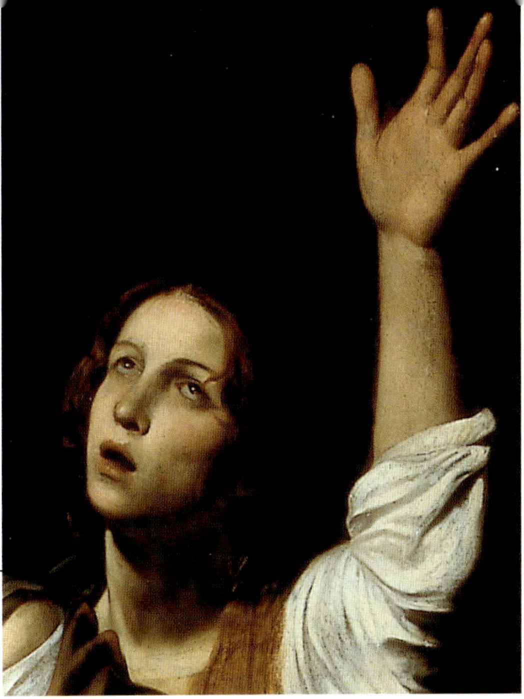

◁ Die ausgreifende Armbewegung der Maria, Frau des Kleophas, die den Leichenzug abschließt, drückt wie ein lautloser Schrei ihren großen Schmerz aus.

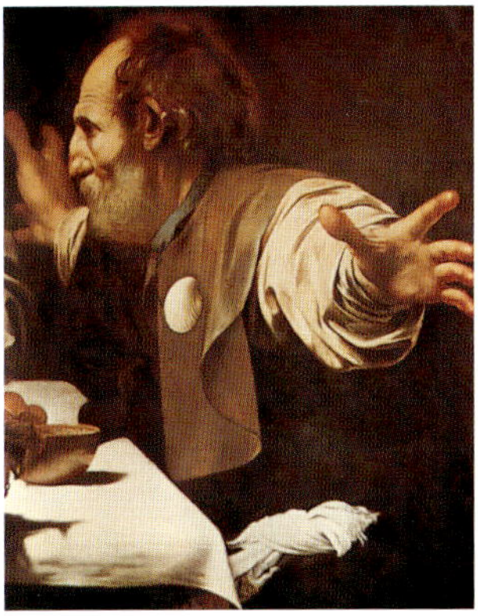

△ Die ebenso lebhaft als Ausdruck der Überraschung ausgebreiteten Arme des Jüngers in der ersten Fassung von Caravaggios *Gastmahl in Emmaus* erzeugen eine einzigartige Tiefenwirkung (Ausschnitt, 1596, London, National Gallery).

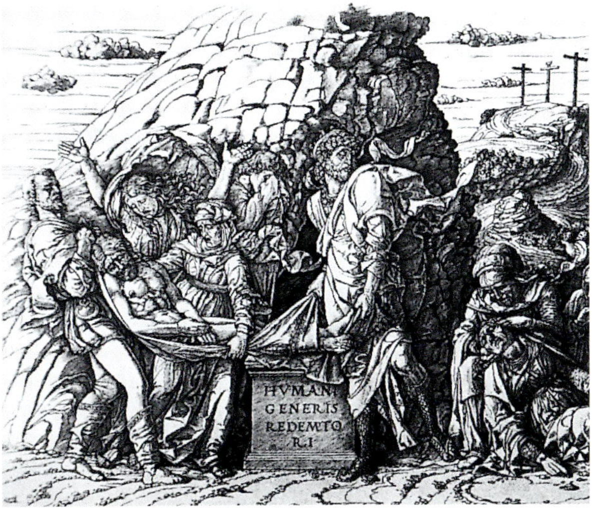

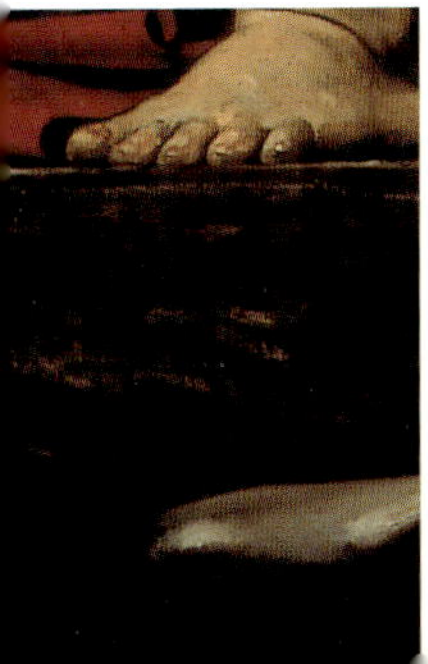

△ In einem Kupferstich der Frührenaissance erscheinen die erhobenen Arme der Maria Magdalena als Ausdruck des gleichen Schmerzes (Stich von Mantegna oder seiner Schule, 15. Jahrhundert).

▷ Caravaggio, *Das Gastmahl in Emmaus,* Ausschnitt, 1596, London, National Gallery. Ein Bildelement, das aus dem Geschehen herauszuragen scheint, zieht den Betrachter näher an die Szene heran.

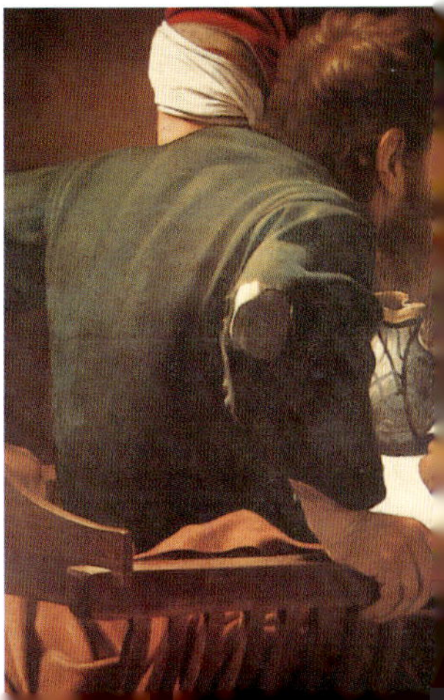

Die ersten Caravaggisten

Nach seinen ersten öffentlichen Arbeiten dauert es nicht lange, bis Caravaggios außergewöhnlicher Stil Schule macht. Unter den ersten, die seine Neuerungen aufnehmen, sind die Maler Giovanni Baglione und Orazio Gentileschi, beide älter als er. Baglione macht während der Arbeiten in Santa Cecilia eine »caravaggeske Phase« durch, die ihm einen gewissen Erfolg einträgt. Er erhält den Auftrag, ein Altarbild mit der Auferstehung Christi für das Seitenschiff von Il Gesù auszuführen. Von Caravaggio übernimmt er vor allem die Lichtregie und ein kontrastreiches Helldunkel. Gentileschi, Altersgenosse von Baglione, bewahrt dagegen eine größere Unabhängigkeit, er übernimmt die stilistischen und formalen Mittel Caravaggios schrittweise, so daß seine um 1605 entstandenen Werke noch spätmanieristische Elemente aufweisen, die er erst nach der Flucht Caravaggios aus Rom aufgibt. Die Nachahmungswelle beschränkt sich jedoch nicht auf die römische Kunstszene und die Städte, in denen der Maler gewirkt hat. Der Drang, mit den großen Neuerungen hinsichtlich der Lichtführung, der Formen und der Themen zu experimentieren, äußert sich ebenso in anderen Gegenden Italiens und beeinflußt vor allem auch viele ausländische Künstler.

Giulio Cesare Procaccini, Cerano, Morazzone, *Martyrium der Heiligen Seconda und der Heiligen Rufina,* um 1615–20, Mailand, Pinacoteca di Brera. Dieses Werk dreier Künstler stellt ein typisch nachtridentinisches Martyriumsthema dar, dessen Komposition an die des *Martyriums des Heiligen Matthäus* in San Luigi dei Francesi erinnert, ohne jedoch das tragische Pathos Caravaggios zu erreichen.

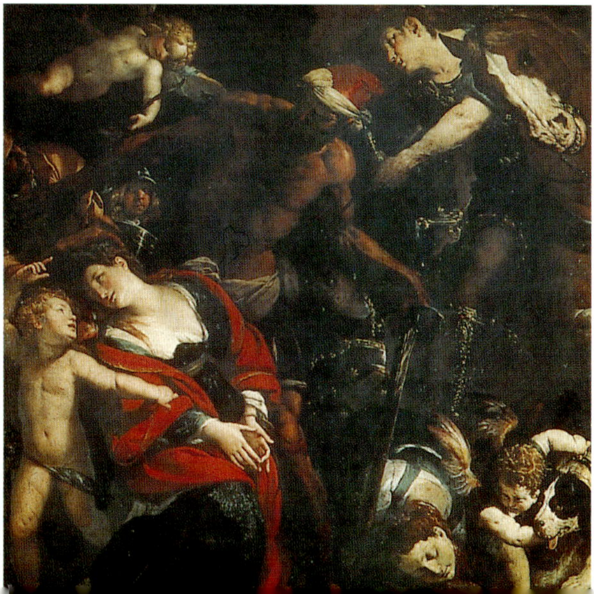

Bartolomeo Manfredi, *Die Bestrafung Cupidos,* um 1610–20, Chicago, Art Institute. Als die Caravaggisten schon fast keine Aufträge mehr erhielten, wurde der Stil des lombardischen Malers auch außerhalb der Genremalerei aufgenommen und, wie hier von Bartolomeo Manfredi, erfolgreich auf neue Themen angewandt.

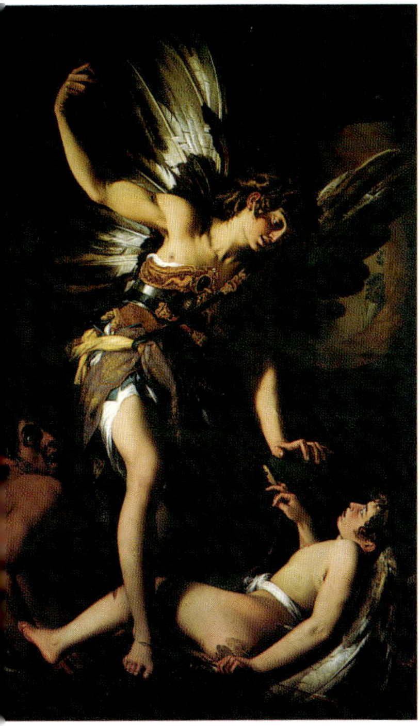

◄ Giovanni Baglione, *Himmlische und irdische Liebe,* 1602, Rom, Galleria Nazionale di Arte Antica. Der Höhepunkt der caravaggesken Phase dieses Künstlers. Aus den Prozeßakten von 1603 geht hervor, daß Caravaggio das Werk nicht gefallen hat. Es ärgerte ihn, daß ein Rivale sich erfolgreich seiner Neuerungen bemächtigte.

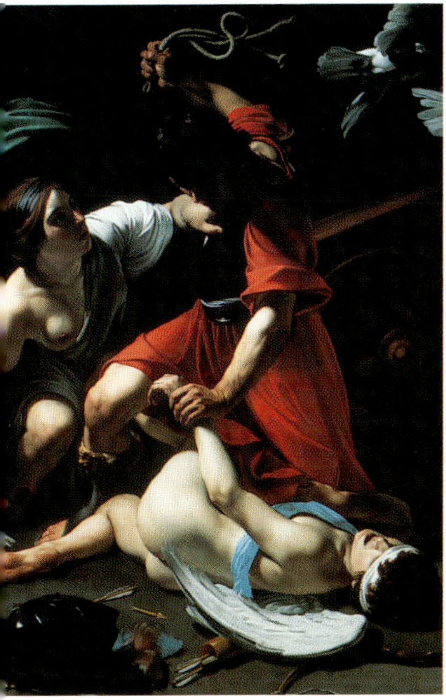

▼ Orazio Gentileschi, *Die Heiligen Cäcilia, Tiburtius und Valerian,* um 1606–07, Mailand, Pinacoteca di Brera. In diesem Altarbild macht sich Gentileschi bei der tastbaren Stofflichkeit der Gewänder den naturalistischen Stil Caravaggios zu eigen, während er mit der im Gegenlicht stehenden Figur an der Tür dessen Lichtführung aufgreift.

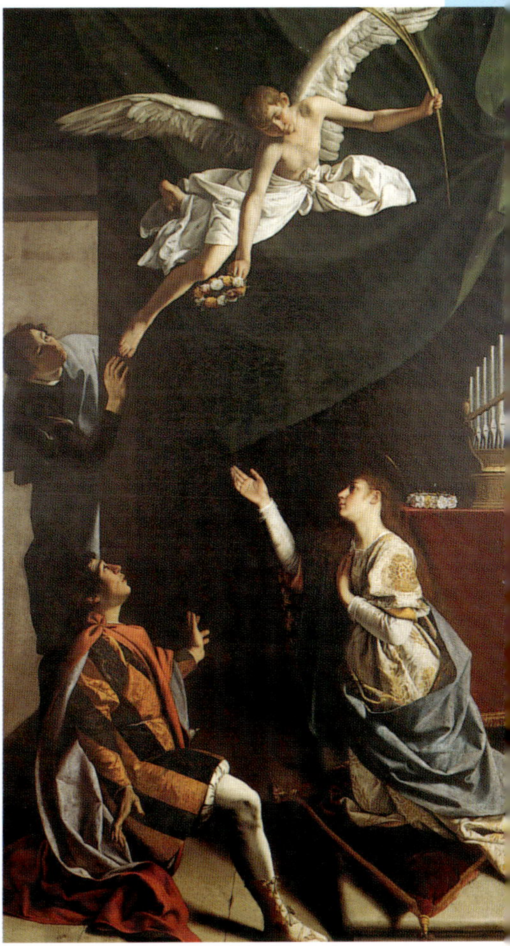

1600–1606

Ein gewalttätiger Charakter

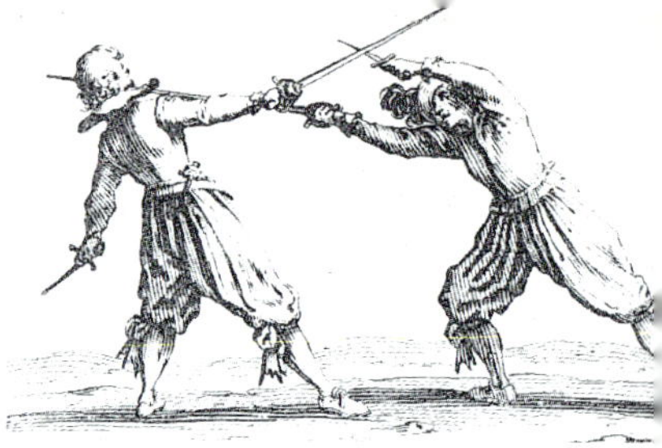

Die aggressive Wesensart Caravaggios ist keine Legende, sondern eine durch zahlreiche Gerichtsakten belegte Tatsache. Ab Ende Mai 1600 taucht sein Name im Archiv des römischen Gerichtshofes auf, und außer in einem Fall, in dem er als Schlichter in einem Streit auftritt, wird er immer in Zusammenhang mit Schlägereien, öffentlicher Ruhestörung, Schmähungen jeglicher Art, übler Nachrede, unerlaubtem Waffenbesitz und ähnlichem genannt. In den ersten Biographien heißt es, daß schon die Reise nach Rom durch ein Vergehen veranlaßt wurde. Doch erst in Rom äußert sich der streitsüchtige Charakter des Malers in seiner ganzen Heftigkeit und führt, wie bekannt, zu Klagen, Prozessen, Gefängnisaufenthalten, Flucht. Caravaggio kommt immer irgendwie glimpflich davon, häufig dank seiner Gönner, die für ihn bürgen, aber er gibt nie seine Schuld zu. Zum Eklat kommt es 1606: In einer Schlägerei oder vielleicht einem Duell auf dem Marsfeld, dessen Anlaß wahrscheinlich ein vermeintlicher Betrug in einem Ballspiel war – man stritt sich wohl um tausend Scudi –, verletzt Caravaggio den Anführer der gegnerischen Gruppe, Ranuccio Tomassino da Terni, tödlich und flieht. Er wird für schuldig befunden und verurteilt; von nun an ist er auf der Flucht und wird nie mehr nach Rom zurückkehren.

▲ Jacques Callot, *Duellszene*. Das Duell, in dem Caravaggio seinen Gegner tötete, war nicht sein einziges. Schon 1605 mußte er wegen einer Degenwunde behandelt werden.

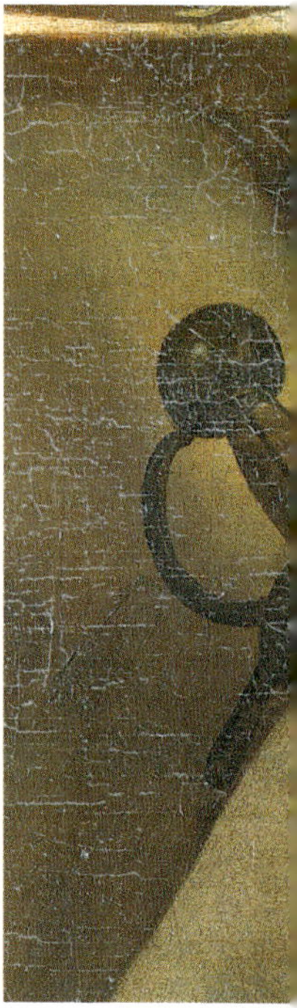

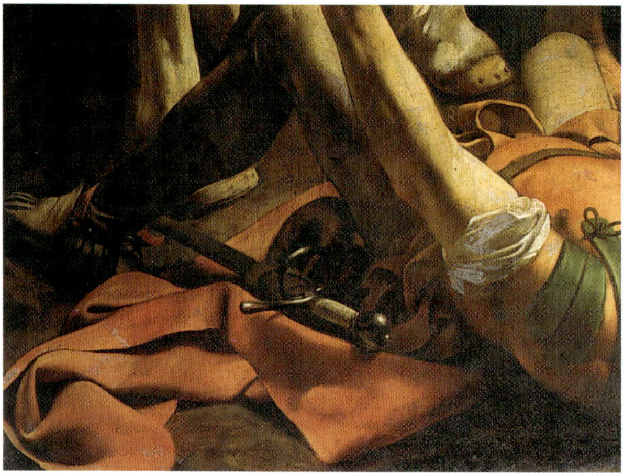

◀ Den Degen wird Paulus nun nicht mehr brauchen, er ist nur noch ein Relikt aus seiner Zeit als Christenverfolger (Ausschnitt aus *Die Bekehrung Pauli*, um 1601, Rom, Santa Maria del Popolo).

▼ Der Degen an der Seite eines eleganten Jünglings war ein Symbol der Macht (*Berufung des Heiligen Matthäus,* Ausschnitt, 1600, Rom, San Luigi dei Francesi). Im Rom des 17. Jahrhunderts brauchte man zum Führen einer Waffe eine schriftliche Genehmigung. Caravaggio wurde im Mai 1605 wegen unerlaubten Waffenbesitzes festgenommen.

► Domenico de' Santis, *Marzio Colonna, Herzog von Zagarolo* aus: *Columnesium Procerum*, 1675, Rom. Dank der alten Verbindung zu den Colonna fand Caravaggio auf seiner Flucht aus Rom Zuflucht. Wo genau er aufgenommen wurde, ist nicht bekannt.

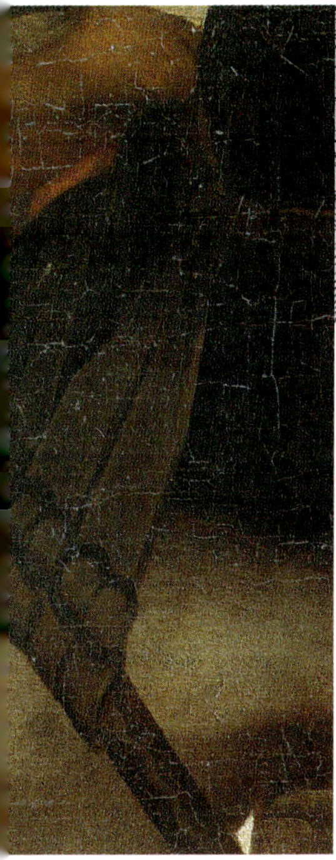

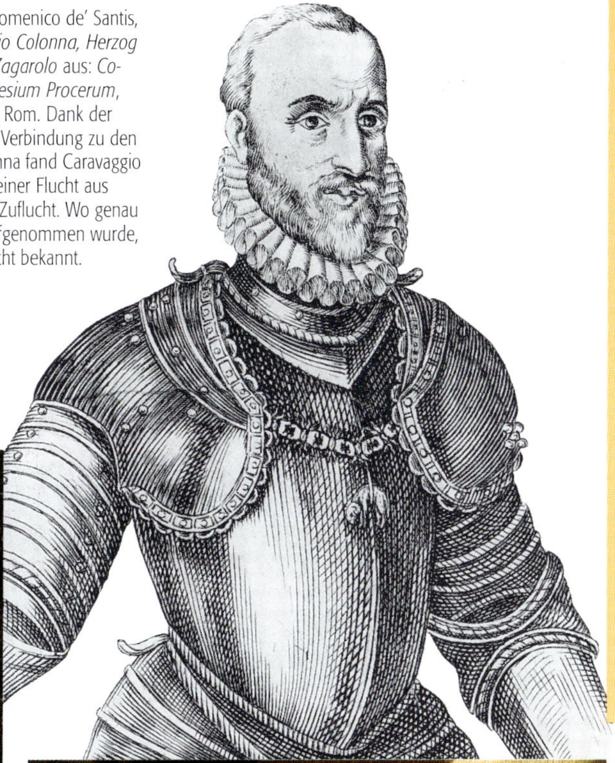

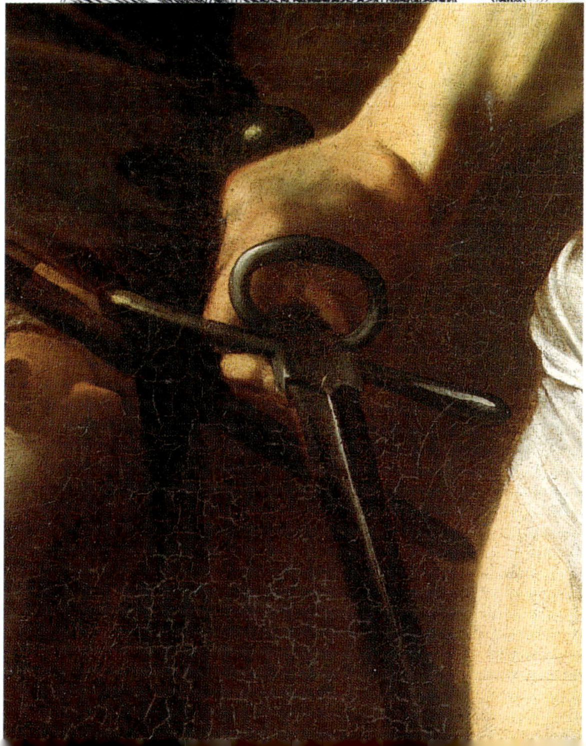

► Der Degen im *Martyrium des Heiligen Matthäus* (Seite 64) ist äußerst genau wiedergegeben. Caravaggio läßt von Anfang an keinen Zweifel daran, daß er sich gut mit Waffen auskennt.

1600–1606

Das Gastmahl in Emmaus

Die Fassung des *Gastmahls in Emmaus* in der Mailänder Brera entstand während der ersten Monate der Flucht. Von der Lichtführung bis zur Anordnung der Figuren im Raum hat das Bild alle Kennzeichen des reifen Stils Caravaggios.

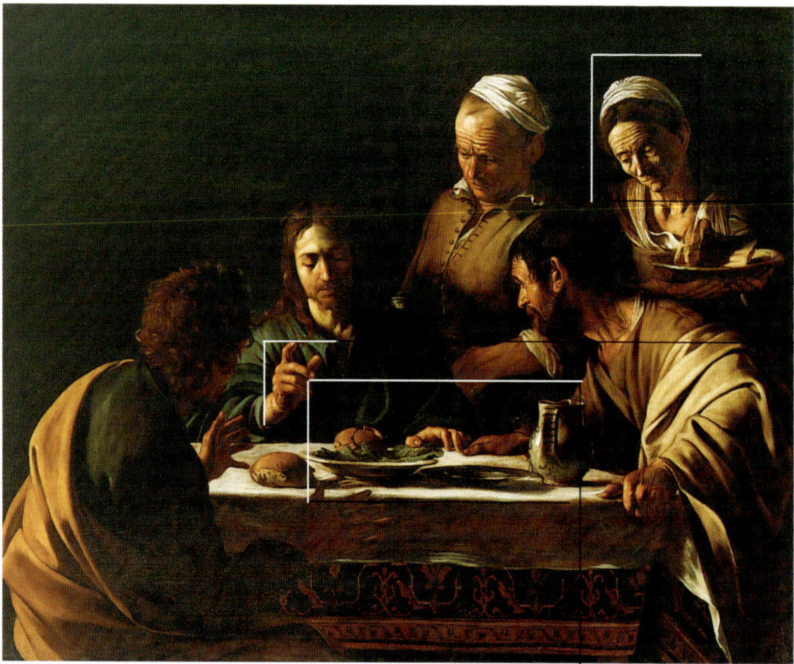

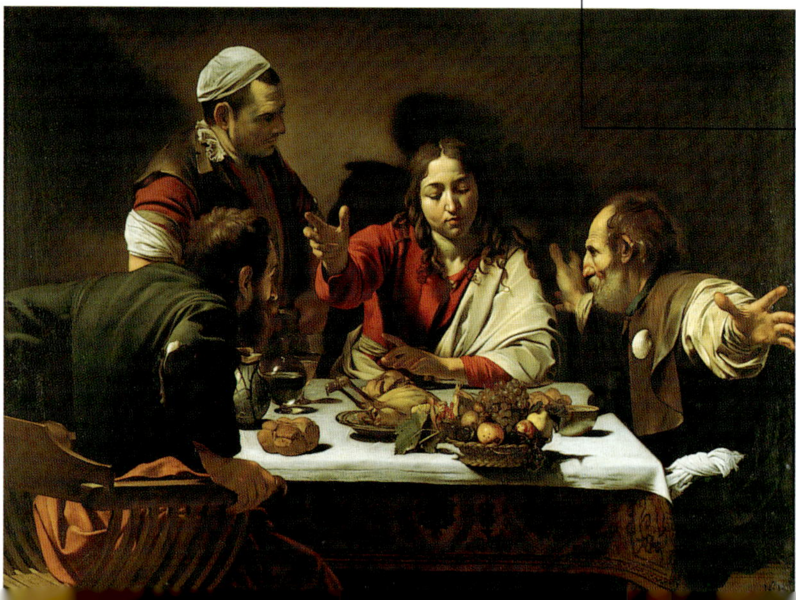

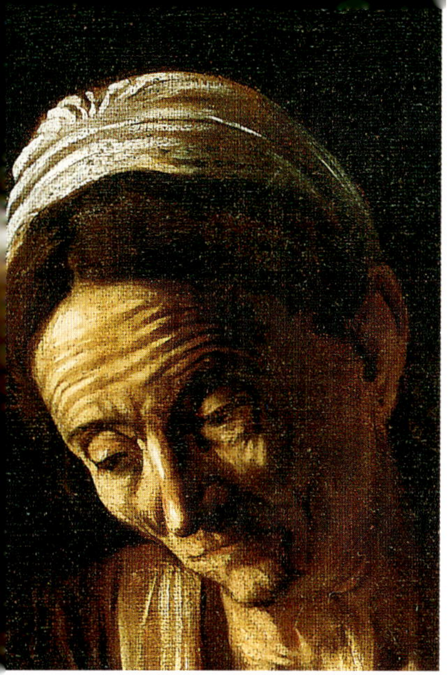

◀ Einen sehr eigenwilligen Gesichtsausdruck zeigt die alte Dienerin, die in den Evangelien keine große Rolle spielt. Mit ihrer nachdenklichen Miene kommt ihr unter den Anwesenden eine ganz bestimmte Aufgabe zu: Sie hat die Geste Christi erkannt und scheint sich wehmütig an etwas zu erinnern, was ihr bekannt vorkommt, nun aber verloren ist.

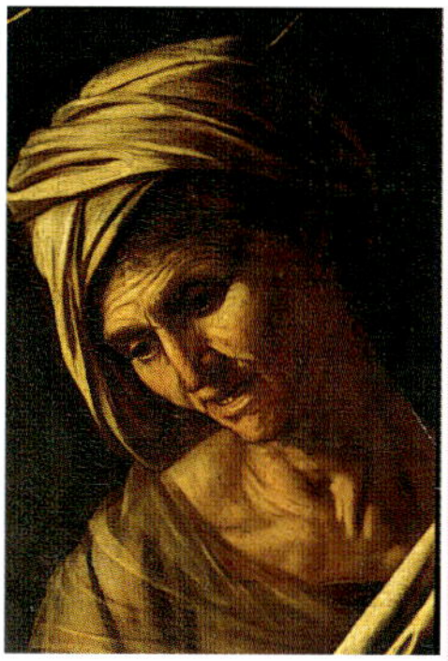

▲ Das Modell der Heiligen Anna (Ausschnitt aus Caravaggios *Madonna mit der Schlange*, Rom, Galleria Borghese) ist das gleiche wie aus der römischen Zeit, aber die Lichteffekte sind durch den unterschiedlichen Zusammenhang anders gesetzt.

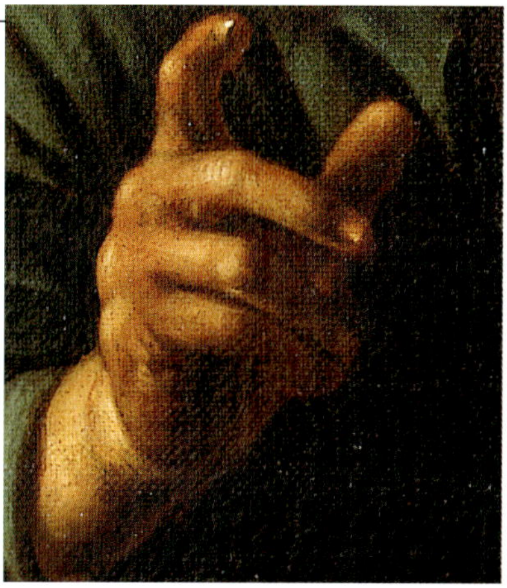

▶ Sehr schön ist die segnende Hand Jesu, der sich mit dieser Geste vor seinen Jüngern zu erkennen gibt. Eigentlich findet die Segnung vor dem Brechen des Brotes statt, aber Caravaggio wollte in dieser Szene, in der das Brot schon gebrochen ist, nicht auf die Wirkung der vielsagenden Geste verzichten.

▼ Das Stilleben auf der weißen Tischdecke ist auf das Nötigste reduziert – es ist das letzte, das Caravaggio malte. Brot und Wein als Sinnbild der Eucharistie ist ein bescheidener Salatteller beigegeben, der den Bezug zu dem einfachen Wirtshaus herstellt, in dem sich das Geschehen abspielt.

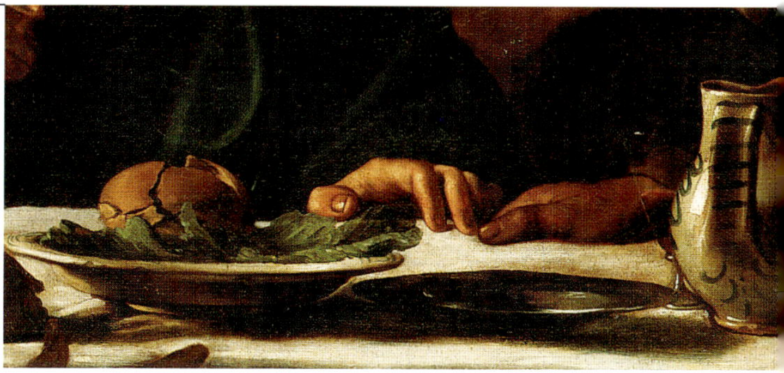

◀ Caravaggio, *Das Gastmahl in Emmaus,* um 1596, London, National Gallery. In diesem zehn Jahre früher entstandenen Werk hat Caravaggio die Details feiner ausgearbeitet: die exaltiert wirkenden Gesten des Erstaunens, den Realismus der Darstellung und den schön gedeckten Tisch.

1606–1610

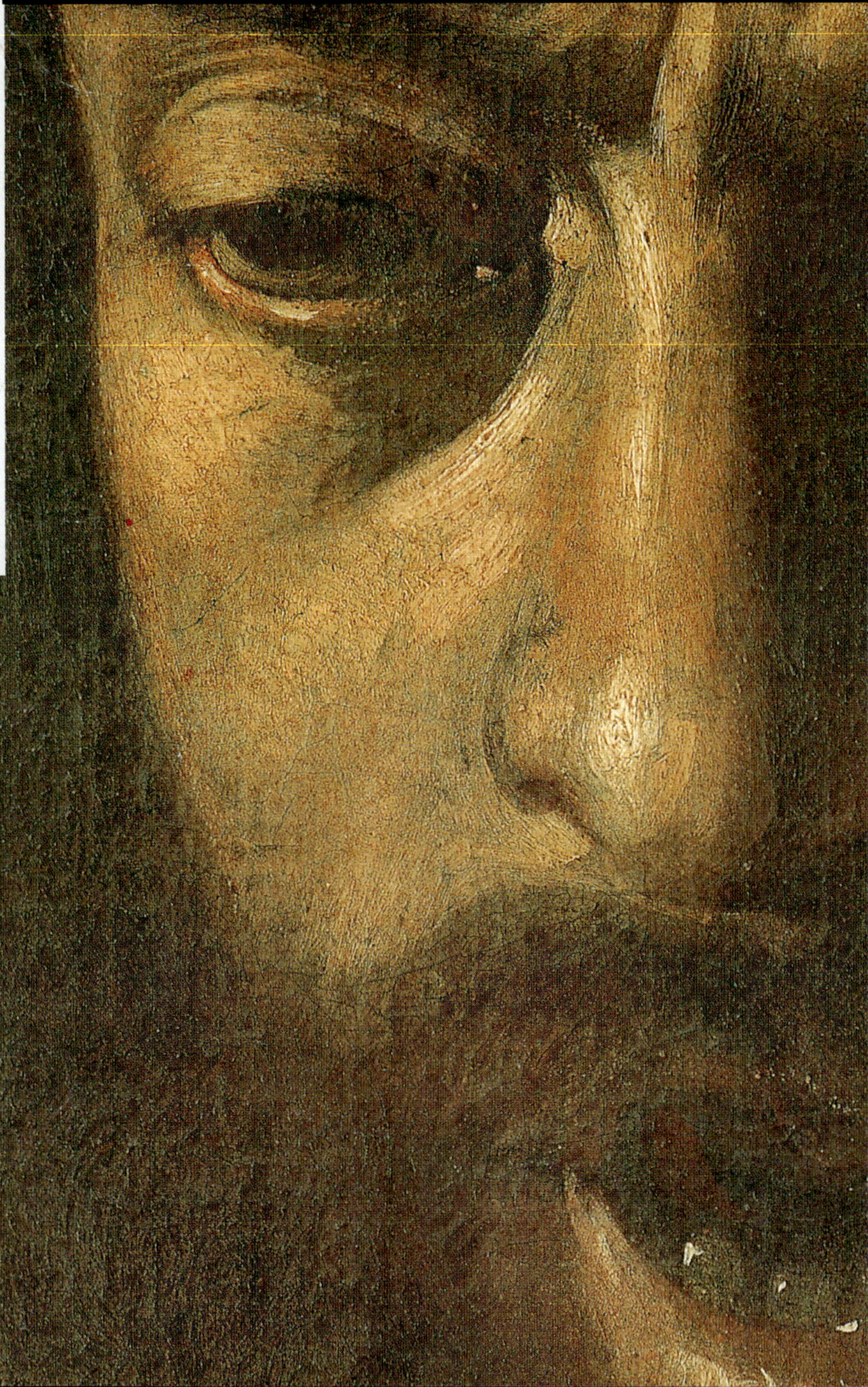

Caravaggio, *David mit dem Haupt Goliaths*, Ausschnitt, 1605–06, Rom, Galleria Borghese

Odyssee und Tragik eines vergeudeten Lebens

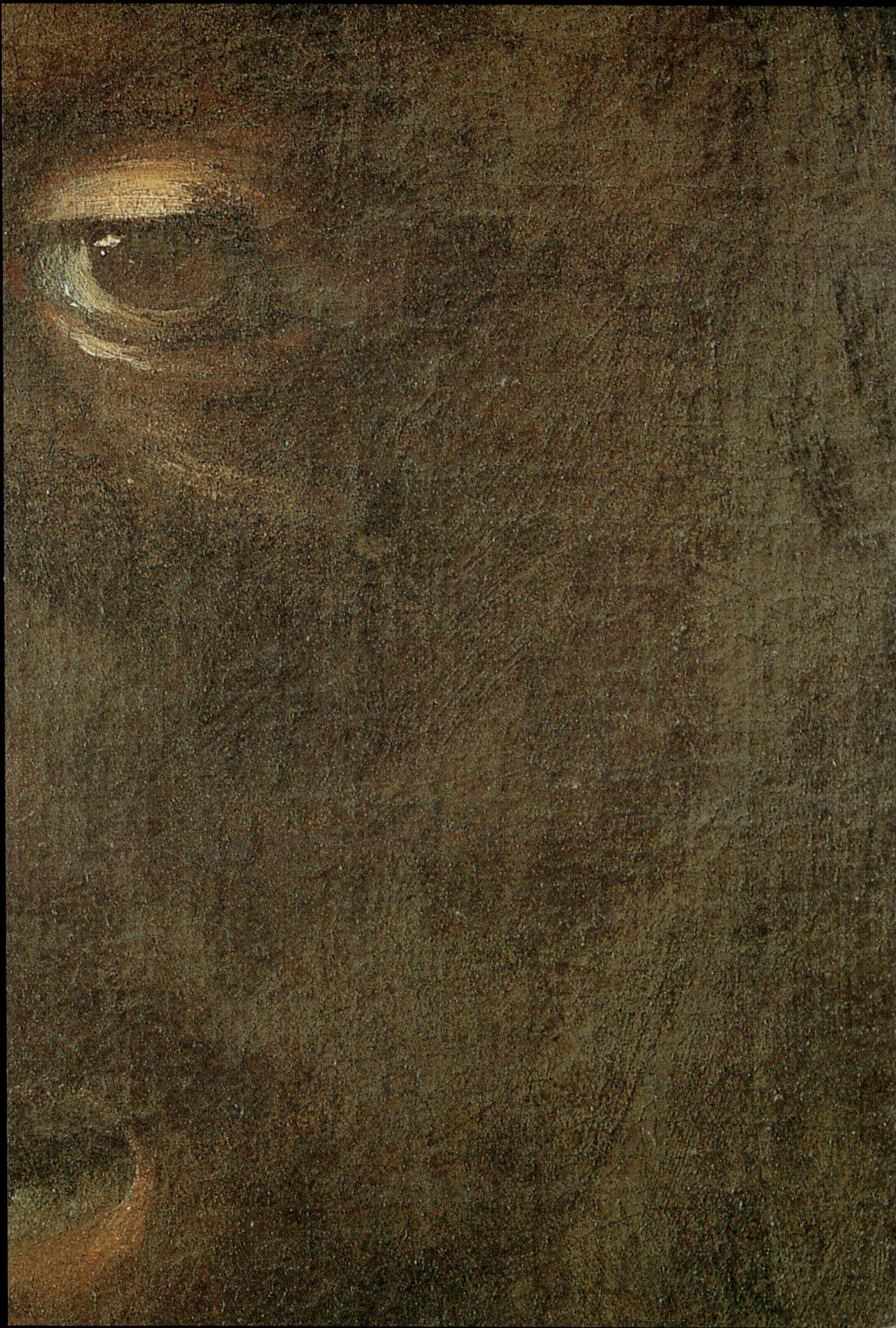

Neapel, eine Metropole am Mittelmeer

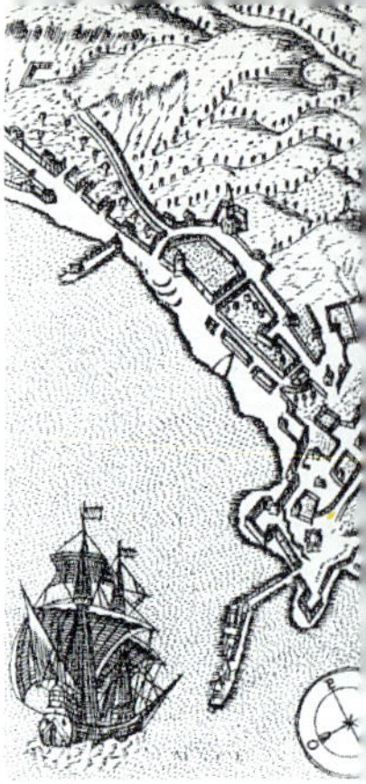

Neapel ist seit 1503 Hauptstadt der spanischen Besitzungen in Italien, aber erst Anfang des 17. Jahrhunderts, nach dem Abschluß umfangreicher Bautätigkeiten in allen Bereichen, beginnt es sich innerlich und äußerlich zu wandeln. Nachdem die Stadt lange Zeit, besonders nach der Herrschaft des Vizekönigs Don Pedro di Toledo, gesellschaftlich und kulturell eine Nebenrolle gespielt hatte, erblüht sie nun zu einem regen Zentrum des politischen, wirtschaftlichen und kulturellen Lebens. Die stark zentralistisch ausgerichtete Regierung holt den Adel in die Metropole, so daß sich der gesamte Reichtum des Königreiches dort konzentriert, was wiederum Handwerker und Händler anzieht. Man erlaubt jede Art von kirchlicher Gemeinschaft und ist neuen Gedanken und der wissenschaftlichen Forschung gegenüber aufgeschlossen. Mit Hilfe beträchtlicher finanzieller Mittel werden Kirchen und Repräsentationsbauten neu errichtet, erweitert oder modernisiert, um der Stadt auch nach außen hin eine prunkvollere Gestalt zu verleihen. Dadurch wird Neapel zum Mittelpunkt der unterschiedlichsten künstlerischen Aktivitäten, die, bei aller Vielfalt, im Ergebnis eine bemerkenswerte Einheitlichkeit zeigen.

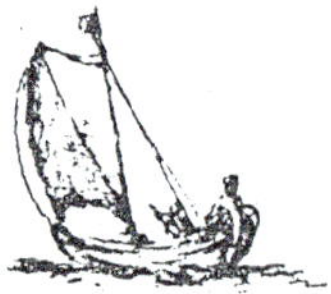

▲ Piratenüberfälle waren eines der Probleme, mit denen die Stadt Neapel lange erfolglos kämpfte.

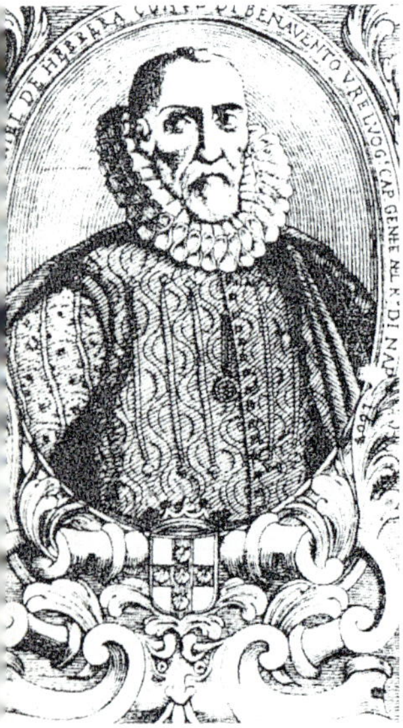

◀ *Der Vizekönig Juan Alfonso Pimentel de Herrera,* Stich von Domenico A. Parrino, aus: *Teatro Eroico,* Neapel, 1692. Die Herrschaft der spanischen Vizekönige war absolutistisch; daran änderte auch die Kontrolle durch das Parlament nichts.

▼ Anfang 1607 verfügte der Vizekönig, um der Hungersnot abzuhelfen, eine Steuer auf Früchte und die Rationierung des Brotes; die Einfuhr teurer Delikatessen wurde dagegen weiterhin zugelassen.

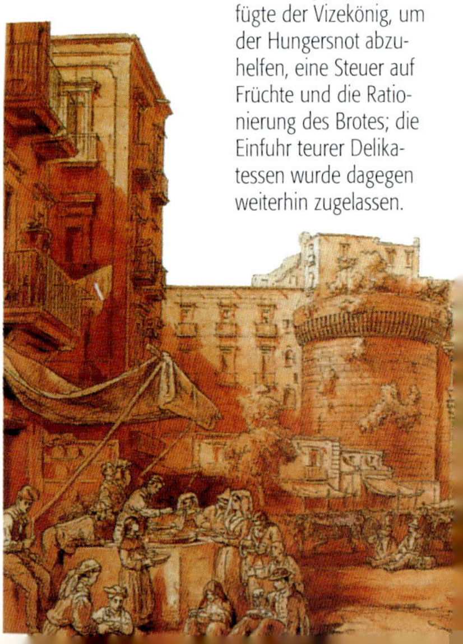

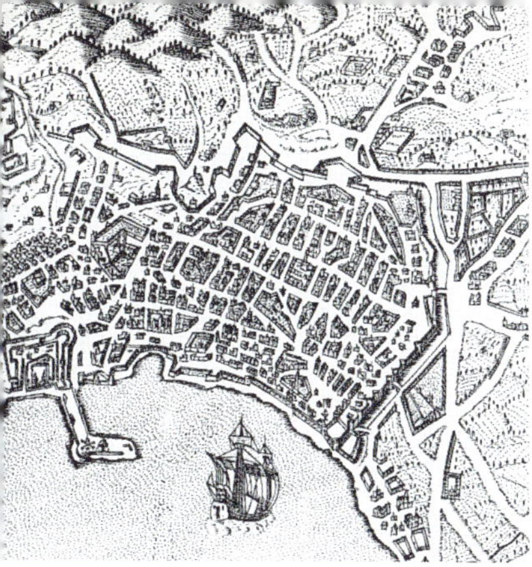

◄ In Neapel, mit ungefähr 270 000 Einwohnern damals eine der bevölkerungsreichsten Städte Europas, waren die Spanier verhaßt; doch kam es trotz kleinerer Aufstände zu keinem ernsthaften Versuch, sich von ihnen zu befreien. Man hoffte darauf, daß Madrid früher oder später einen fähigeren Vizekönig entsenden würde.

▼ Das Castel Nuovo wurde durch Karl I. von Anjou errichtet, durch Alfonso I. von Aragon umgebaut und 1509 bis 1537 mit modernen spanischen Bastionen befestigt. Karl V. residierte dort, als er 1535 vom Feldzug in Nordafrika zurückkehrte; 1547 wurde es während des Aufstands gegen die Inquisition vom Volk gestürmt.

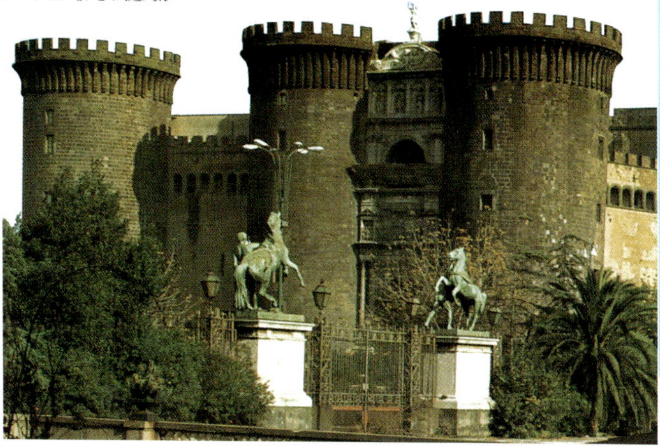

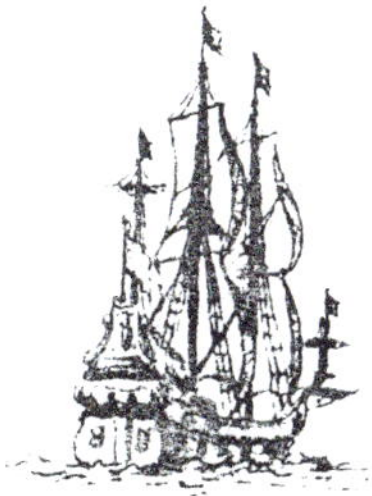

► Onorio Palumbo und Didier Barra, *Der Heilige Januarius tritt bei der Heiligen Dreifaltigkeit für die Rettung Neapels ein,* Ausschnitt, um 1652, Neapel, Erzbruderschaft der Trinità dei Pellegrini. So sah die Stadt wenige Jahre vor Caravaggios Aufenthalt aus.

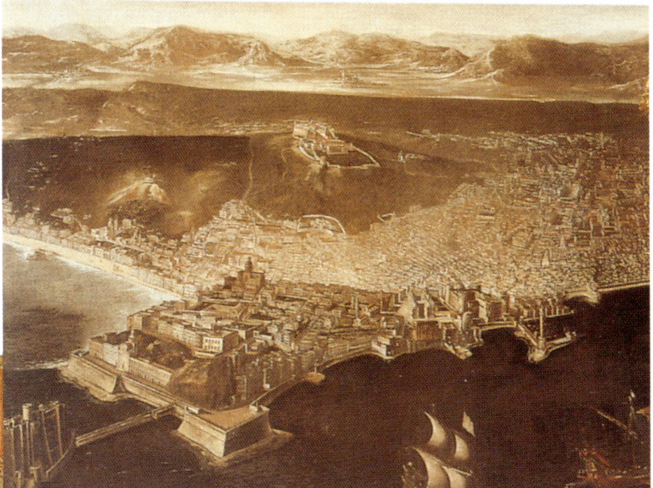

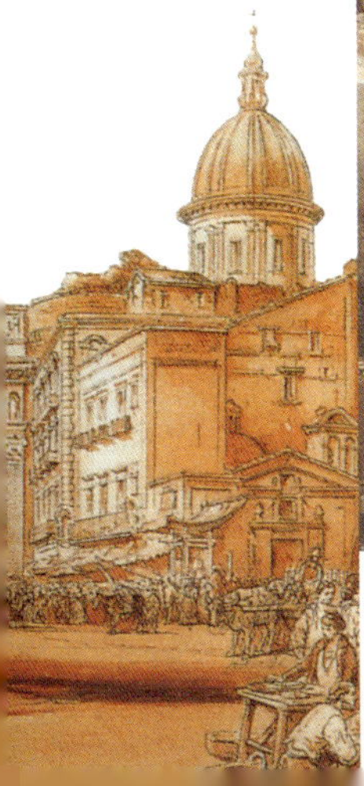

1606–1610

Der erste Aufenthalt Caravaggios in Neapel

Caravaggio erreicht Neapel, die einzige Stadt, in der Arbeiten »in großem Stil« möglich sind, vor September 1606 dank des Geldes, das Ottavio Costa ihm für das *Gastmahl in Emmaus* überwiesen hat. Sicherlich wird er auch von Marzio Colonna unterstützt, der Verbindungen nach Neapel hat und 1601 Generalfeldmarschall gewesen ist. Caravaggio bleibt neun oder zehn Monate und arbeitet sehr intensiv, was unter anderem aus seinen Konten bei den Banken von San Eligio und Santo Spirito hervorgeht. Der erste Auftrag, die *Rosenkranzmadonna* (Wien, Kunsthistorisches Museum), ist privat, eventuell handelt es sich bei dem Auftraggeber um den Kaufmann Niccolò Radulovič. Für die Ordensvorsteher des Pio Monte della Misericordia führt er sofort danach die *Jungfrau der Barmherzigkeit* aus, die bis Dezember vollendet wird; im darauffolgenden Frühjahr erhält er die Vergütung für die *Geißelung Christi*. Danach malt er den *David*, eine weitere *Geißelung*, vielleicht die *Salome* sowie die *Kreuzigung des Heiligen Andreas*, die der Vizekönig 1610 mit nach Spanien nehmen wird. Der Aufenthalt Caravaggios in Neapel ist verhältnismäßig kurz, doch durch seine enorme Produktivität gibt er genügend Impulse, um den dortigen Künstlern zur endgültigen Überwindung der Traditionen des späten 16. Jahrhunderts zu verhelfen.

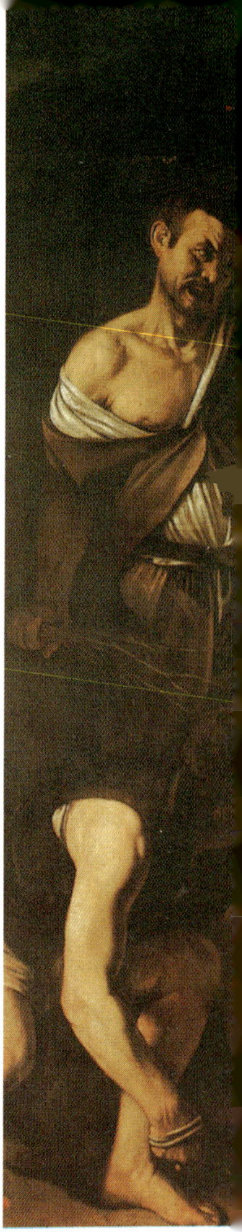

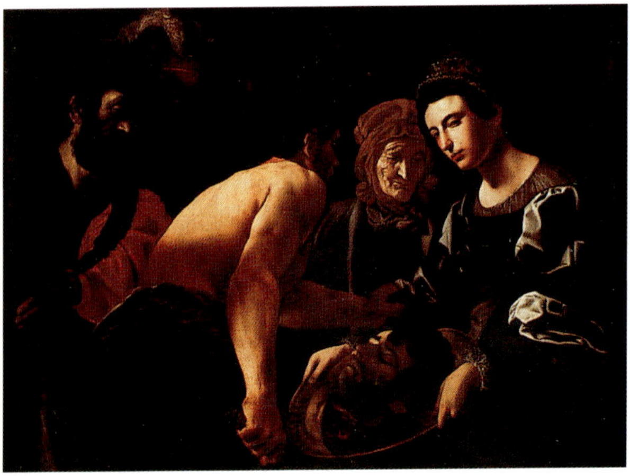

◀ Battistello Caracciolo, *Salome*, um 1617, Florenz, Galleria degli Uffizi. In dieser Version der Enthauptung Johannes' des Täufers liegt das Hauptaugenmerk des Malers nicht auf Dramatik oder der Darstellung von Gefühlen und Stimmungen, sondern auf der präzisen Ausführung von Formen und Körpern.

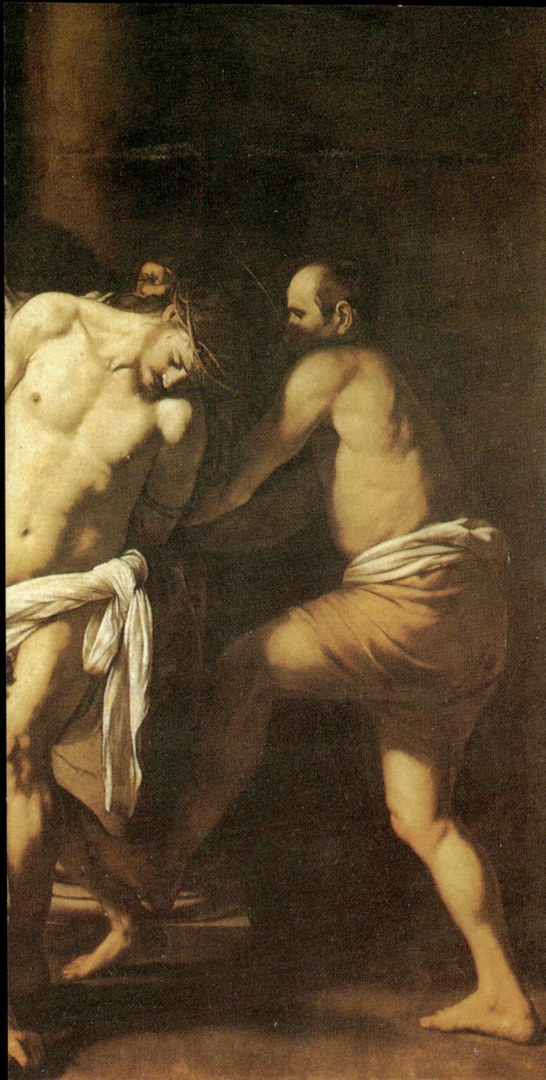

◀ Caravaggio, *Geißelung Christi,* 1607, Neapel, Musei e Gallerie di Capo-.dimonte. Das Werk veranschaulicht den Gegensatz zwischen der menschlichen Grausamkeit und der Göttlichkeit des Erlösers.

▼ Giovanni Battista Lama, *Grablegung,* um 1580, Neapel, Santi Severino e Sossio. In ihrer Heiligenverehrung bediente sich die süditalienische Malerei eines schonungslosen Realismus.

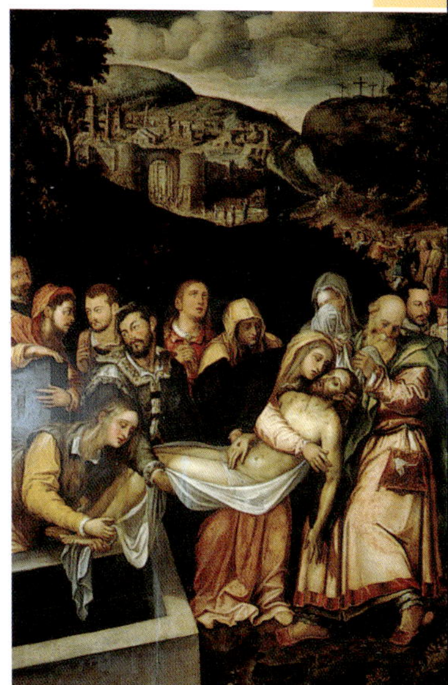

▶ Battistello Caracciolo, *Flucht nach Ägypten,* um 1617, Neapel, Musei e Gallerie di Capodimonte. Nach der Ankunft Caravaggios in Neapel bekannte sich Caracciolo zu einer neuen, naturalistischen Sprache, die allerdings durch die leidenschaftslose Lichtführung und die allzu klaren Konturen ein wenig kalt und einstudiert wirkt.

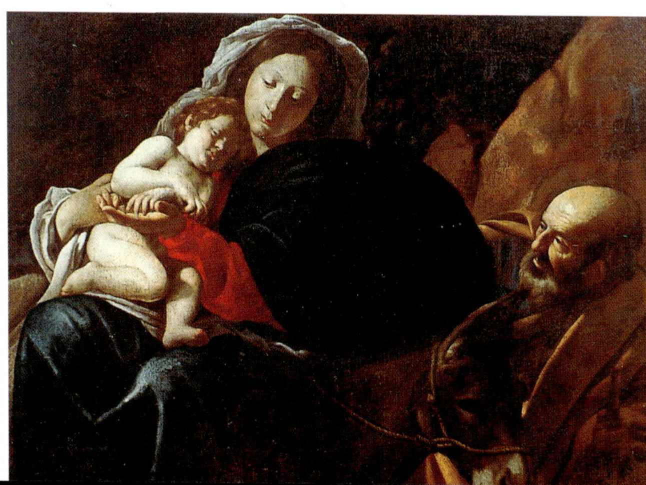

Rosenkranzmadonna

Das Gemälde, im Kunsthistorischen Museum in Wien, eines der ersten aus Caravaggios Zeit in Neapel, wird auf 1606–07 datiert. Als Auftraggeber kommt wegen seiner Marienverehrung auch Marzio Colonna in Betracht.

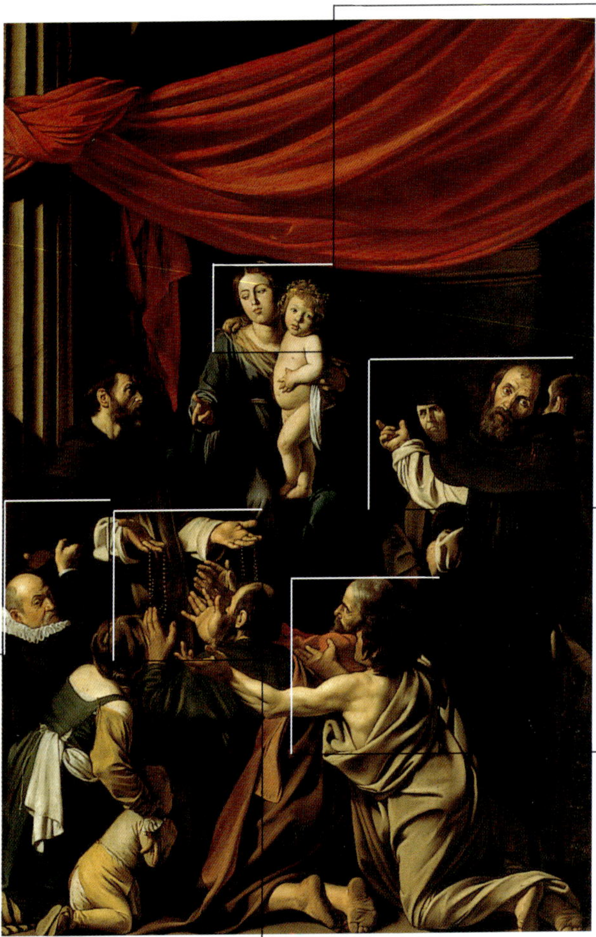

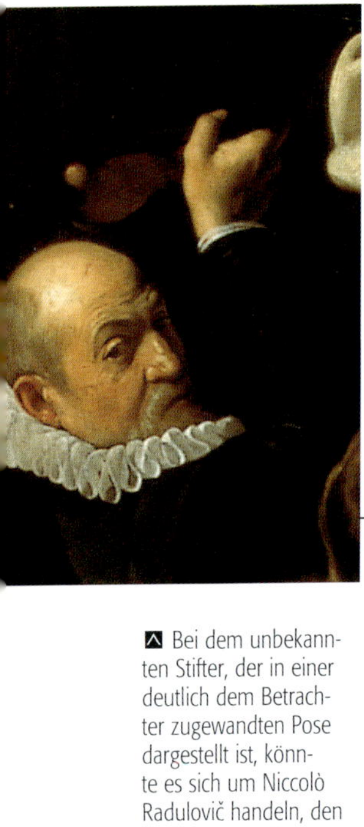

▲ Bei dem unbekannten Stifter, der in einer deutlich dem Betrachter zugewandten Pose dargestellt ist, könnte es sich um Niccolò Radulovič handeln, den Kaufmann aus Ragusa, der von einigen für den tatsächlichen Auftraggeber des Werks gehalten wird.

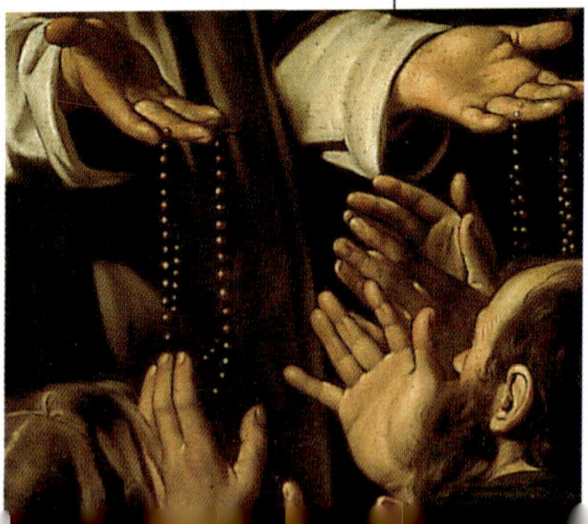

◀ Großartig ist dieses Zusammentreffen vieler verschiedener Hände, die sehr unterschiedliche Gefühle ausdrükken und dem ganzen Gemälde eine gewisse lichterfüllte Schwerelosigkeit verleihen.

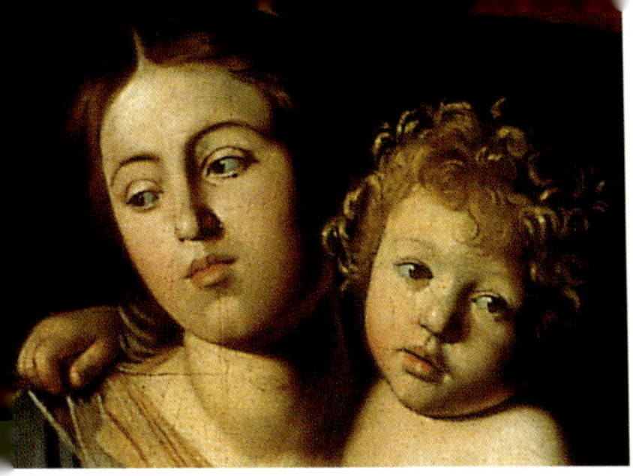

Das Kind ist der geometrische Mittelpunkt der Gesamtkomposition; Maria, die es im Arm hält und sich dabei dem Heiligen Dominikus zuwendet, scheint die Blicke auf sich ziehen zu wollen und wird so, als Quelle der Gnade Gottes, ihrerseits zum geistigen Mittelpunkt der Szene. Der Maler knüpft durchaus an ältere Traditionen des Altarbildes an, setzt aber neue Akzente mit symbolischer Bedeutung.

Der auf die Jungfrau weisende Heilige Petrus Martyr blickt den Betrachter an, so daß die Wunde an seiner Stirn, Zeichen seines Martyriums, deutlich sichtbar wird. Dem Heiligen kommt im Zusammenhang mit der Gegenreformation besondere Bedeutung zu, da er selbst Inquisitor war und als Schutzpatron der heiligen Inquisition verehrt wurde.

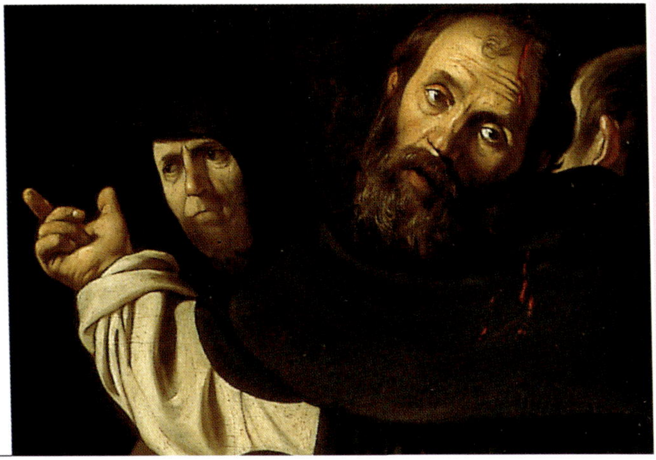

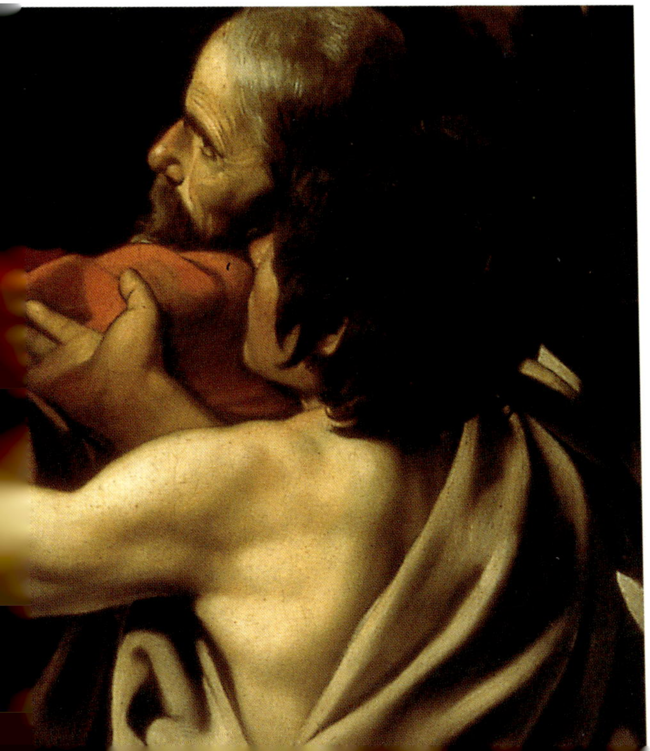

Die hohe Plastizität seiner Figuren erreicht Caravaggio nicht mehr nach Art der Maler aus Brescia durch den Einsatz der Farbe, sondern durch ein räumliches, die Figuren umspielendes Licht. Die ganze Komposition beruht auf dem Gegensatz zwischen einfacher menschlicher Realität und göttlicher Majestät.

Die sieben Werke der Barmherzigkeit

Das Gemälde wurde von den Ordensvorstehern des Pio Monte della Misericordia für den Hauptaltar der Kirche der Bruderschaft in Auftrag gegeben. Es trug dem Maler das großzügige Honorar von vierhundertsiebzig Dukaten ein.

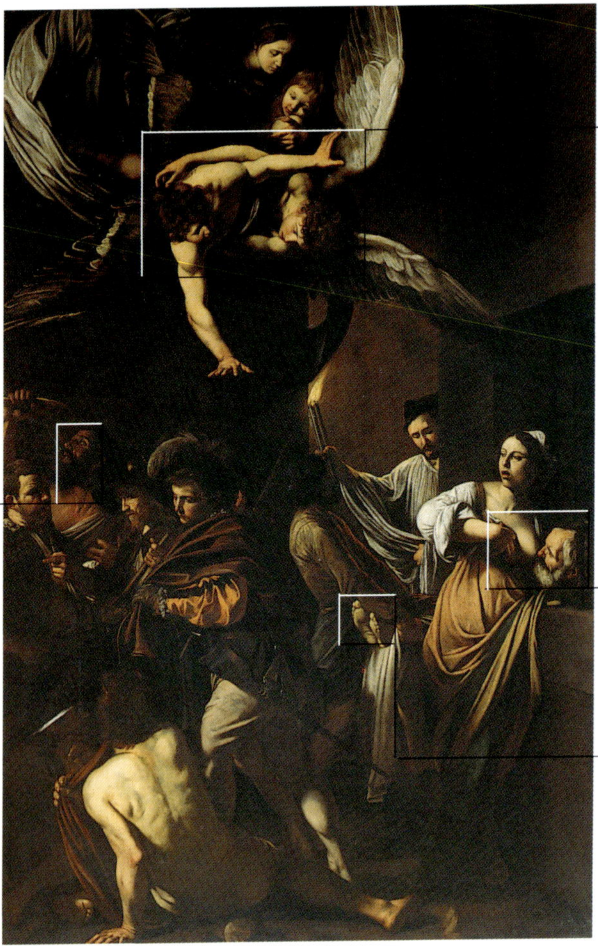

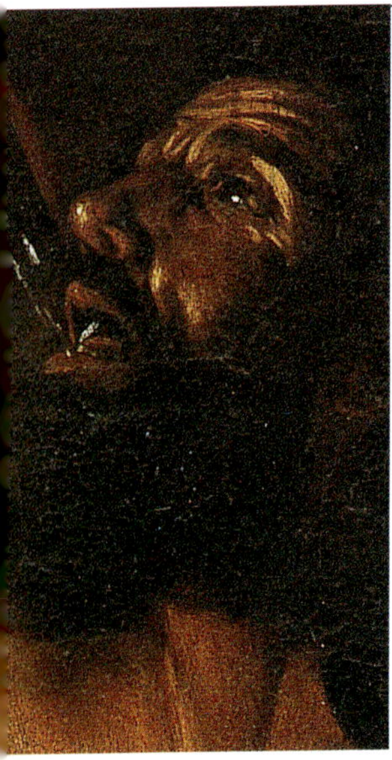

Den Durstigen zu trinken geben: Simson trinkt Wasser in der Wüste von Lehi, das der Herr aus seiner Waffe hervorfließen läßt.

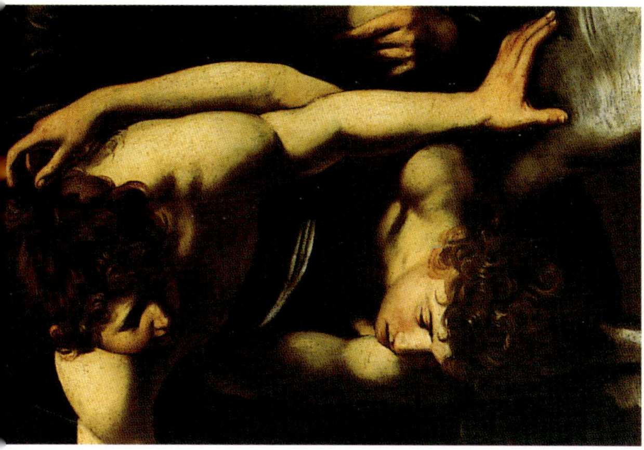

◀ Die verschlungenen Körper der Engel bilden mit ihren bewegten Flügeln einen Wirbel, der das himmlische Eingreifen symbolisiert. Einerseits tragen sie die Jungfrau mit dem Kind heran, andererseits halten sie sie zurück, so daß die Aufmerksamkeit auf das irdische Geschehen gelenkt wird. Sehr schön ist der Eindruck des schwankenden Gleichgewichts, der durch die Lichtführung erzeugt wird.

▶ In der Valerius Maximus entlehnten Episode, in der Pero ihrem alten Vater Cimon im Gefängnis die Brust gibt, werden zwei der im Sinne der »Caritas Romana« bedeutungsvollsten Werke der Barmherzigkeit gleichzeitig dargestellt: »Zu denen kommen, die im Gefängnis sind« und »Den Hungrigen zu essen geben«.

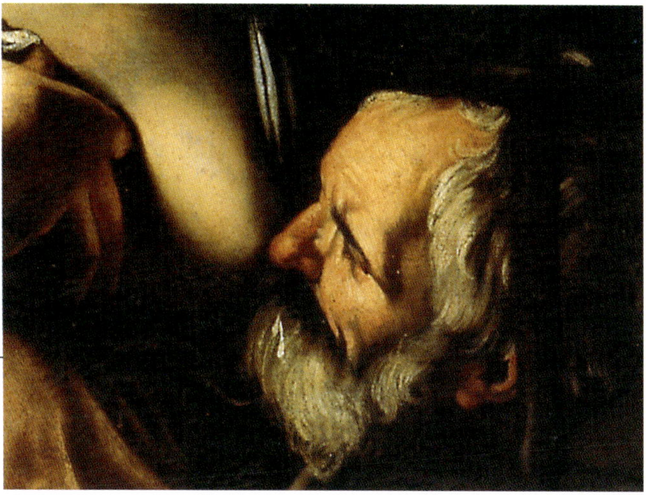

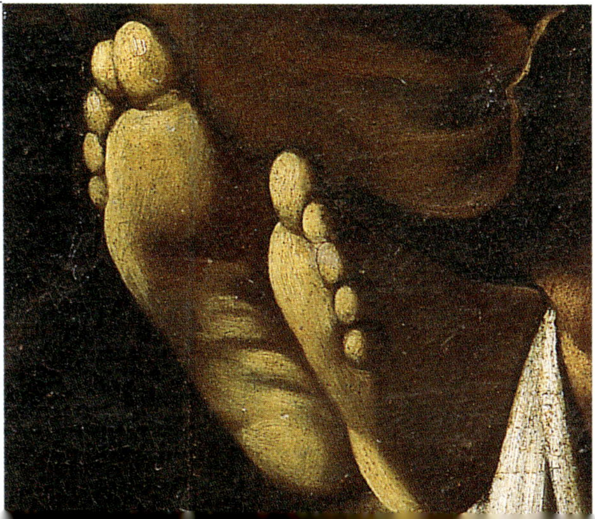

◀ Von der Darstellung des Werkes »Die Toten bestatten« sind nur die Füße des Leichnams zu sehen, die von einem Lichtstrahl beleuchtet werden. Dies ist nicht die einzige Lichtquelle in dem Gemälde; Caravaggio setzt oft mehrere davon ein und benutzt künstliches Licht, um aus dem Dunkel heraustretende Gestalten zu modellieren.

1606–1610

Malta, der Stolz der Ritter

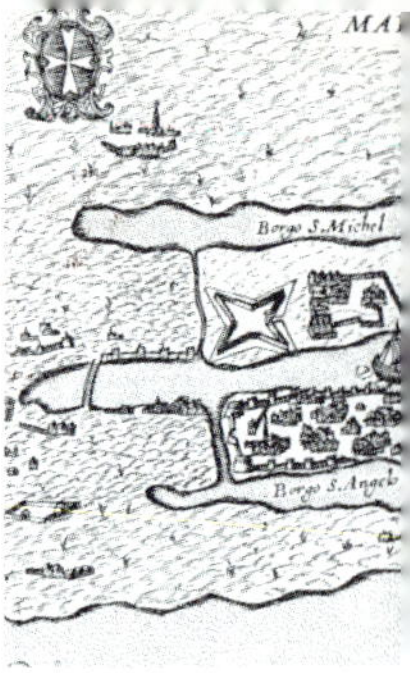

Als Caravaggio 1607 nach Malta kommt, ist die Insel seit mehr als siebzig Jahren Herrschaftsgebiet des Ritterordens der Johanniter. 1530 hatte Karl V. dem Orden, der sich seitdem Malteserorden nennt, die Maltesischen Inseln als Lehen übergeben. Malta wird zum »Schild Europas« gegen die Türken und das Piratenunwesen im Mittelmeer. Der während des ersten Kreuzzuges durch Gottfried von Bouillon gegründete Johanniterorden war als einziger der vielen Kreuzfahrerorden zur Verteidigung des Heiligen Grabes übriggeblieben und hatte im 14. Jahrhundert die Aufgabe übernommen, die Küsten vor den Angriffen von Türken und Piraten zu schützen. Die innere Struktur des Ordens blieb über Jahrhunderte hinweg unverändert: an der Spitze der Gemeinschaft stand der auf Lebenszeit gewählte Großmeister, der von einem Generalkapitel unterstützt wurde, in dem Gesandte aus den Ordensbezirken aller acht Heimatländer vertreten waren. Die Ritter waren ledig und adlig, mußten Gehorsam, Armut und Keuschheit geloben und ihre Bereitschaft erklären, den Glauben mit der Waffe zu verteidigen.

▾ Caravaggio, *Bildnis eines Malteserritters* (Alof de Wignacourt?), 1608, Florenz, Galleria Palatina. Das seidene Kreuz offenbart Caravaggios Virtuosität; das Bild ist vermutlich das letzte, das er in Malta malte.

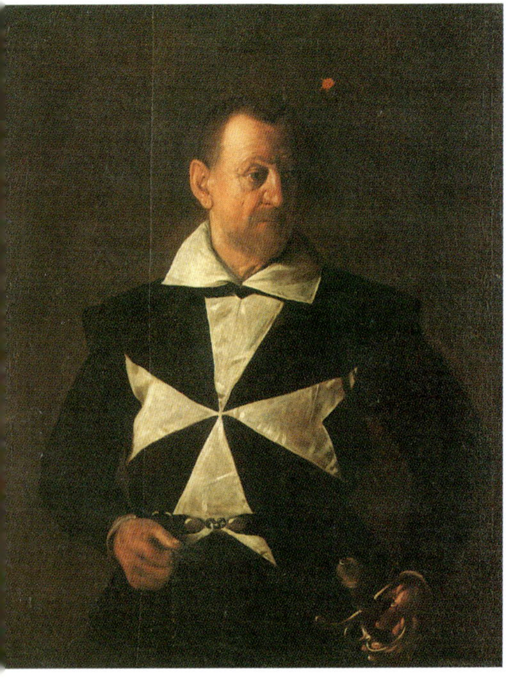

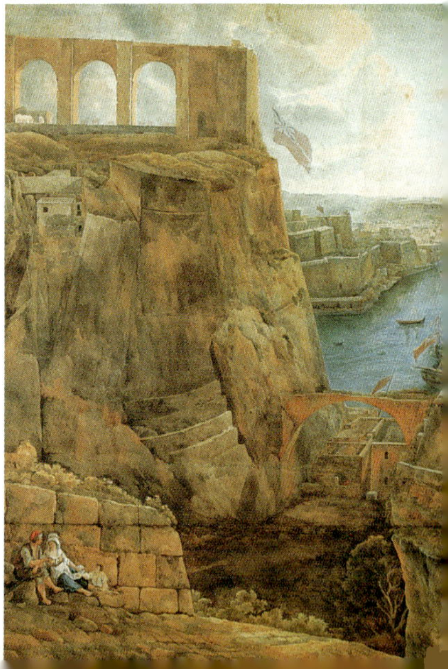

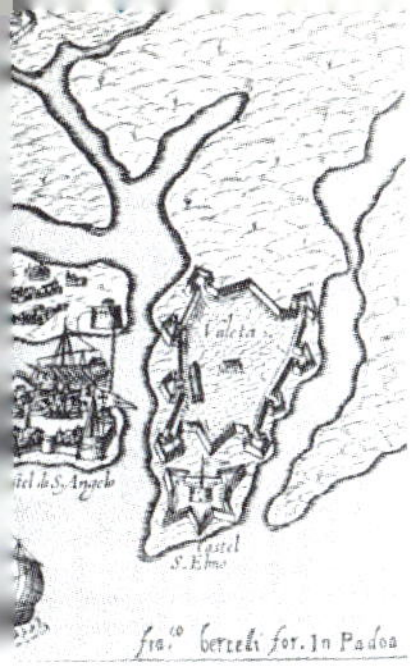

▲ Francesco Bertelli, *Malta,* aus: *Darstellung der Städte Italiens mit in Kupfer gestochenen Abbildungen,* 1629. Malta, das Bollwerk gegen die vom Meer her andrängenden Türken, wurde 1530 dem Ritterorden der Johanniter übergeben.

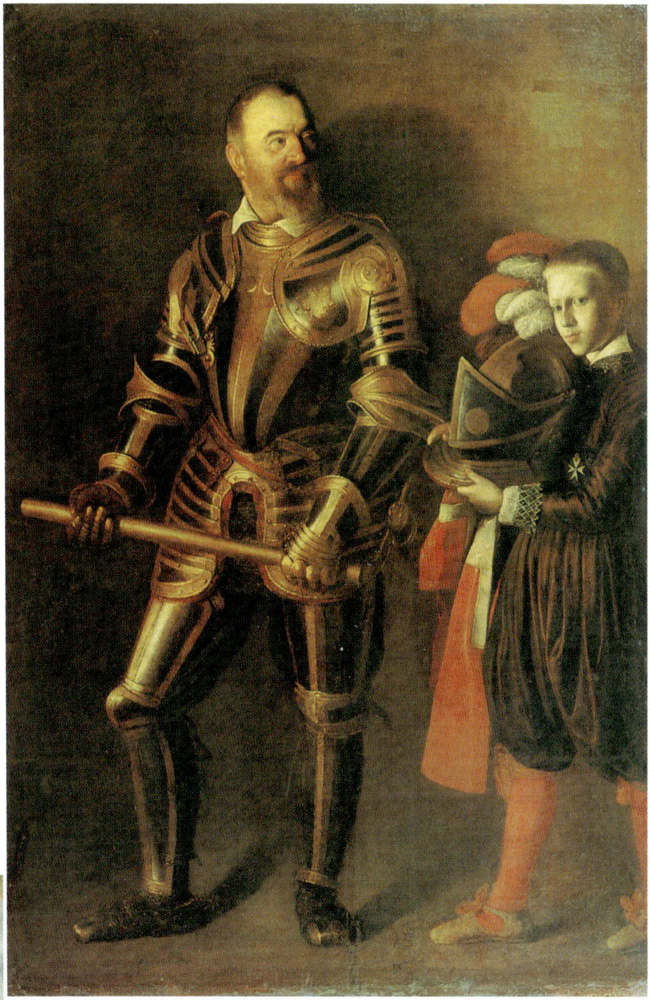

▶ Caravaggio, *Bildnis des Großmeisters Alof de Wignacourt in der Rüstung und mit seinem Pagen,* um 1608, Paris, Musée du Louvre. Die Darstellung von Ritter und Page war in dieser Zeit nicht üblich; de Wignacourt umgab sich jedoch nach höfischer Sitte gerne mit Pagen.

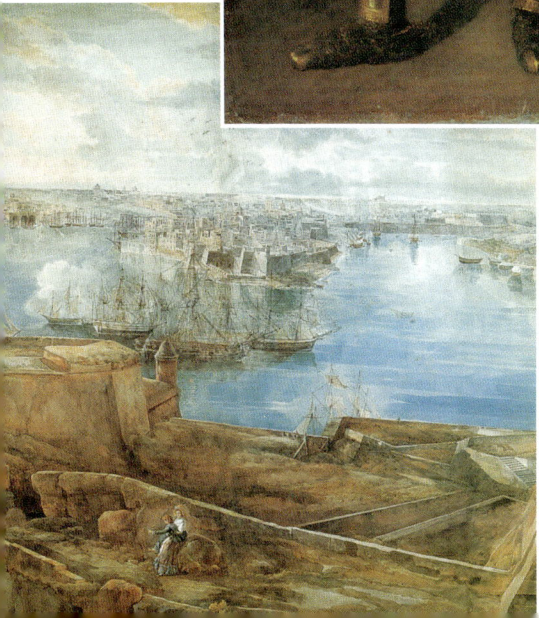

◀ Abraham Louise Rodolphe Durcos, *Ansicht von Valletta aus der Vogelperspektive,* Aquarell, Lausanne, Musée Cantonal des Beaux-Arts.

1606–1610

Ehrung, Festnahme und Flucht aus Valletta

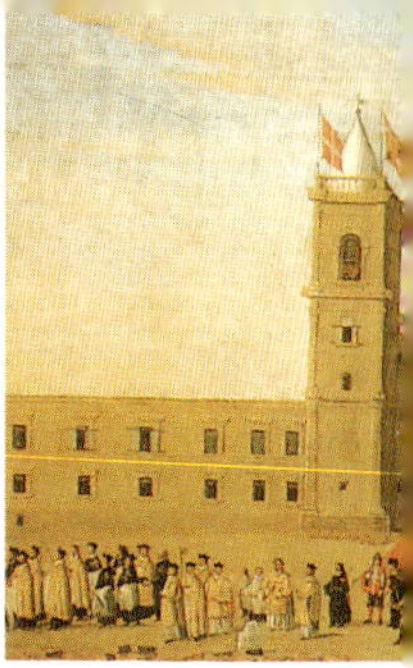

▲ Anonymus, *Kathedrale San Giovanni,* um 1640, Valletta, Museo Nazionale delle Belle Arti. Die Kathedrale, deren Bau 1573 von dem maltesischen Architekten Gerolamo Cassar begonnen und 1577 vollendet wurde, war bis 1798 Ordenskirche.

Caravaggio kommt im Juli 1607 mit der Hoffnung nach Malta, das Ritterkreuz zu erlangen und gute Arbeitsbedingungen zu finden. Erleichtert wird ihm seine Reise möglicherweise von Ippolito Malaspina, Bailli des Ordens in Neapel und Freund von Ottavio Costa, für den er kurz nach seiner Ankunft den *Heiligen Hieronymus* für die Kapelle der Italiener in der Kathedrale San Giovanni malt. Caravaggio arbeitet gerade an seinem schönsten maltesischen Werk, der *Enthauptung Johannes' des Täufers,* als er am 4. Juli zum Ritter ernannt wird. Da er nicht adlig ist, wird er aufgrund seiner künstlerischen Verdienste ehrenhalber als Bruder aufgenommen. Während des Aufenthalts in Malta entstehen noch ein *Schlafender Amor* (Florenz, Galleria Palatina), möglicherweise ein verlorener weiterer *Hieronymus* und die *Verkündigung* (jetzt in Nancy). Doch was so gut begann, endet mit der Verhaftung des Malers, wahrscheinlich, weil die Kunde von Mord und Verurteilung aus Rom eingetroffen ist. Er kann aus dem Kerker von Sant'Angelo entkommen und flieht nach Sizilien. Als er in Syrakus an Land geht, ist es Oktober. Am ersten Dezember wird er als »verdorbenes und schändliches Glied« aus dem Orden ausgeschlossen.

▼ Das auf einer Anhöhe gelegene Medina war bis zur Übergabe an die Ritter Hauptstadt der Insel und blieb auch danach Sitz des Erzbischofs.

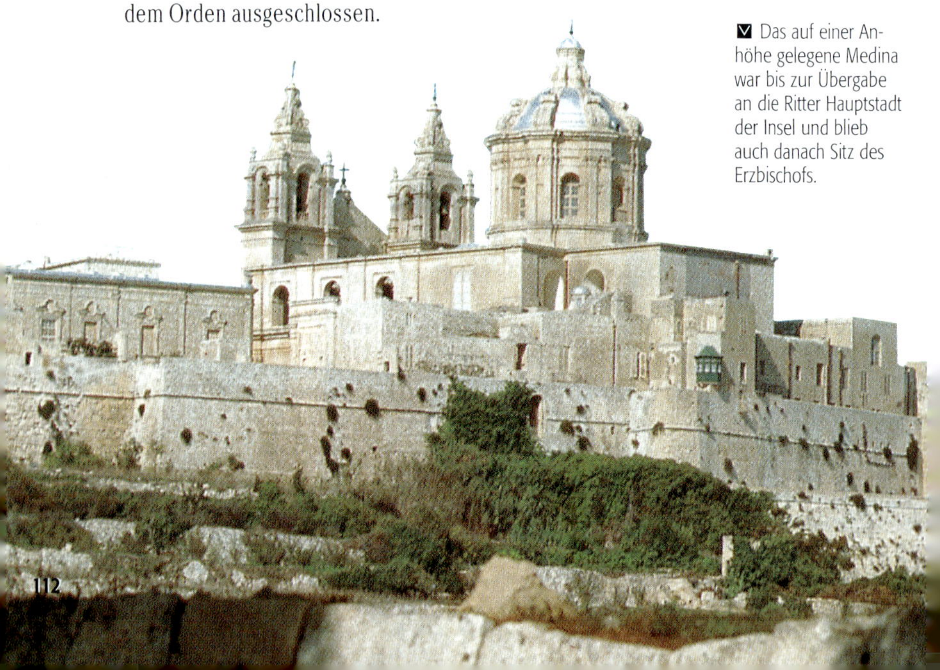

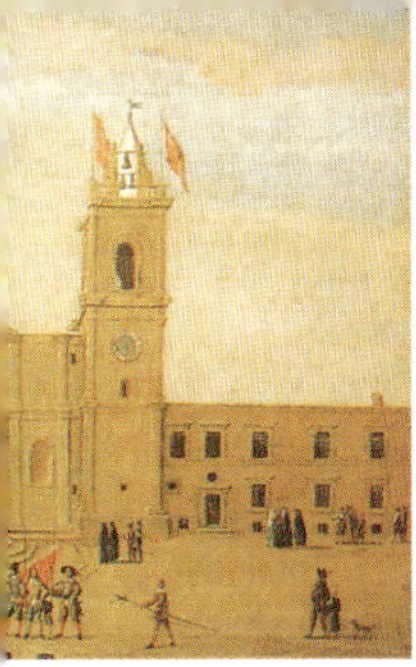

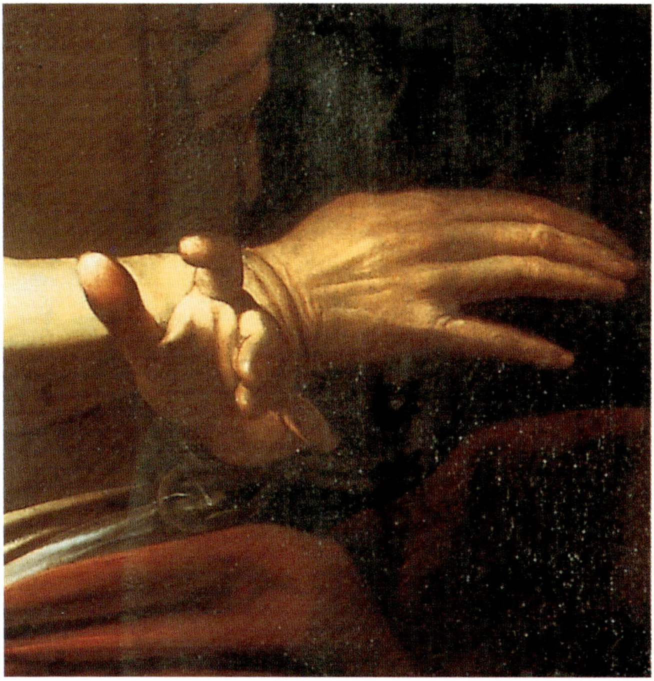

▶ Caravaggio, *Dornenkrönung,* Ausschnitt, 1602–03, Prato, Cassa di Risparmio e Depositi. Die gefesselten Hände spiegeln die eigenen Erfahrungen des Malers wider.

▼ Caravaggio, *Der Heilige Hieronymus,* 1607, Valletta, Museum der Kathedrale San Giovanni. Vermutlich das erste Werk Caravaggios in Malta; bemerkenswert ist, wie das Licht die Formen modelliert.

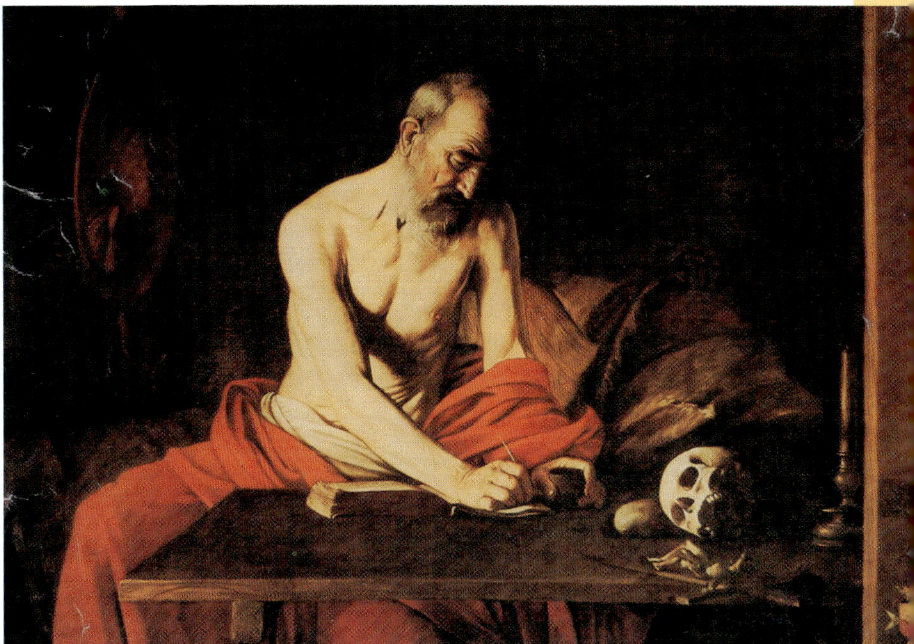

Die Enthauptung Johannes' des Täufers

Das 1608 datierte Werk ist das größte, das Caravaggio in Malta malte. Es wurde für das Oratorium der Johanniter in der Kathedrale San Giovanni in Valletta im Auftrag des Großmeisters de Wignacourt angefertigt.

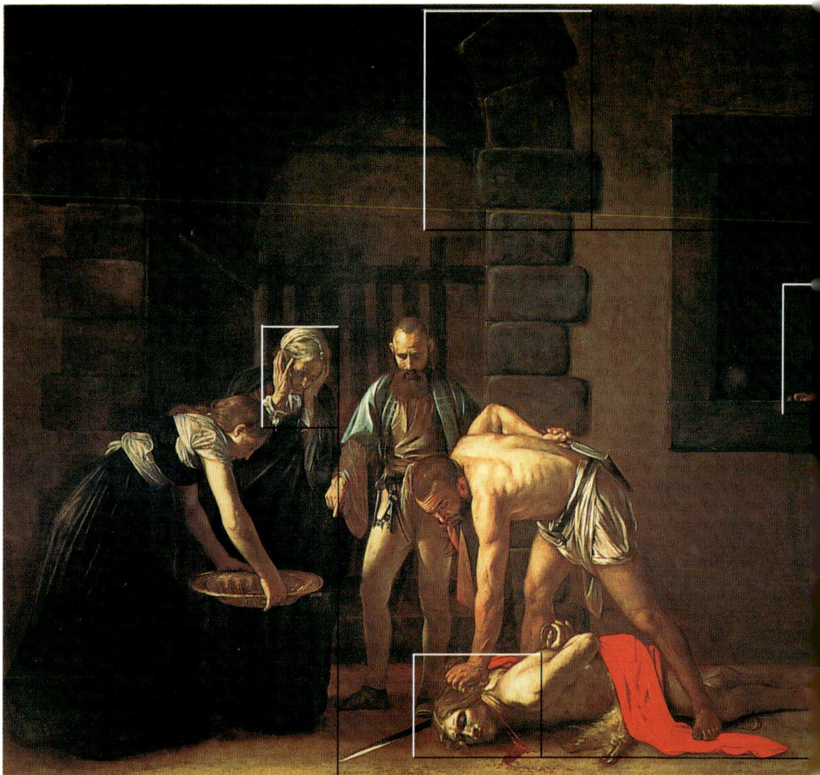

Die alte Dienerin erinnert an frühere Figuren, wie die Magd im *Gastmahl in Emmaus* in der Mailänder Brera. Der Schmerz, der sich auf ihrem Gesicht widerspiegelt, ist erfüllt von der resignierten Hinnahme des Unausweichlichen.

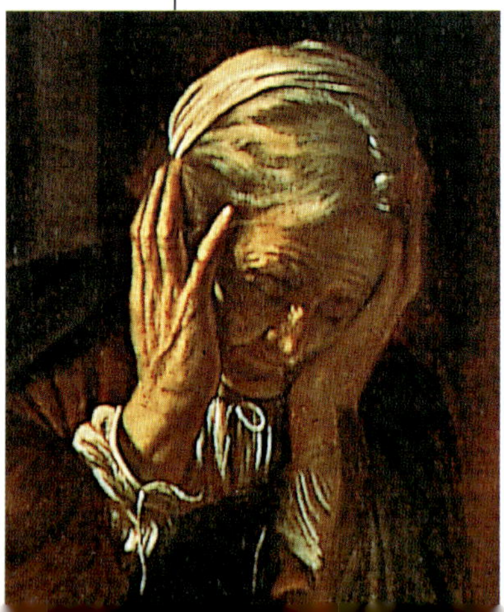

Die Gestalten der Szene wirken wie schicksalsergebene Schauspieler eines Stücks, das auf Geheiß einer höheren Macht aufgeführt wird. Nur der bereits tote Täufer hat den Gesichtsausdruck eines Lebenden, der sich seines Opfers als wahrer Vorläufer Christi am Kreuz bewußt ist.

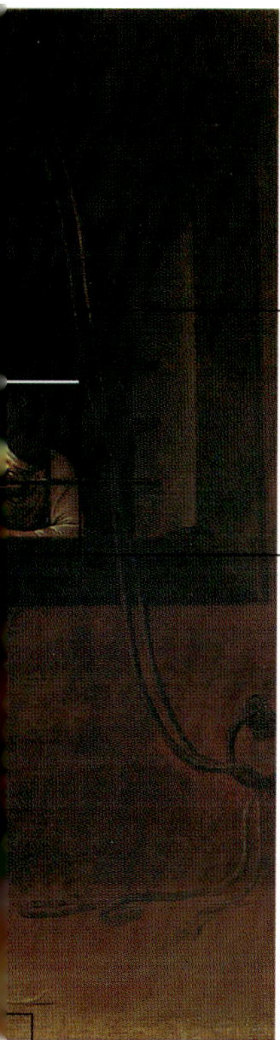

Ein Architekturdetail von einem Künstler, der sonst nicht zu dieser Art von Hintergrundgestaltung neigte. Caravaggio setzt das Mauerwerk geschickt ein, um räumliche Tiefe und eine Beziehung zwischen den Figuren und dem sie hinterfangenden Raum zu schaffen. Die geometrische Form des Torbogens korrespondiert mit der Figurenkomposition im Vordergrund.

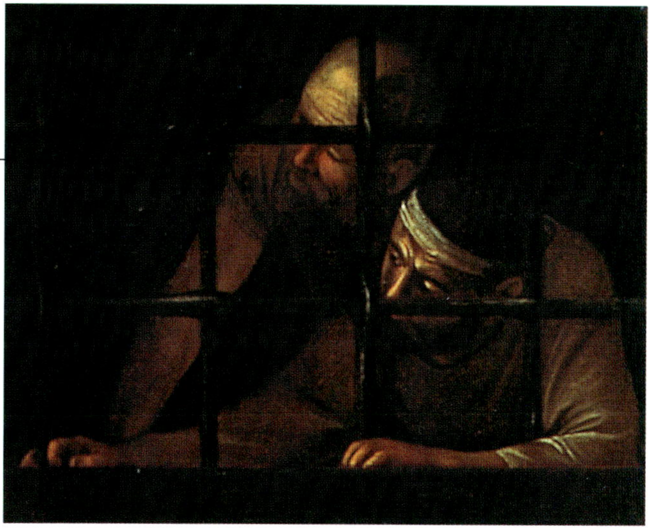

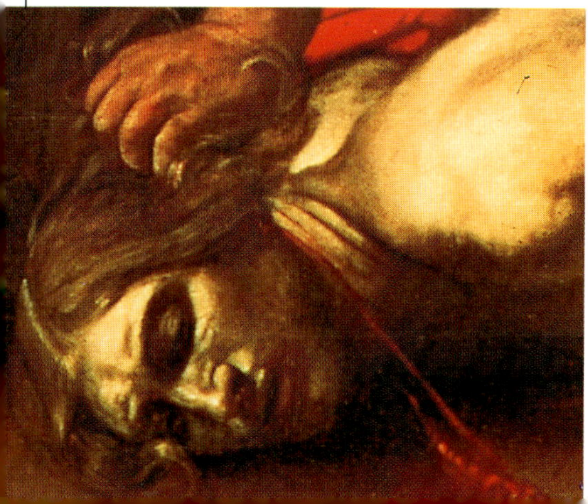

Bei der Gestaltung der beiden Gefangenen, die das Geschehen durch das Gitter verfolgen, orientiert sich Caravaggio an den frühesten Darstellungen der Enthauptung des Täufers. Das Licht, das auf die Köpfe der beiden Männer fällt und den Arm des einen streift, holt auch sie mit in den Vordergrund.

Intermezzo in Sizilien

Syrakus ist kein naheliegendes Ziel für jemanden, der aus Malta kommt, doch lebt hier der Freund aus frühen Jahren, Mario Minniti. Um dem Maler Arbeit zu verschaffen, stellt er ihn beim Senat vor und erwirkt den Auftrag für die *Bestattung der Heiligen Lucia* in der der Heiligen geweihten Kirche. Während seines kurzen Aufenthalts lernt Caravaggio den Archäologen Mirabella kennen, dessen Aufzeichnungen über einen gemeinsamen Ausflug zu der Grotte in den Steinbrüchen des Tyrannen Dionysios, die der Maler »Ohr des Dionysios« nennt, überliefert sind. Noch im gleichen Jahr ist er in Messina, wo er in acht Monaten vier oder fünf Gemälde vollendet, von denen aber nur zwei erhalten sind. Caravaggio ist zu diesem Zeitpunkt noch Malteserritter, und der Titel leistet ihm bei der Beschaffung von Aufträgen gute Dienste. Seine *Anbetung der Hirten,* die er für die Kapuzinerkirche ausführt, begründet die Tradition der Darstellung der Geburt Christi in bescheidener Umgebung; er erhält dafür tausend Scudi. Anschließend begibt er sich nach Palermo, wo er die *Geburt Christi mit den Heiligen Laurentius und Franziskus* malt. Wir schreiben den Monat August des Jahres 1609.

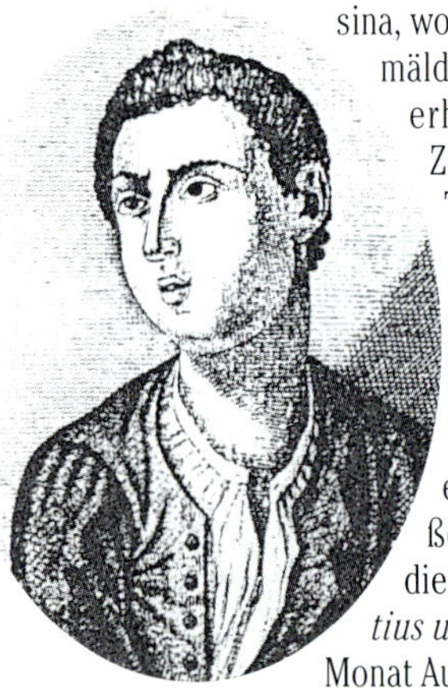

▲ Bildnis des Freundes *Mario Minniti* aus dem 1821 in Messina erschienenen Buch über messinische Maler von C. Grosso Cacopardo.

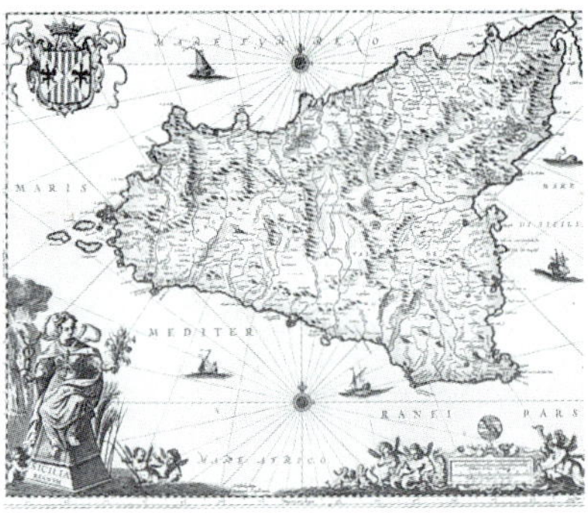

► Sizilien-Karte von Willem Janszoon Blaeu, 1635. Aus den sizilianischen Werken Caravaggios spricht die Angst des Flüchtigen vor der Entdeckung.

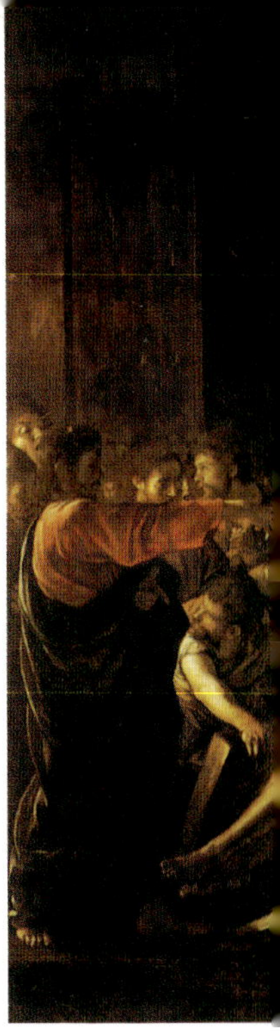

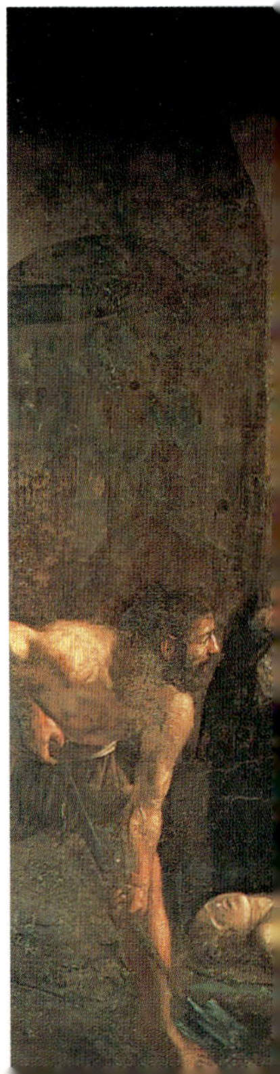

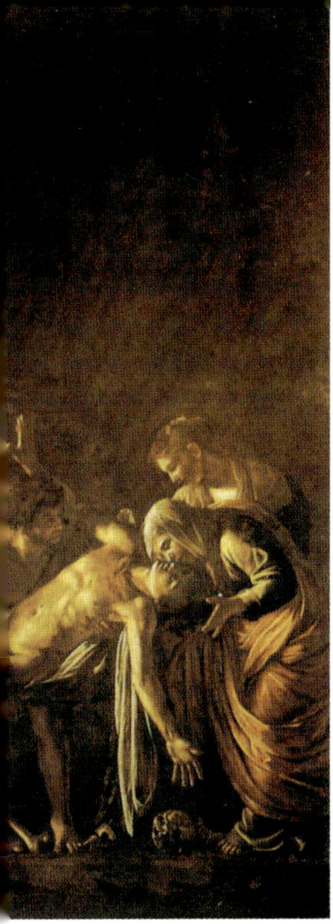

◀ Caravaggio, *Auferwekkung des Lazarus.* Das sehr realistisch gestaltete Werk wurde 1609 für die Ordenskirche der Crociferi in Messina ausgeführt und befindet sich heute im Museo Regionale in Messina.

▼ Caravaggio, *Geburt Christi mit den Heiligen Laurentius und Franziskus,* 1609, Palermo, Oratorio del Collegio di San Lorenzo. Trotz konventioneller Elemente ist dies ein typisches Werk aus Caravaggios Reifezeit.

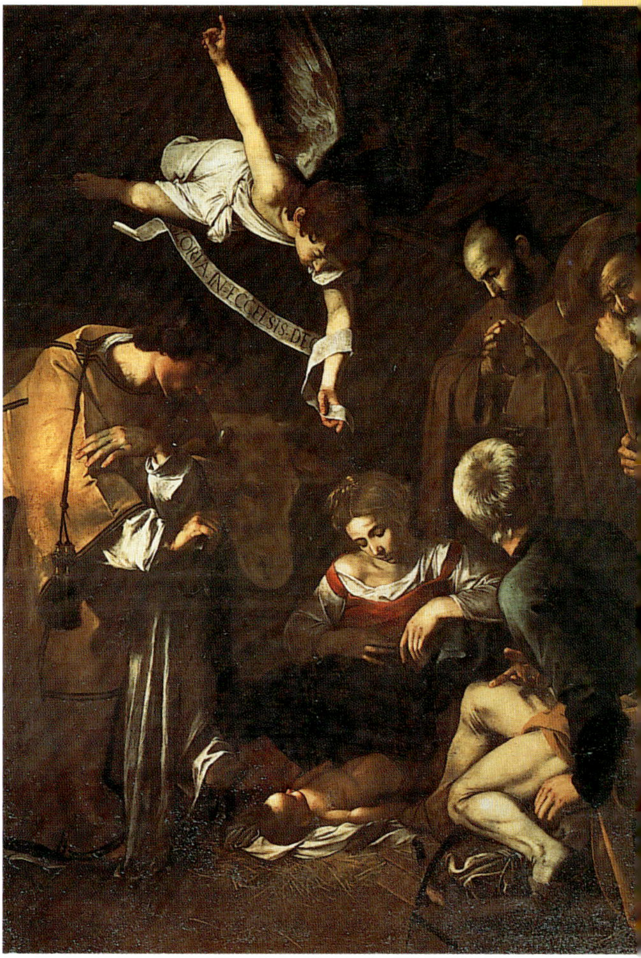

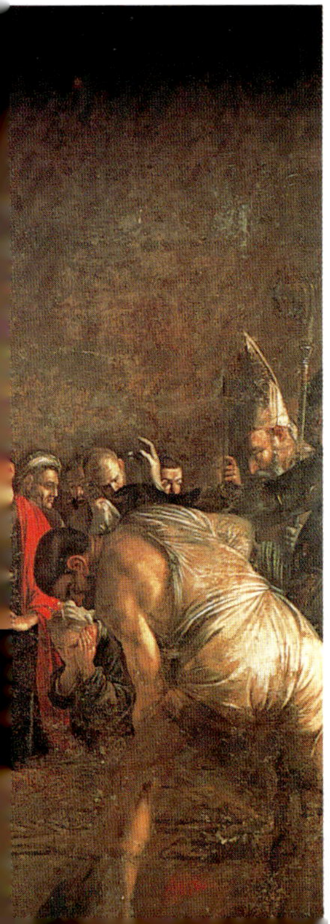

◀ Caravaggio, *Bestattung der Heiligen Lucia,* 1608, Syrakus, Santa Lucia. Hier greift Caravaggio auf bereits Erprobtes zurück, die Komposition etwa erinnert an den *Marientod*. Er setzt jetzt die Architektur ein, um die menschlichen Gestalten kleiner erscheinen zu lassen.

Der Einfluß Caravaggios auf die süditalienische Malerei

▶ Massimo Stanzione, *Orpheus wird von Bacchantinnen erschlagen,* 1635, Mailand, Banca Manusardi & Co. Stanzione verbindet das Vorbild der Caravaggisten mit Elementen der emilianischen Malerei.

Caravaggios Neuerungen werden in Süditalien mit bemerkenswertem Erfolg in die dortige bildnerische Tradition eingebunden und gemeinsam mit dem an die Bologneser Malerei anknüpfenden klassizistischen Ansatz ausgebaut. Neapel pflegt enge Beziehungen mit dem Norden und mit Spanien; vor allem aber hat die Renaissance keine tiefen Spuren hinterlassen, so daß der caravaggeske Naturalismus schnell Fuß fassen und von Künstlern wie Caracciolo, Stanzione oder dem Kalabresen Mattia Preti individuell weiterentwickelt werden kann. In Sizilien sieht man den Stil Caravaggios weniger als Neuerung an denn als logische Fortführung der eigenen Traditionen, da die Insel, vermittelt durch Antonello da Messina oder Polidoro da Caravaggio, von flämischen Einflüssen geprägt ist. Der tiefgreifende Naturalismus Caravaggios selbst läßt aber die Schar der Nachahmer weit hinter sich zurück. Die wenigsten sind in der Lage, die großartigen und dramatischen Neuerungen dieser Schaffensphase – auch im Vergleich mit den römischen Werken – voll und ganz zu erfassen. Meist orientiert man sich, wie etwa Alonso Rodriguez aus Messina, an Caravaggios Frühwerk, während die Errungenschaften seiner Reifezeit in den Gemälden der Nachfolger zu oberflächlichen Lichteffekten verkommen.

▼ Meister der Verkündigung an die Hirten, *Der Geruchssinn,* um 1630, Neapel, Sammlung De Vito. Der Versuch, die Allegorie auf eine der menschlichen Sinneswahrnehmungen naturalistisch zu interpretieren, ist von Ribera beeinflußt. Der Naturalismus zwingt zu einer konkreten Darstellung der alltäglichen Wirklichkeit.

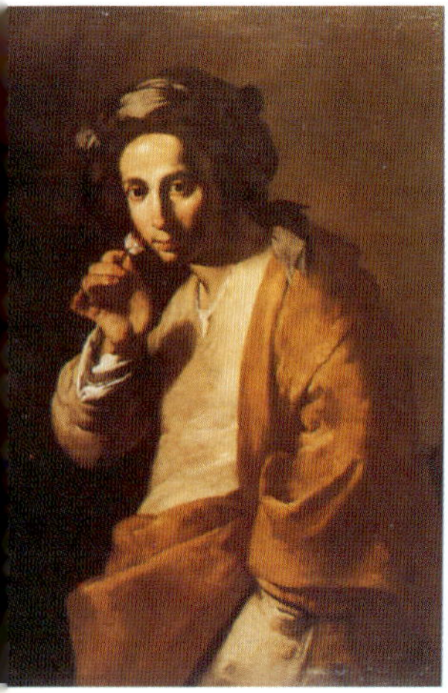

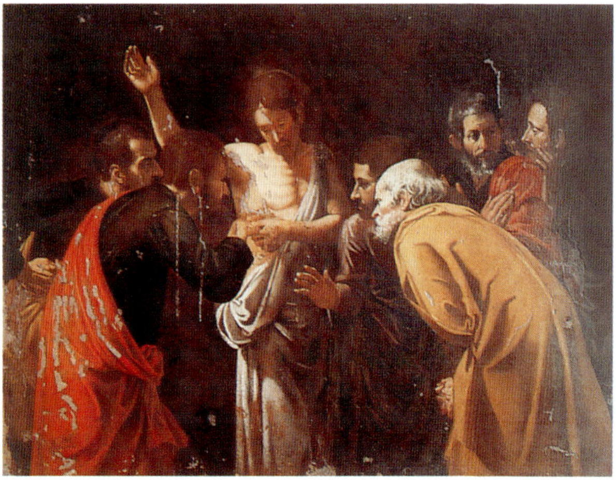

▶ Alonso Rodriguez, *Der ungläubige Thomas,* Messina, Museo Nazionale. Alonso Rodriguez war einer der fähigsten Nachfolger Caravaggios.

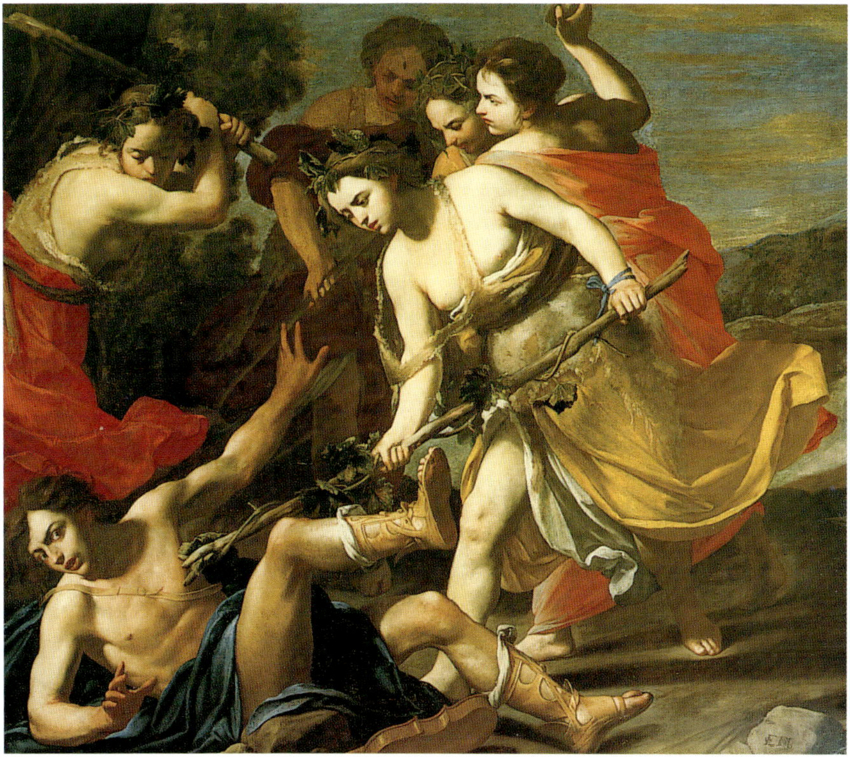

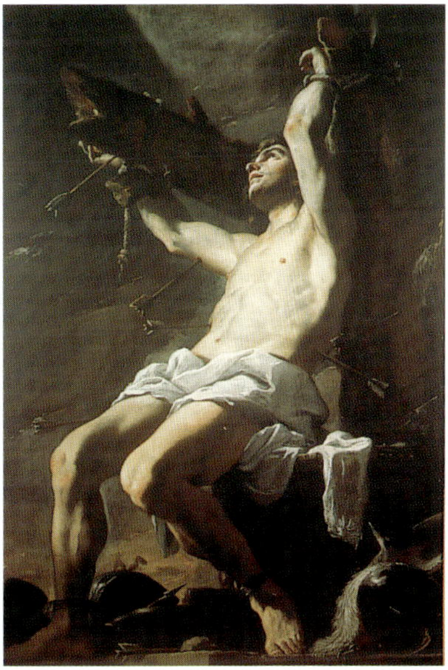

◄ Mattia Preti, *Der Heilige Sebastian,* um 1657, Neapel, Musei e Gallerie di Capodimonte. Caravaggio, dessen Werk Preti in Rom begegnete, beeinflußte seine neapolitanischen Bilder. Hier äußert es sich vor allem im Licht, das die Formen modelliert, und in der Verkürzung, die der Figur eine barocke Dynamik verleiht.

► Pietro Novelli, *Die Vermählung der Heiligen Jungfrau,* 1647, Palermo, San Matteo. Die Lichtführung ruft eine elegi sche Stimmung hervor, die den sizilianischen Werken Caravaggios nachempfunden ist.

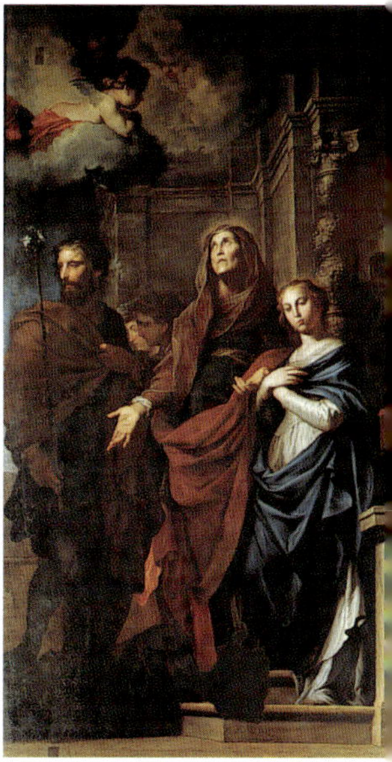

Caravaggios Werke: Rätsel und Überraschungen

▶ Caravaggio, *Dornenkrönung,* 1602–03, Prato, Cassa di Risparmio e Depositi. Dieses Gemälde ist in den historischen Quellen nicht erwähnt und wurde lange für eine Kopie gehalten. 1951 wurde es zum ersten Mal ausgestellt und von Roberto Longhi Caravaggio zugeschrieben. Seit der Restaurierung von 1974 gilt es als eigenhändiges Werk. Man nimmt an, daß es nach den für San Luigi dei Francesi und Santa Maria del Popolo geschaffenen Werken und noch vor der monumentalen Phase der *Grablegung Christi* entstanden ist.

Die weitverzweigte Entwicklung des sogenannten Caravaggismus – die Begeisterung läßt erst etwa ab 1630 nach – führte zu einer gewissen Verwirrung hinsichtlich des gesicherten Œuvres des Malers. Neben einem Grundbestand, dessen Authentizität eindeutig ist, gibt es deshalb heute noch eine kleine Anzahl von Werken, deren Autorschaft nicht zweifelsfrei geklärt ist. Am problematischsten sind diejenigen, die in den zeitgenössischen Quellen nicht erwähnt werden, bei der Wiederentdeckung des Künstlers auftauchten oder von der Technik und der Ikonographie her durchaus auf ihn zurückgehen könnten. Nicht weniger schwierig ist die Frage der »Kopien« respektive »Repliken« authentischer eigenhändiger Originale. Schließlich kommt es auch immer wieder vor, daß ihm Gemälde nachträglich zugeschrieben werden, wie der *Narziß* in der Galleria Nazionale in Rom, oder wiederauftauchen, wie die *Gefangennahme Christi,* die nach der Restaurierung als sein Werk anerkannt wurde.

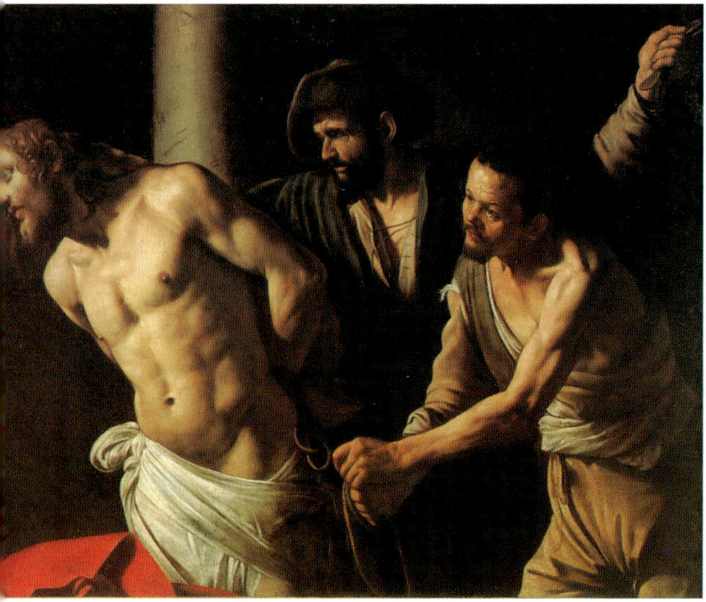

◀ Caravaggio, *Christus an der Geißelsäule,* Rouen, Musée des Beaux-Arts. Das Bild wurde 1955 vom Museum als Werk Mattia Pretis erworben. Kein Dokument bestätigt die bis heute umstrittene Annahme, es handele sich um ein authentisches Gemälde Caravaggios. Für seine Urheberschaft spricht allerdings die angewandte Technik: anstelle einer vorbereitenden Skizze wurden mit dem Pinselstil feine Linien in die Grundierung der Leinwand geritzt.

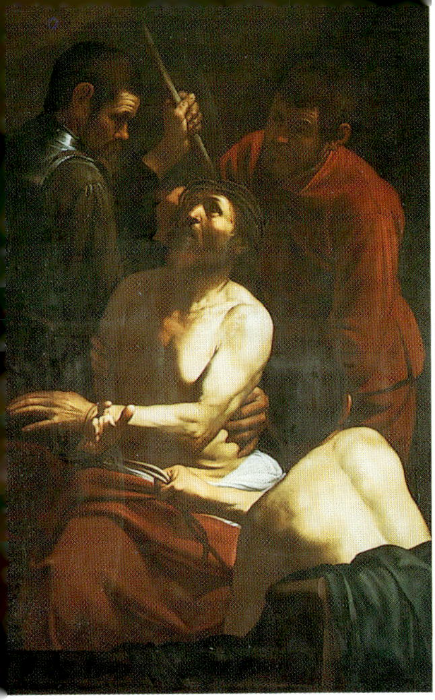

☑ Caravaggio, *David*, Madrid, Museo del Prado. Abgesehen davon, daß dieses Werk in der zeitgenössischen Literatur nicht erwähnt wird, stellt auch die eher ungewöhnliche Ikonographie die Experten vor Rätsel: Ist es ein Original oder eine Kopie oder das Werk eines Nachfolgers?

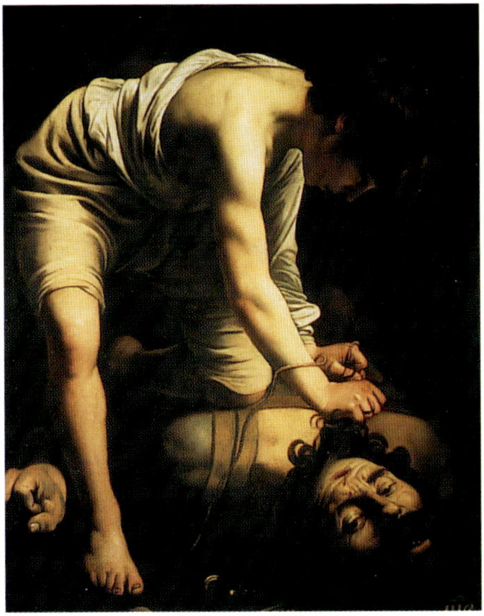

☑ Caravaggio, *Gefangennahme Christi*, 1602–03, Dublin, National Gallery of Ireland. Nachdem das Gemälde lange Zeit dem Niederländer Gerrit van Honthorst zugeschrieben wurde, konnte 1993 nach einer Restaurierung die Autorschaft Caravaggios festgestellt werden.

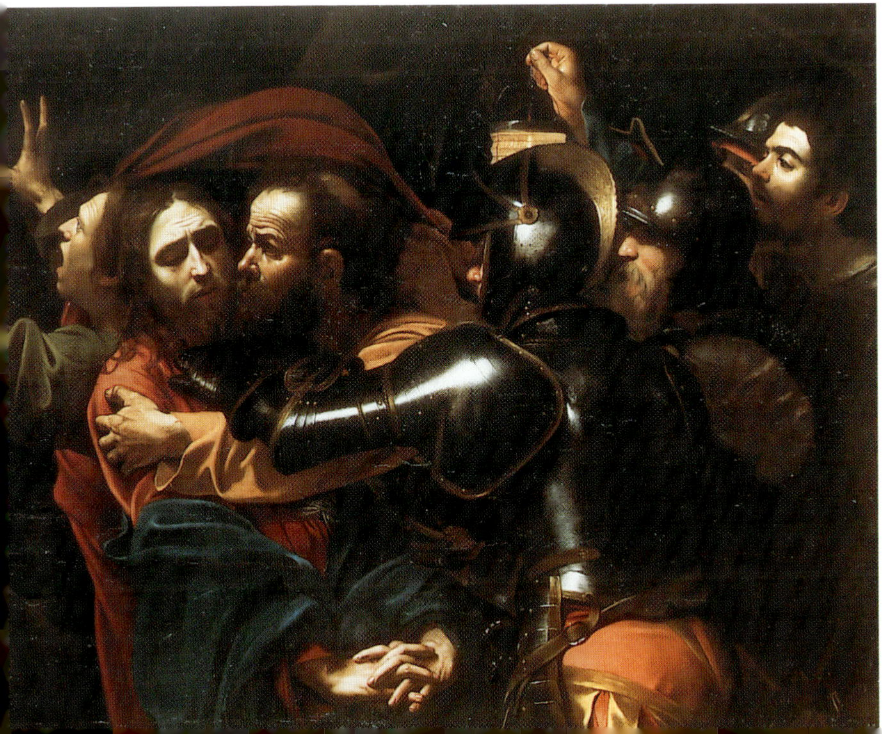

1606–1610

Zurück nach Neapel

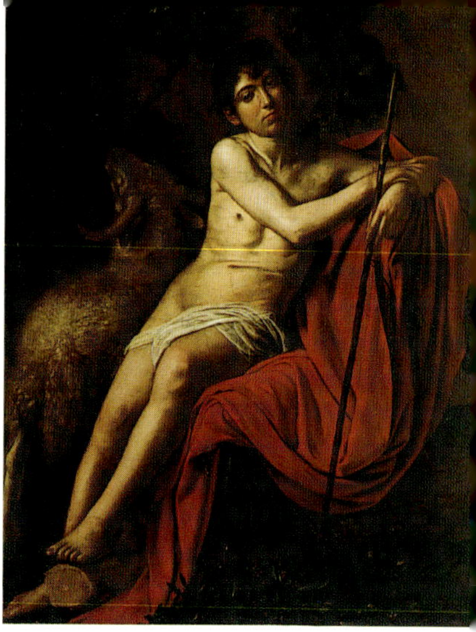

Am 24. August 1609 ist Caravaggio wieder in Neapel. Sizilien war nur eine Station auf der Reise, die ihn nach Rom zurückführen und der Verbannung ein Ende setzen soll. Er kann nicht immer weiter fliehen, sondern muß versuchen, zu einem normalen Leben zurückzukehren – und doch wird seine Verfassung während des Aufenthalts in Sizilien als die eines Menschen beschrieben, der jede Hoffnung und damit gleichzeitig seinen Verstand verloren hat. Susinno nennt ihn ein Jahrhundert später »dumm und verrückt«, »leichtfertig und streitsüchtig«, einen »besessenen Geist«. Auch diesmal ist seine Anwesenheit in Neapel durch eine Bluttat belegt: Er wird beim Betreten der Osteria del Cerriglio angegriffen, und zunächst heißt es, der Maler sei getötet worden, dann, er habe einen Schnitt im Gesicht erhalten. In Neapel, wo er sich bis 1610 aufhält, ist Caravaggio produktiver denn je. Die wichtigsten Werke, die er gleich zu Anfang ausführt, sind bei dem Erdbeben von 1805 verlorengegangen: drei Gemälde für Santa Anna dei Lombardi, die Kirche der in Neapel ansässigen Lombarden, darunter eine beeindruckende *Auferstehung*. Ein weiteres bedeutendes Werk, das *Martyrium der Heiligen Ursula*, verläßt Neapel am 27. Mai 1610 auf einem Schiff nach Genua.

▲ Caravaggio, *Johannes der Täufer*, 1609–10, Rom, Galleria Borghese. Das Bild nimmt ein häufiges Motiv des Frühwerks auf: den nackten Jüngling.

▼ Caravaggio zugeschrieben, *Der Zahnzieher*, 1609–10, Florenz, Galleria Palatina. Wenn das Bild auch nicht mit Sicherheit Caravaggios Werk ist, so trägt es doch seine Handschrift: ein Genremotiv mit dem für ihn typischen Figurenrepertoire.

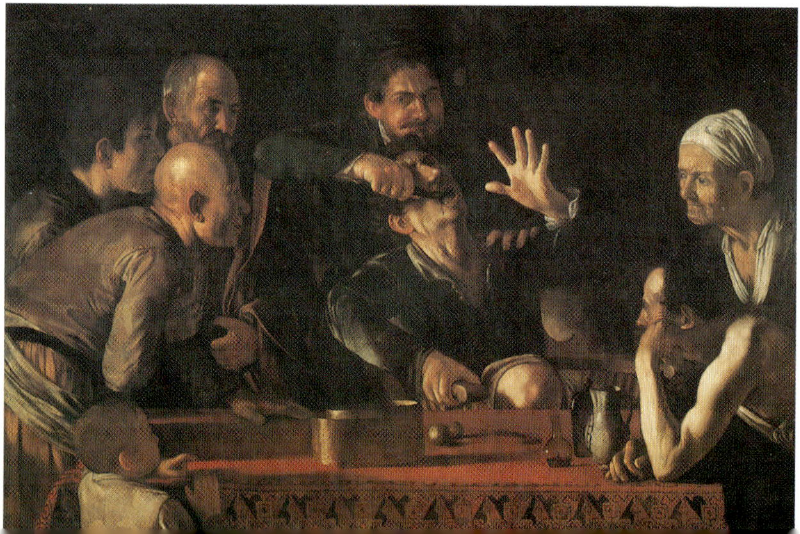

▶ Caravaggio, *Johannes der Täufer an der Quelle,* Valletta, Sammlung Bonello. Möglicherweise ist dies das Bild, das der Maler auf dem Weg nach Rom 1610 im Gepäck hatte. Das Motiv ist charakteristisch für ihn.

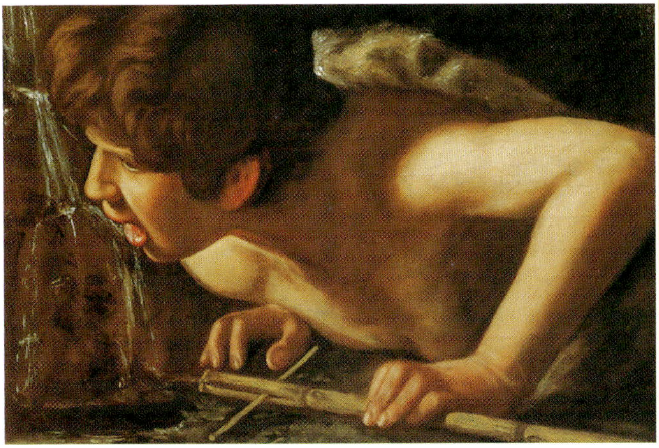

▼ Caravaggio, *Martyrium der Heiligen Ursula,* 1610, Neapel, Musei e Gallerie di Capodimonte. Die Darstellung beschränkt sich auf das Nötigste: die Halbfiguren und den Höhepunkt der Gewalttat.

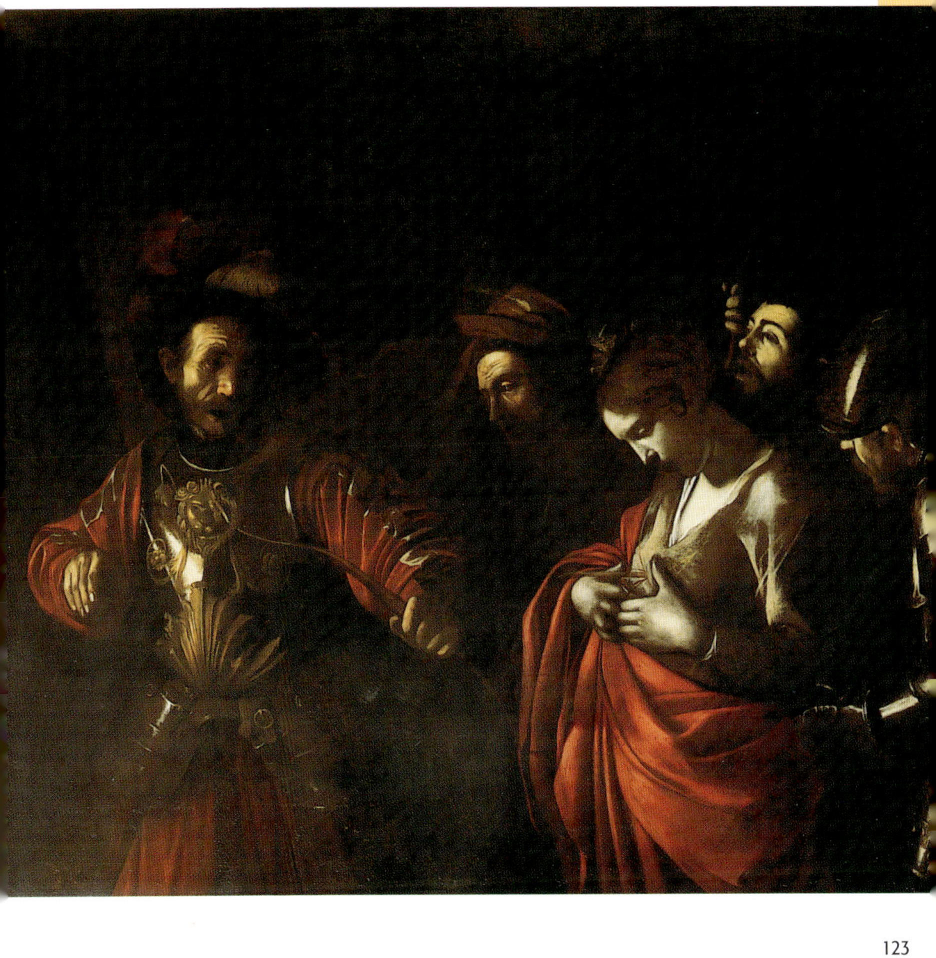

1606–1610

David mit dem Haupt Goliaths

Eines der spätesten Werke Caravaggios befindet sich in der Galleria Borghese in Rom und kann auf 1609–10 datiert werden. Es wurde möglicherweise im Zusammenhang mit dem Gnadengesuch an Kardinal Borghese geschickt.

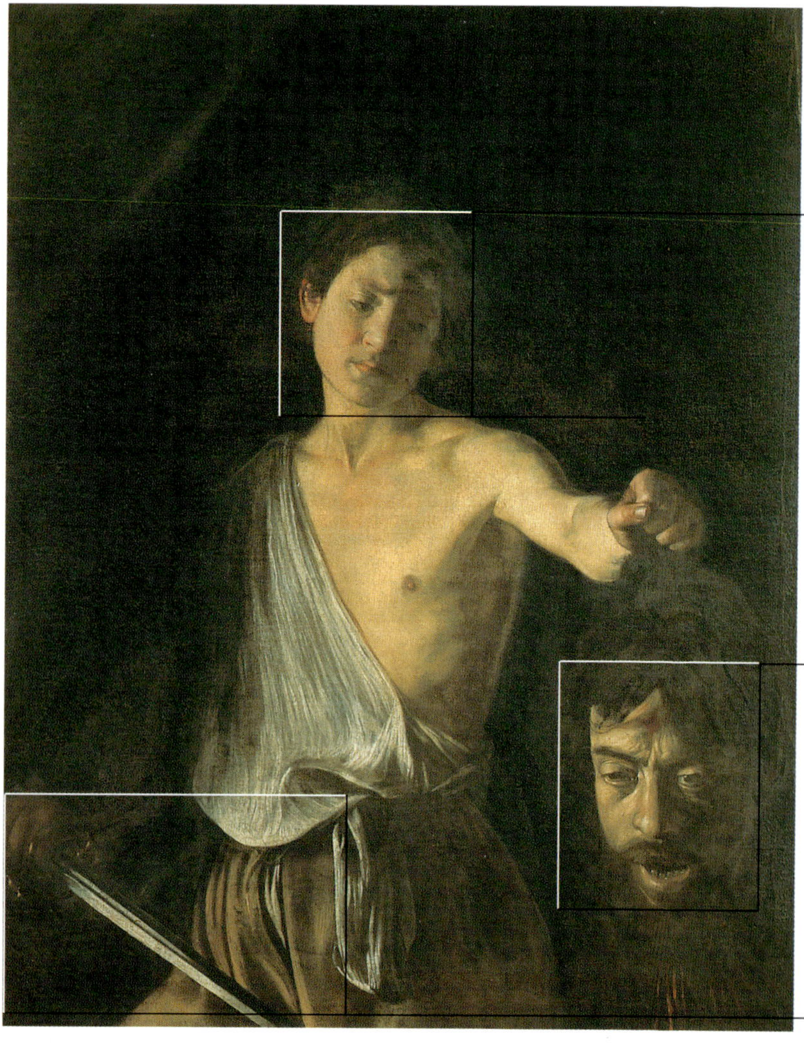

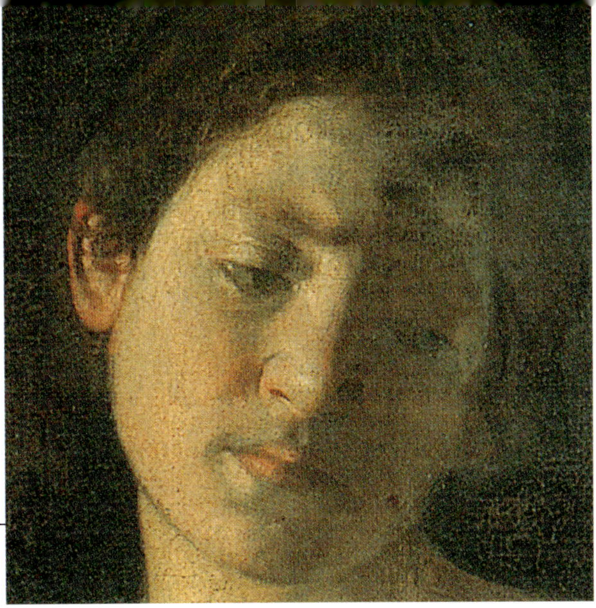

◀ Die Ikonographie ist ganz persönlich: David ist hier nicht der Triumphator, als der er in der Bibel dargestellt wird. Sein Gesichtsausdruck ist traurig, es herrscht eine ungewöhnlich bedrückte Atmosphäre. Diese Haltung des Siegers lenkt die Aufmerksamkeit auf den Besiegten, Symbol der Vergänglichkeit irdischer Macht.

▼ Durch den Vergleich mit einem anderen Selbstbildnis Caravaggios (im *Martyrium des Heiligen Matthäus,* Seite 64) kann man in dem Gesicht Goliaths das des Künstlers erkennen. Es zeigt hier einen besonders tragischen Ausdruck.

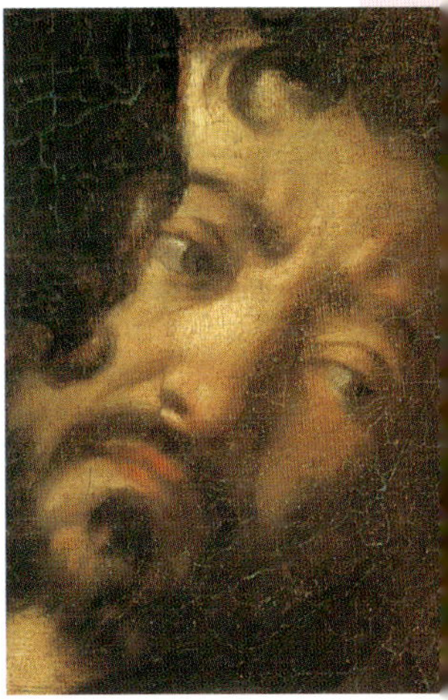

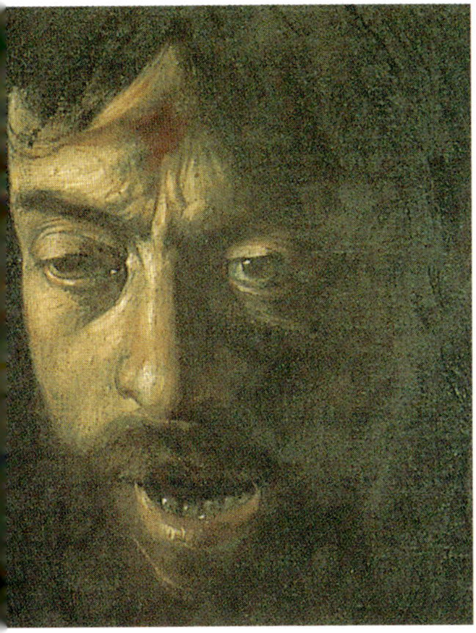

◀ Der Kopf Goliaths, von dem Blut in die Dunkelheit fließt, wird schon in der Beschreibung Belloris als schonungsloses Selbstbildnis des Malers gedeutet, das vielleicht mit der Schnittwunde kurz nach seiner Ankunft in Neapel in Verbindung gebracht werden kann. Das verstörte Antlitz ist das Abbild eines Besiegten, dessen Lebenslicht noch nicht ganz erloschen ist.

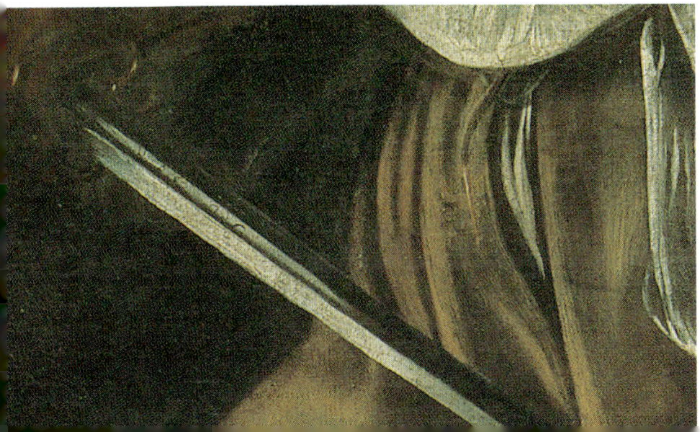

◀ Das Schwert, das sich in den Werken des Künstlers häufig findet, ist hier deutlich vereinfacht dargestellt, wie um einen gewissen Überdruß an der Waffengewalt anzudeuten.

Der Triumph der Bolognesen

Nach der gelungenen Arbeit Annibale Carraccis in der Galleria Farnese kommt eine ganze Reihe von Künstlern aus der Emilia Romagna nach Rom, die so erfolgreich sind, daß man, zumindest in den ersten zwei Jahrzehnten des Jahrhunderts, fast von einer Monopolstellung bei der Dekoration von Villen, Kirchen und Palästen sprechen kann. Sie bilden einen idealisierenden Stil aus, eine Form der Naturdarstellung, die deshalb richtig und »vernünftig« ist, weil sie deren unvollkommene Formen nicht nachahmt, sondern veredelt. Diese Gruppe (den drei Cousins der Familie Carracci folgen Albani, Reni, Domenichino und Guercino nach Rom) bildet eine einheitliche Schule. Da Prinzipien, Techniken und Modalitäten der Ausführung festgelegt sind, wird die Arbeit an großen Zyklen erheblich erleichtert. Die Kunst der Bolognesen ist suggestiv, sie spricht den Betrachter an und hat nichts mehr von der Strenge harter Zeiten an sich. Die neue Richtung erhebt die Kunst wieder zum sinnlichen Genuß und setzt sich schließlich als offizieller Stil der katholischen Kirche durch, wodurch sich das Ende der caravaggesken Ära abzeichnet.

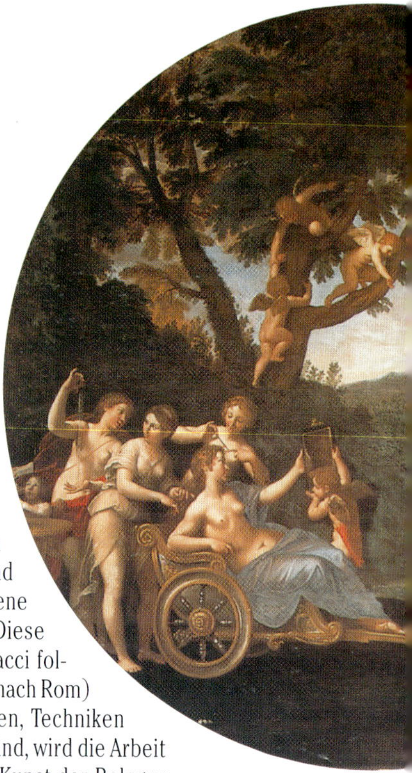

▲ Francesco Albani, *Die Toilette der Venus,* um 1622, Rom, Galleria Borghese. Eine lyrische Landschaft mit vielen klassischen Zitaten.

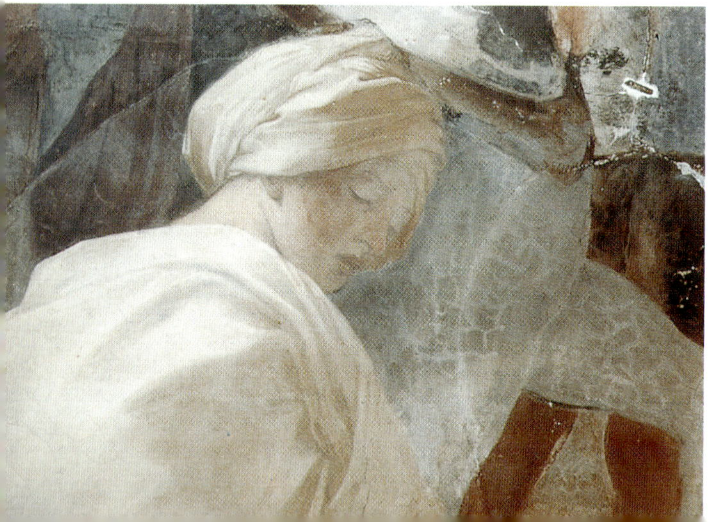

◀ Guido Reni, kleiner Turban, Ausschnitt aus dem *Martyrium des Heiligen Andreas,* 1608, Rom, San Gregorio al Celio. Die ersten römischen Werke Renis sind noch von einer analytischen Klarheit des Malstils geprägt, die an das 16. Jahrhundert anknüpft. Reni verwirklicht eine durch Raffael vermittelte eigene Auffassung von Schönheit und klassischem Pathos.

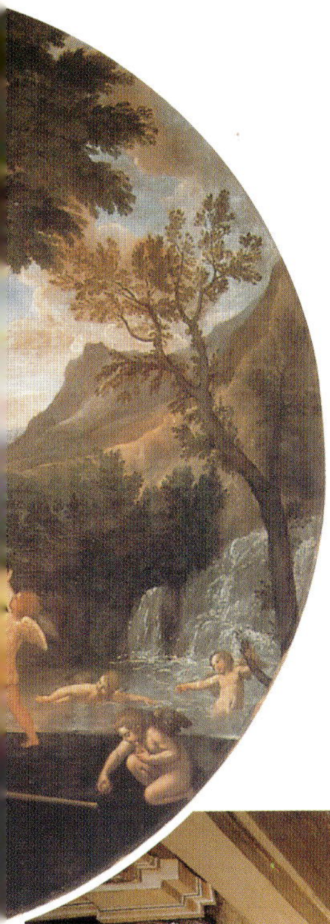

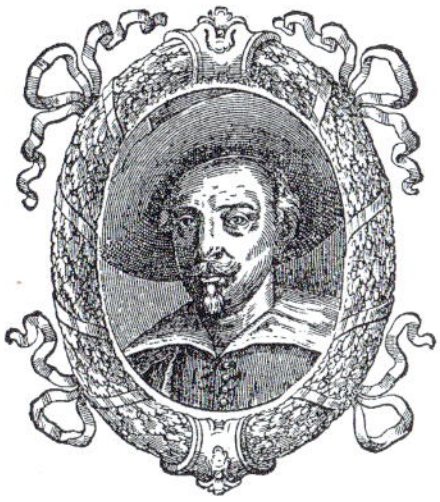

▲ *Guido Reni* aus Carlo Cesare Malvasias Schrift über das Leben der Bologneser Maler (1678). Der eigenständigste der Bologneser Künstler in Rom.

▼ *Francesco Albani* aus Carlo Cesare Malvasias Schrift über das Leben der Bologneser Maler (1678). Die emilianischen Maler garantierten eine zügige Ausführung der Arbeiten ohne Risiko für die Auftraggeber.

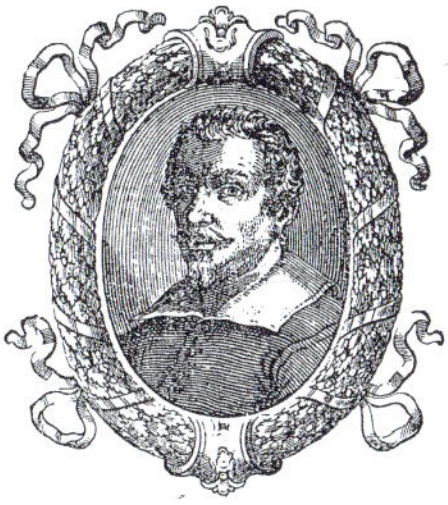

▼ Guercino, *Aurora,* 1621, Rom, Casino Ludovisi. Diese schon barocke Göttin entstand im Wettstreit mit Renis *Aurora* im Palazzo Borghese und wirkt recht irdisch.

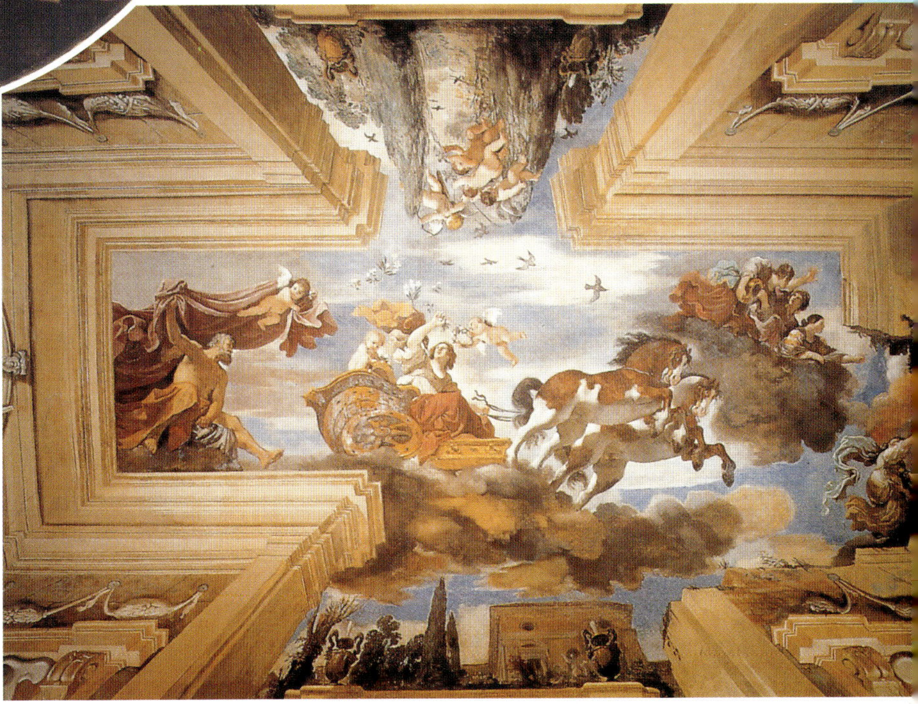

Der Todeskampf an der Küste: zwischen Furcht und Hoffnung

Anfang Juli 1610 verläßt Caravaggio Neapel in Richtung Rom an Bord einer Feluke, im Gepäck hat er nur wenige Habseligkeiten; darunter vermutlich auch ein Gemälde mit *Johannes dem Täufer,* entweder das der Galleria Borghese oder aber das der maltesischen Sammlung Vincenzo Bonello. Die Begnadigung durch Papst Paul V., die dem Antrag von Kardinal Ferdinando Gonzaga und der Fürsprache des Kardinals Scipione Borghese beim päpstlichen Gericht zu verdanken ist, ist noch nicht offiziell bekanntgegeben worden, und daher ist es nicht ratsam, direkt an der Küste des Kirchenstaats zu landen. Viel sicherer ist es, wenn die Feluke bei den toskanischen Garnisonen des Königreichs Neapel nahe Monte Argentario anlegt. Dennoch wird der Maler bei seiner Ankunft festgenommen. Bellori zufolge handelt es sich um eine Verwechslung; in der Tat läßt ihn die spanische Wache sofort wieder frei. Doch das Verhängnis hat bereits seinen Lauf genommen. Nach seiner Freilassung will Caravaggio auf die Feluke zurückkehren, doch sie ist verschwunden. Verzweifelt sucht er die gesamte Küste nach ihr ab. Doch es ist vorbei: an Malaria, wie einige sagen, an den Folgen der in Neapel erlittenen Verletzung, wie andere meinen, oder gar von der Hand eines Mörders stirbt er wenige Tage später in Port'Ercole und wird dort begraben. Man schreibt den 18. Juli 1610.

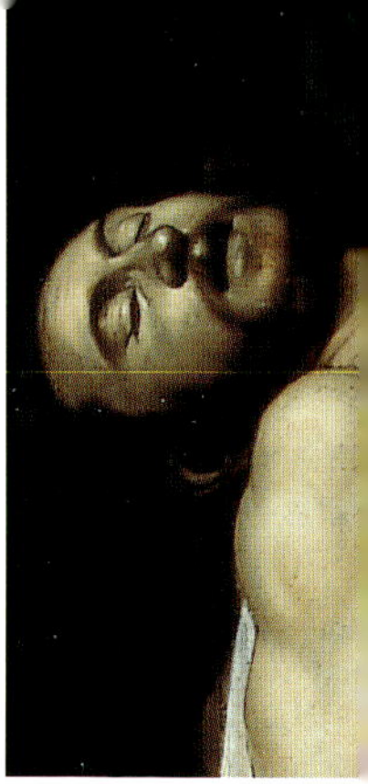

▲ Caravaggio, *Grablegung Christi,* Ausschnitt, 1602–03, Rom, Musei Vaticani. Der Körper Jesu ist kompositionell durch Farbgebung und Lichtführung hervorgehoben, wodurch der Leib ungemeine Plastizität erhält, ohne daß der Eindruck des Todes gemildert wird.

▼ Die Küste der Versilia. »Als er die Feluke nicht wiederfand, irrte er in wahnsinniger Verzweiflung unter der sengenden Sonne an der Küste entlang ... Schließlich gelangte er in einen Küstenort, wo ihn ein böses Fieber niederwarf; und ohne menschliche Hilfe starb er nach wenigen Tagen so elendiglich, wie er gelebt hatte.« Giovanni Baglione.

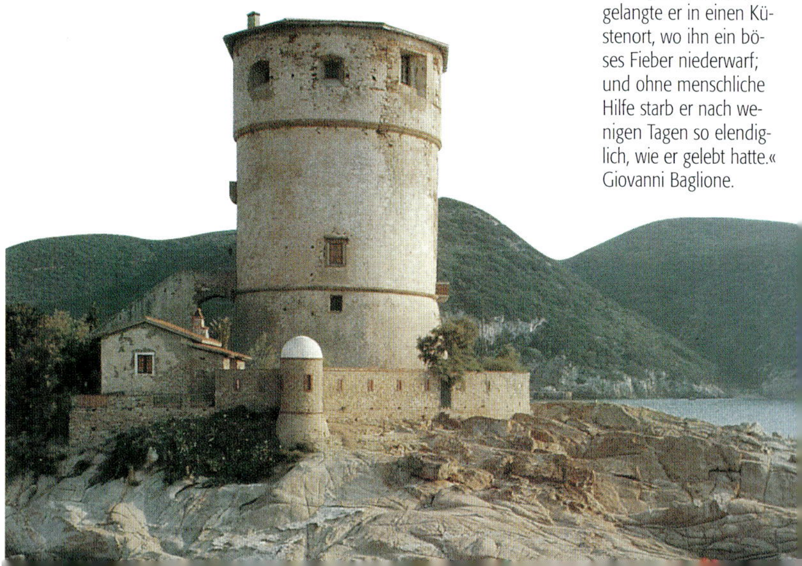

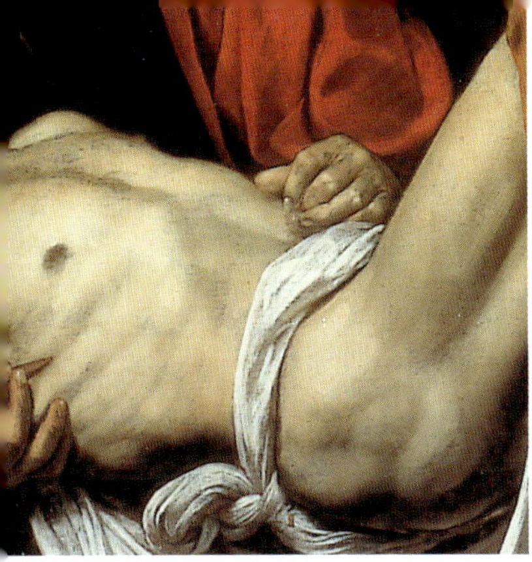

▼ Caravaggio, *Christus an der Geißelsäule,* Ausschnitt, um 1607, Rouen, Musée des Beaux-Arts. Der Blick des leidenden Christus ist nicht hilfesuchend in diesem Moment der Qual, sondern er verrät die Angst, die der Erlöser trotz des Wissens um seine freiwillige Opferung empfindet.

▼ Caravaggio, *Martyrium des Heiligen Matthäus,* Ausschnitt, 1600, Rom, San Luigi dei Francesi. Eine völlig neue Erfindung in der Darstellung des Martyriums ist die Figur des Meßdieners, der beim Anblick der Ermordung einen entsetzten Schrei ausstößt: die natürliche Reaktion eines von Angst überwältigten Menschen.

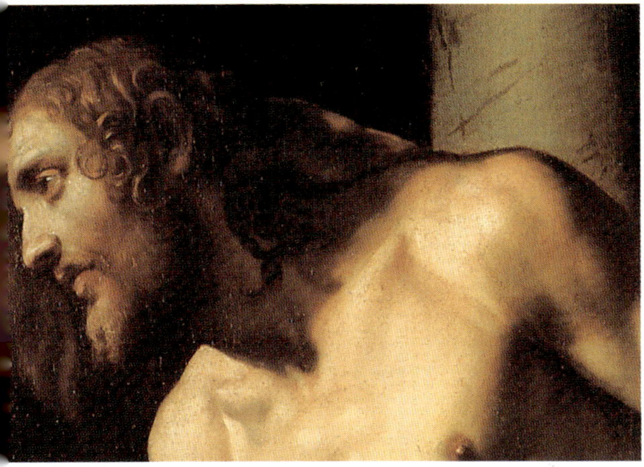

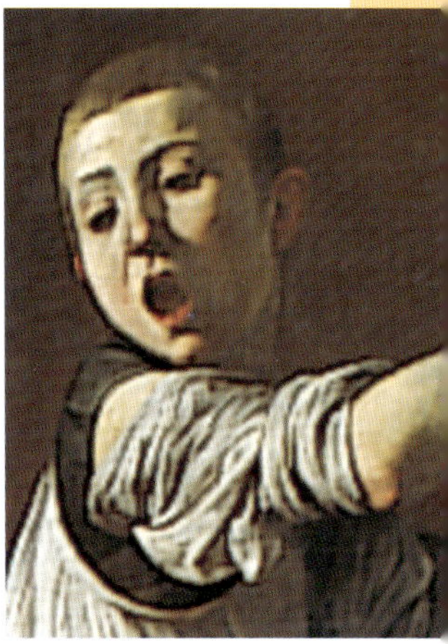

► Caravaggio, *Marientod,* Ausschnitt, um 1600, Paris, Musée du Louvre. Das leise Weinen drückt den Schmerz eines Apostels im Angesicht des Todes aus.

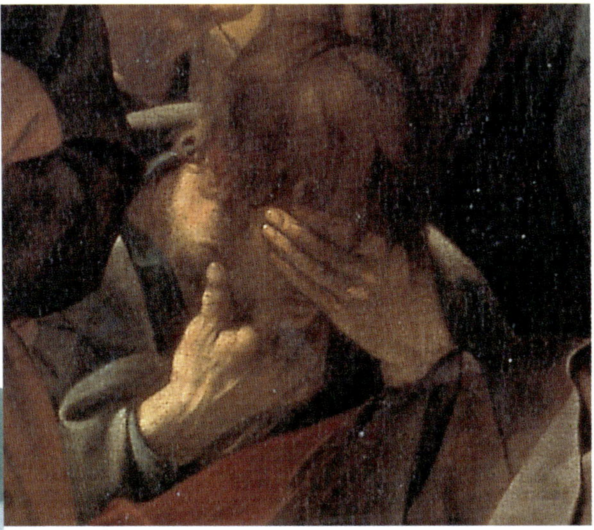

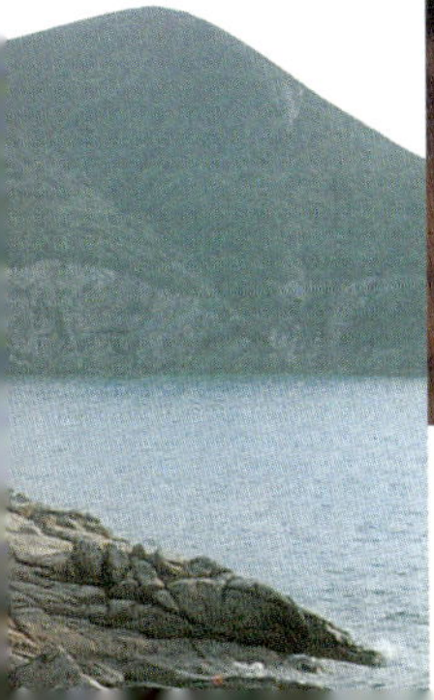

1606–1610

Nach seinem Tod: ein Vorbild für die europäische Kunst

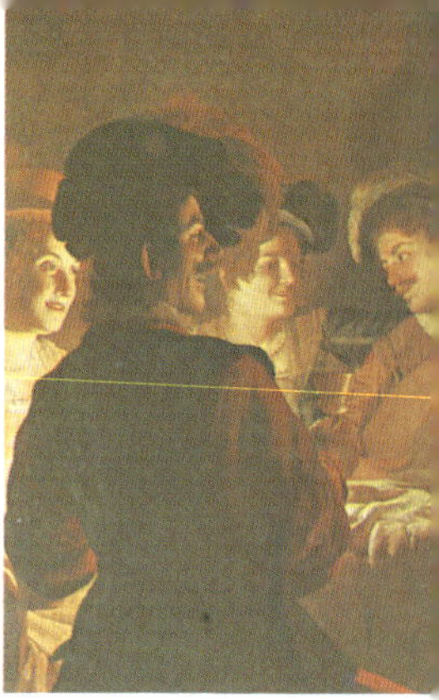

Nach seinem Tod wird Caravaggio mehr denn je als außergewöhnliche Persönlichkeit geschätzt. Der spanische Maler Jusepe Ribera, der in Neapel gearbeitet hatte, ohne Caravaggio persönlich begegnet zu sein, übernimmt seine besonderen Farbskalen und die Vorliebe für die Körperdarstellung. Später werden diese Schlüsselelemente von dem großen Velázquez aufgegriffen. Die Maler des Nordens sind besonders von der Lichtführung beeindruckt, doch gerät bei ihnen häufig das kompositorische Mittel zum Selbstzweck, so daß das eigentliche Ziel, die naturalistische Darstellung, verfehlt wird. Anleihen bei Caravaggio, Nachahmungen, Interpretationen und Zitate seiner Werke sind in der Kunstgeschichte ein immer wiederkehrendes Phänomen. Wie man ihn auch betrachtet, ob man ihn schätzt oder kritisiert – er bleibt eine feste Größe. Nach einer Zeit des Vergessens nimmt das Interesse im 19. Jahrhundert wieder zu. Géricault kopiert die vatikanische *Grablegung Christi,* um sich daran zu schulen, und in seinem *Floß der Medusa* knüpft er an die caravaggeske Lichtdramatik an.

Georges de La Tour, *Der Heilige Joseph als Zimmermann,* um 1640, Paris, Musée du Louvre. Der Künstler geht von einer realistischen Darstellung im Sinne des caravaggesken Naturalismus aus, die er in einer formalen Konstruktion arrangiert.

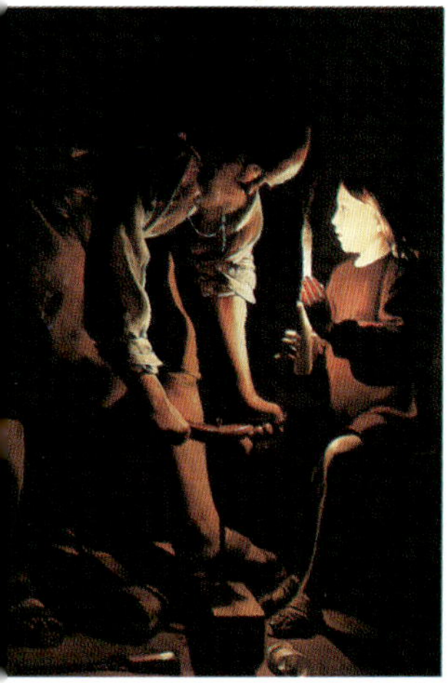

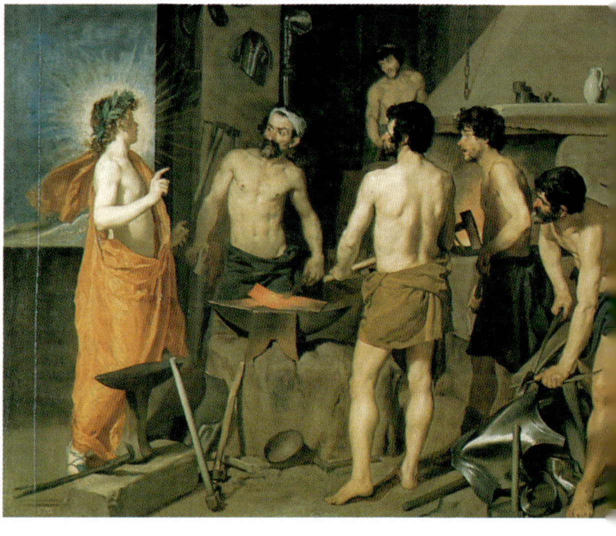

Velázquez, *Die Schmiede Vulkans,* 1630, Madrid, Museo del Prado. Die Verlegung der mythologischen Szene in eine gewöhnliche Werkstatt und die veristische Körperdarstellung mit Hilfe des Helldunkels zeigen den Einfluß Caravaggios.

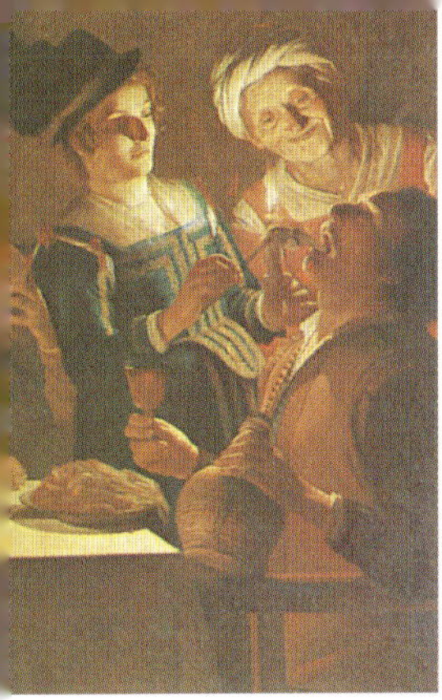

▲ Gerrit van Honthorst, *Fröhliche Runde,* um 1617, Florenz, Galleria degli Uffizi. Dieser Künstler ist in der Nachahmung des caravaggesken Stils sehr erfolgreich, nicht nur bezüglich der künstlichen Beleuchtung, die hier durch zwei versteckte Lichtquellen erzeugt wird, sondern auch in thematischer Hinsicht in der Darstellung von Genreszenen.

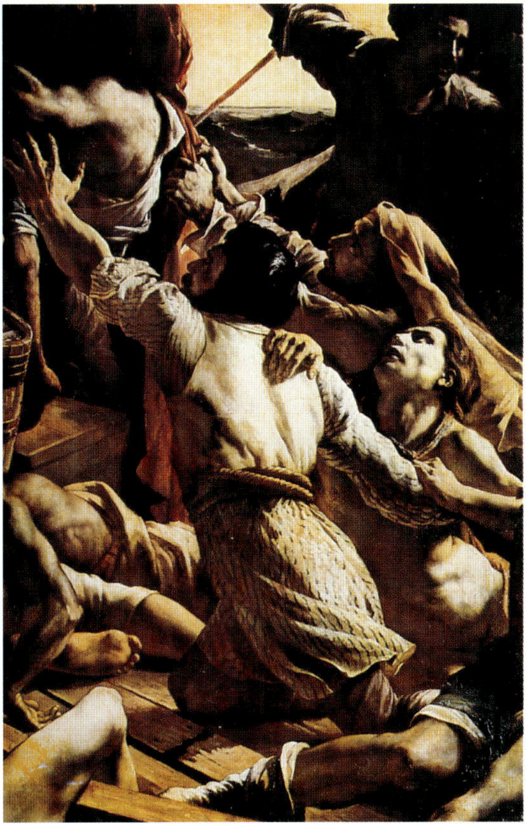

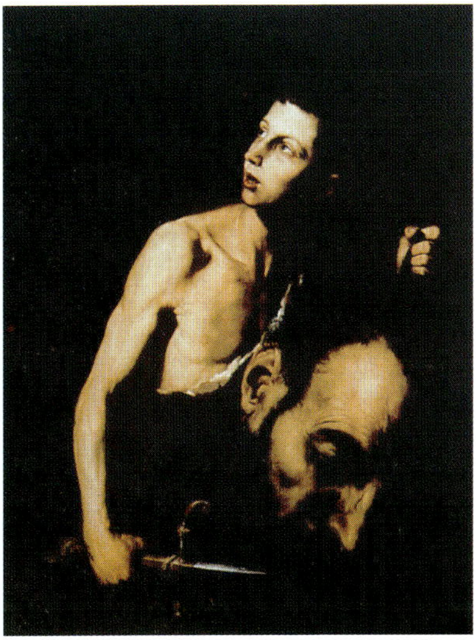

◄ Jusepe Ribera, genannt »lo Spagnoletto«, *David mit dem Haupt Goliaths,* um 1630, Madrid, Privatsammlung. Hier zeigt sich eine sehr persönliche Interpretation des caravaggesken Naturalismus: Modelle von außergewöhnlicher Unmittelbarkeit werden durch die schlaglichtartige Beleuchtung vom dunklen Hintergrund abgehoben.

▲ Théodore Géricault, *Das Floß der Medusa,* Ausschnitt, 1818–19, Paris, Musée du Louvre. In der Darstellung der Körper ist die Anlehnung an Caravaggios Lichtdramatik deutlich erkennbar.

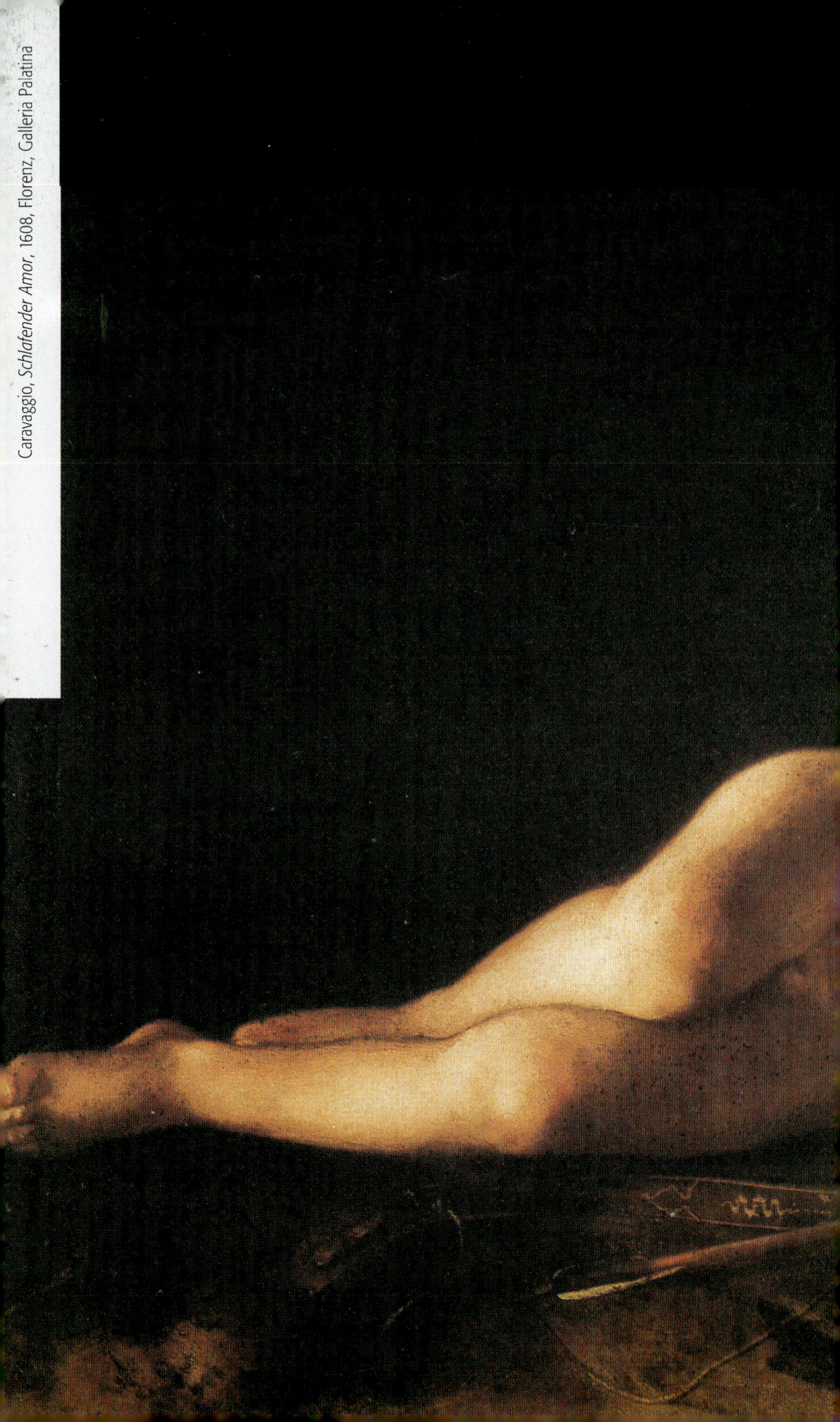

Caravaggio, *Schlafender Amor*, 1608, Florenz, Galleria Palatina

Anhang

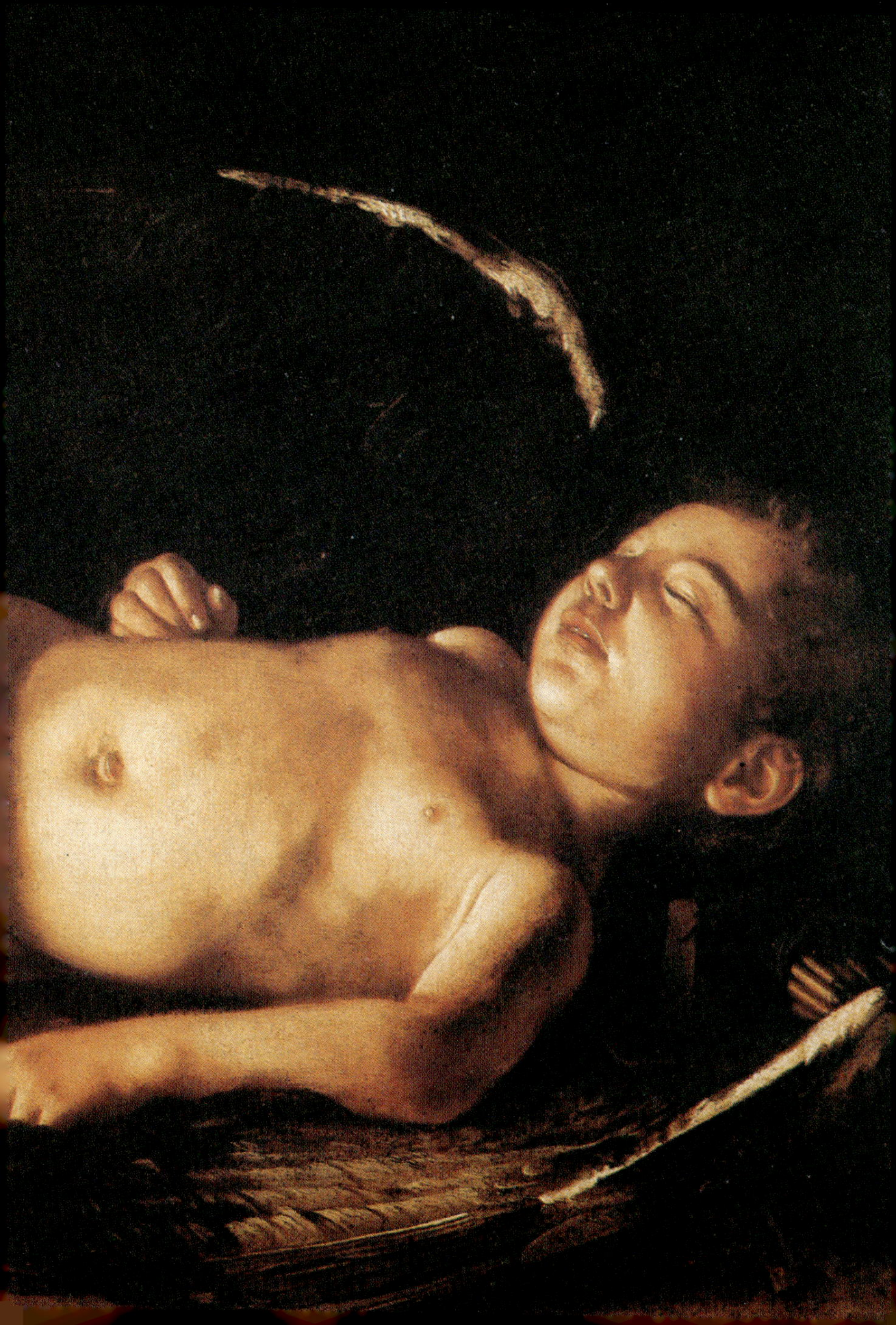

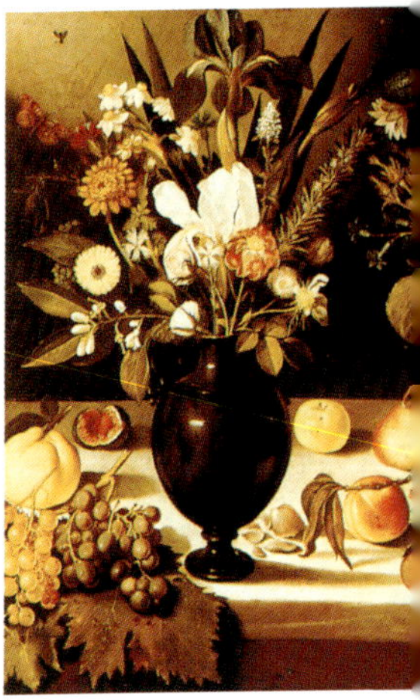

Hinweis

Das Verzeichnis enthält die in diesem Buch abgebildeten Werke Caravaggios, geordnet nach den Orten, an denen sie sich heute befinden, und in alphabetischer Reihenfolge.

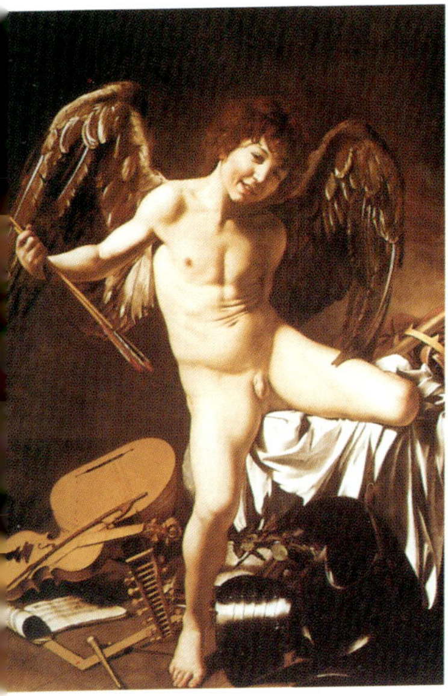

▲ Caravaggio, *Sieghafter Amor,* 1598–99, Berlin, Staatliche Museen.

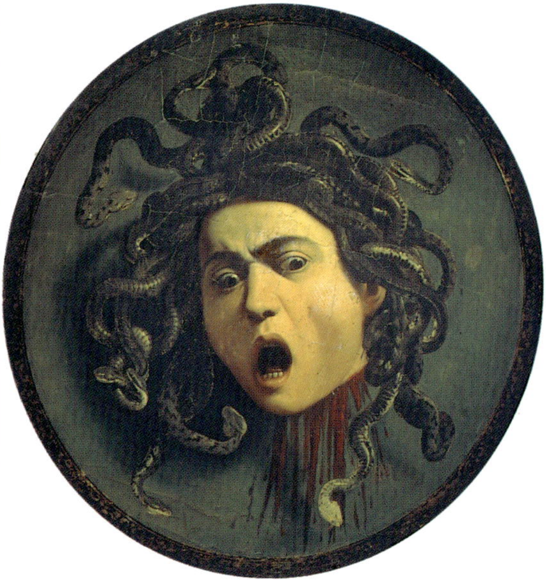

▲ Caravaggio, *Das Haupt der Medusa,* um 1596–98, Florenz, Galleria degli Uffizi.

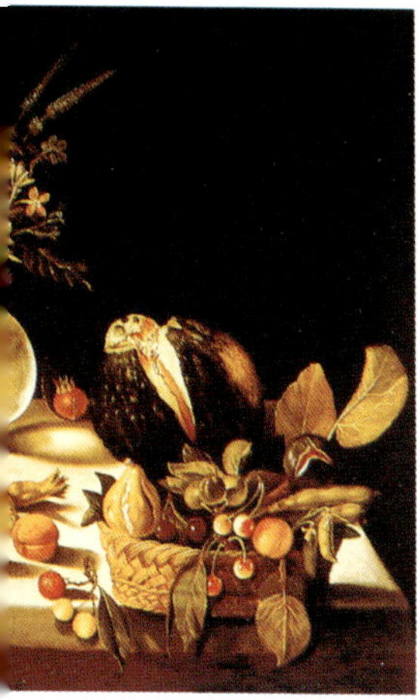

◀ Caravaggio und andere, *Früchte und Blumen in zwei Karaffen,* 1593, Hartford, Wadsworth Atheneum. Nur teilweise eigenhändig.

▼ Caravaggio, *Anbetung der Hirten,* 1609, Messina, Museo Regionale.

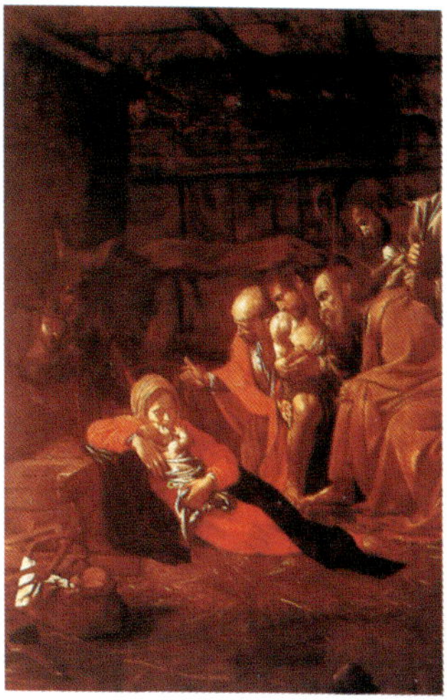

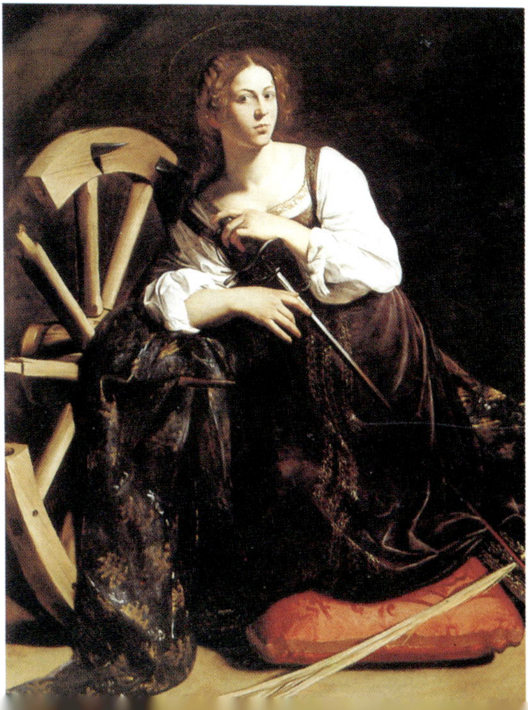

◀ Caravaggio, *Die Heilige Katharina von Alexandria,* 1595–96, Madrid, Sammlung Thyssen-Bornemisza.

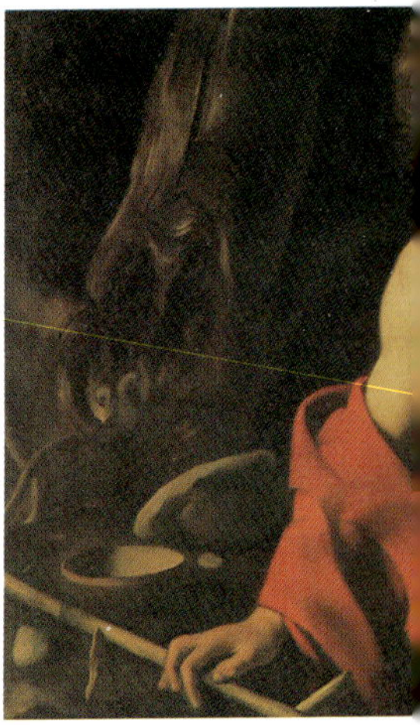

☒ Pietro Miotte, *Ansicht von Neapel,* Ausschnitt mit dem Hafen, Stich, 1648.

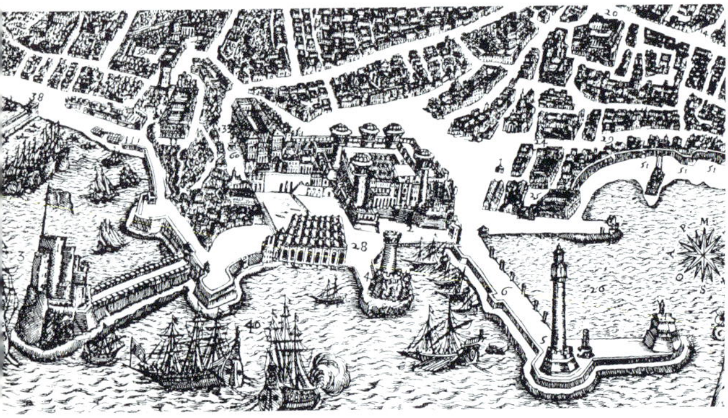

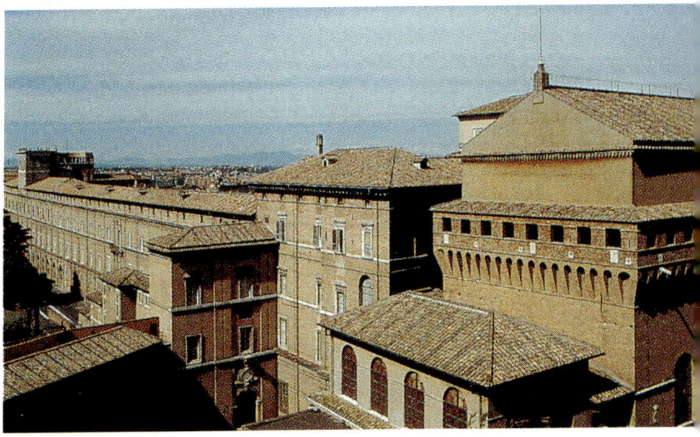

▷ Rom, die Vatikanspaläste.

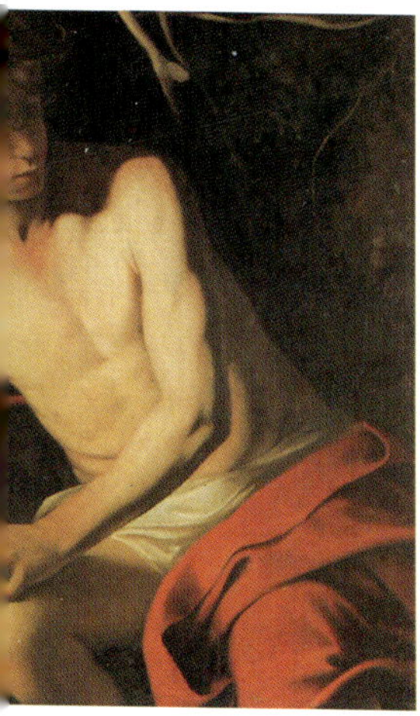

◀ Caravaggio, *Johannes der Täufer,* 1604–05, Rom, Galleria Nazionale di Arte Antica.

▼ Wien, Kunsthistorisches Museum.

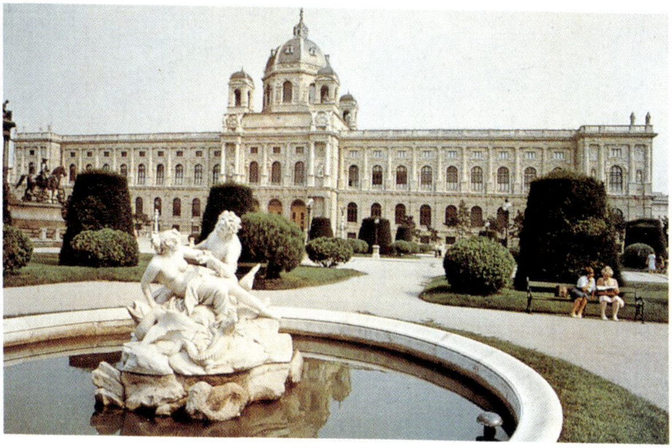

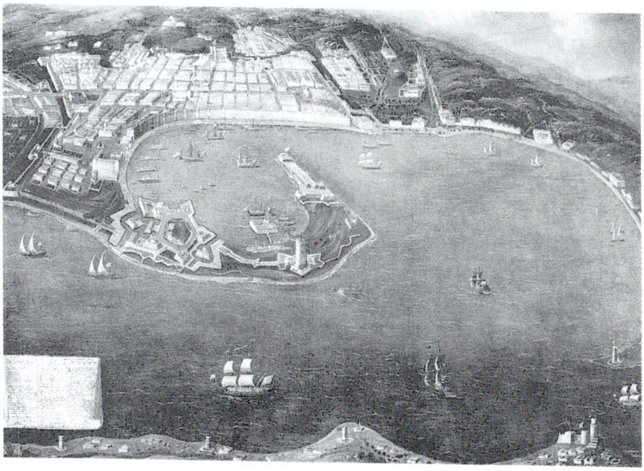

▶ Filippo Vittari, *Ansicht von Messina aus der Vogelperspektive,* 17. Jahrhundert, ehemals Rom, Galleria Gasparrini.

Hinweis

Die hier aufgeführten Persönlichkeiten – Künstler, Gelehrte, Politiker und Geschäftsleute – standen auf die eine oder andere Weise mit Caravaggio oder seinem Werk in Verbindung. Hinzu kommen zeitgenössische Maler, Bildhauer und Architekten, die an denselben Orten wie Caravaggio wirkten.

Aratori, Lucia, Mutter Caravaggios, die nach dem Tod ihres Mannes allein für den Unterhalt der großen Familie sorgte. S. 10

Baglione, Giovanni (Rom um 1573–1644), Maler und Kunsthistoriograph, Verfasser des Werkes *Leben der Maler, Bildhauer und Architekten,* das eine Biographie Caravaggios enthält. Er war ein Gegenspieler Caravaggios in der römischen Kunstszene. S. 11, 70, 74, 83, 94, 95, 128

Baschenis, Evaristo (Bergamo 1617–1677), Stilleben-Maler, der sich stilistisch an Caravaggio orientierte. S. 45, 138

Bellori, Giovanni Pietro (Rom 1613–1696), Antiquar und

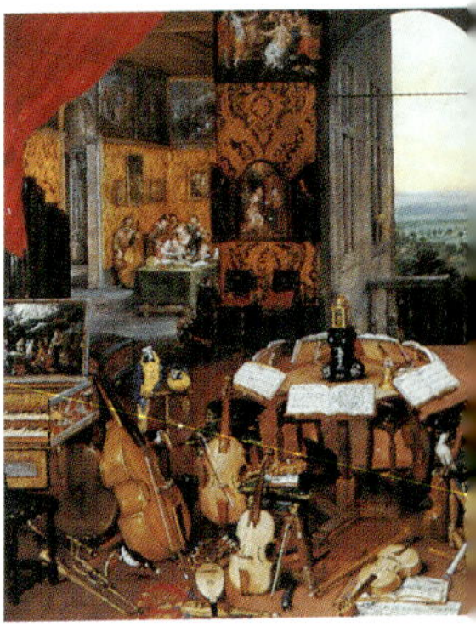

Kunsthistoriograph, er schrieb das Werk *Leben der modernen Maler, Bildhauer und Architekten* (1672), das sich unter anderem eingehend mit Caravaggio befaßt. S. 40, 125, 128

Borromeo, Carlo (Arona 1538–Mailand 1584), ab 1560 Kardinal und Erzbischof von Mailand, einer der bedeutendsten Vertreter der Gegenreformation. S. 8, 46, 47, 81, 91

Borromeo, Federico (Mailand 1564–1631), ab 1595 Erzbischof von Mailand, Kunstsammler und Wissenschaftler, gründete unter anderem die Biblioteca Ambrosiana. Sein Einfluß auf die Religiosität Caravaggios und damit auf sein

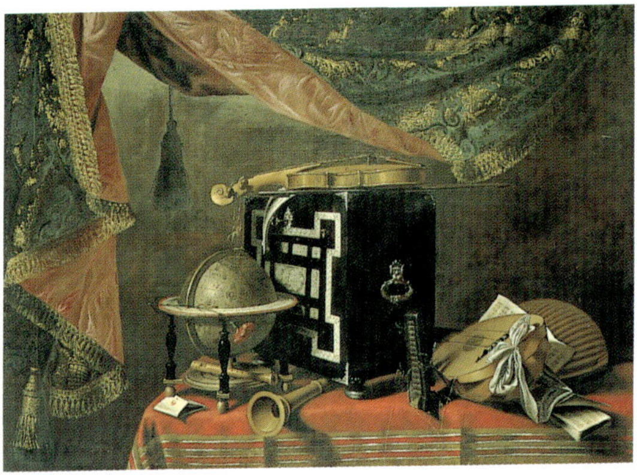

▲ Evaristo Baschenis, *Schrein, Globus und Musikinstrumente,* um 1650, Venedig, Gallerie dell'Accademia.

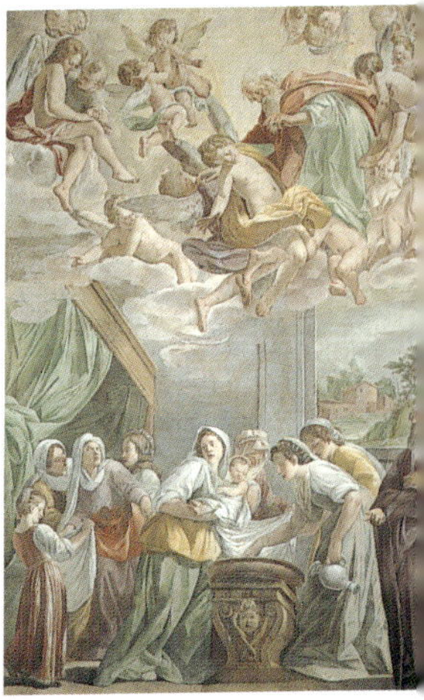

▶ Battistello Caracciolo, *Mariengeburt,* erstes Viertel des 17. Jahrhunderts, Neapel, Oratorio dei Nobili della Compagnia di Gesù.

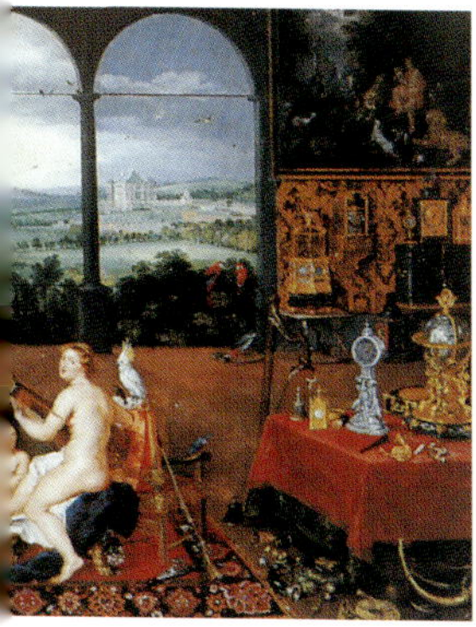

◀ Jan Brueghel, *Allegorie des Gehörs,* 1617, Madrid, Museo del Prado.

Werk ist nicht zu unterschätzen. S. 8, 38, 46–47, 48, 55, 80

Brueghel, Jan der Ältere, genannt der Samt-Brueghel (Brüssel 1568–Antwerpen 1625), Maler, Sohn von Pieter Brueghel dem Älteren, hatte den gleichen unerschöpflichen Erfindungsgeist und die gleiche große Lebenskraft wie sein Vater. Er verbrachte einen Teil seiner Lehrzeit in Rom bei Cavalier d'Arpino. S. 26, 139

Bruno, Giordano (Nola 1548 bis Rom 1600), Dominikanermönch und Philosoph, von der Inquisition der Ketzerei bezichtigt und zum Tod auf dem Scheiterhaufen verurteilt. Seine Gedanken und seine Persönlichkeit, vielleicht aber vor allem sein Tod beeinflußten einige zeitgenössische Künstler, darunter Caravaggio. S. 38, 63, 77

Caracciolo, Giovanni Battista, genannt Battistello (Neapel 1570–1637), Maler, war vermutlich bereits vor Caravaggios Ankunft in Neapel 1606 dessen Schüler. S. 104, 105, 118, 138

Carracci, Familie von Malern und Kupferstechern des 16. und 17. Jahrhunderts, auf die die Gründung der »Accademia degli Incamminati« zurückgeht, welche auch Akademie des »Natürlichen« genannt wird, weil sich in ihr Künstler zusammenschlossen, die der Malerei einen neuen Wahrheitsgehalt vermitteln wollten. Das berühmteste Familienmitglied war wohl der Maler und Kupferstecher **Annibale** (Bologna 1560–Rom 1609), der nach Rom berufen wurde, um den Palazzo Farnese auszuschmücken, und unter anderem für seine naturalistischen Sujets und eleganten Landschaften geschätzt war. Eines seiner Werke kam kurz vor den Gemälden Caravaggios in die Cerasi-Kapelle (1601). S. 34, 35, 36, 52–53, 68, 72, 74, 75, 84, 126, 139

Cavalier d'Arpino, eigentlich Giuseppe Cesari (Arpino 1568– Rom 1640), seinerzeit ein sehr bekannter Maler, der zwischen 1592 und 1610 imposante dekorative Werke in Rom, Neapel und Frascati ausführte.

▼ Orazio Gentileschi, *Der Heilige Christophorus mit dem Christusknaben,* um 1615, Berlin, Staatliche Museen.

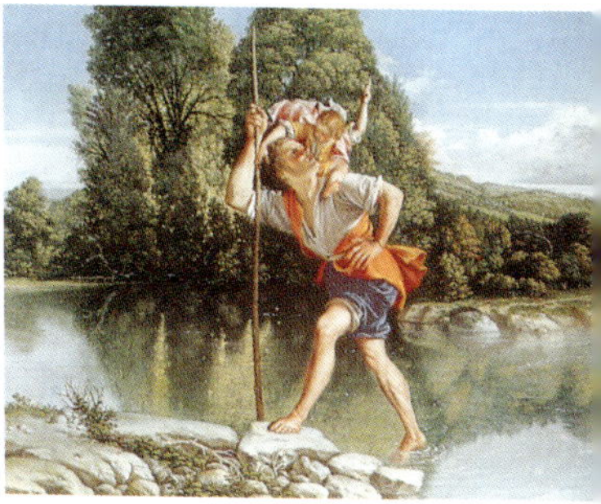

Caravaggio arbeitete zunächst in seiner Werkstatt, trat dann jedoch um die Dekoration der Contarelli-Kapelle in San Luigi dei Francesi in Konkurrenz zu ihm. S. 26, 27, 38, 44, 60, 62

Colonna, Costanza, Gemahlin von Francesco I. Sforza, regierte nach dem Tod ihres Mannes die Markgrafschaft Caravaggio und unterstützte die Familie Merisi. S. 10, 78

▶ Annibale Carracci, *Der Leichnam Christi,* um 1590, Stuttgart, Staatsgalerie.

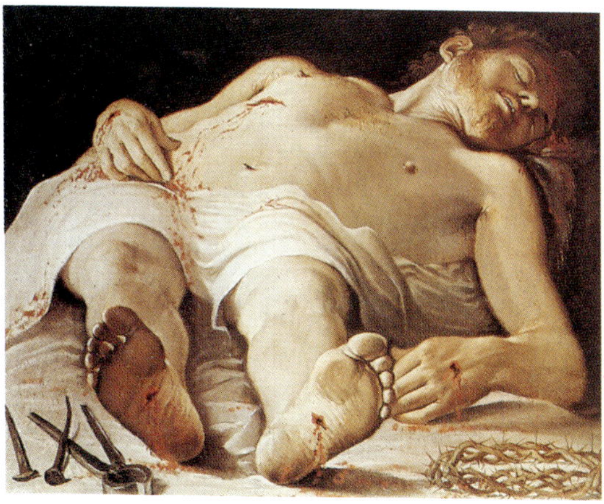

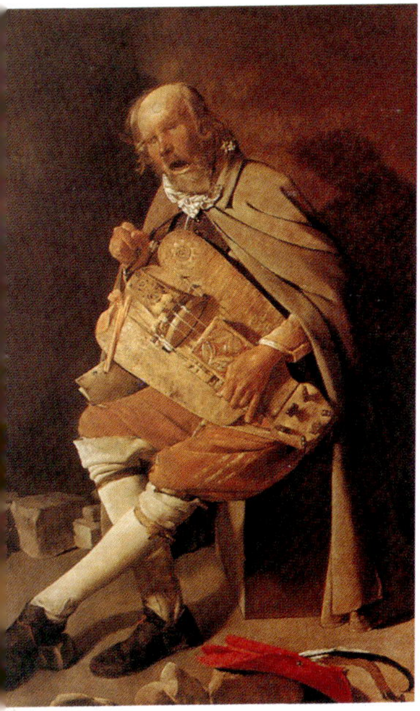

▲ Georges de La Tour, *Der Drehleierspieler,* um 1631–36, Nantes, Musée des Beaux-Arts.

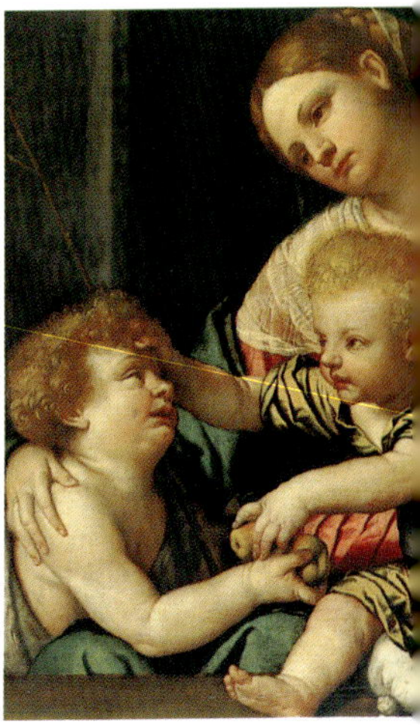

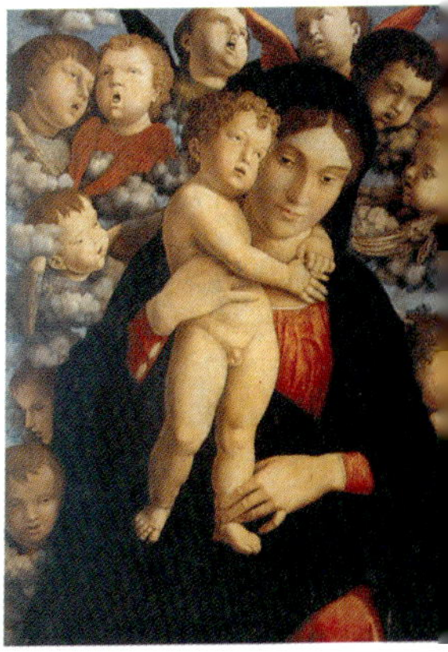

▶ Andrea Mantegna, *Madonna mit dem Kind und einem Chor von Cherubim,* 1485, Mailand, Pinacoteca di Brera.

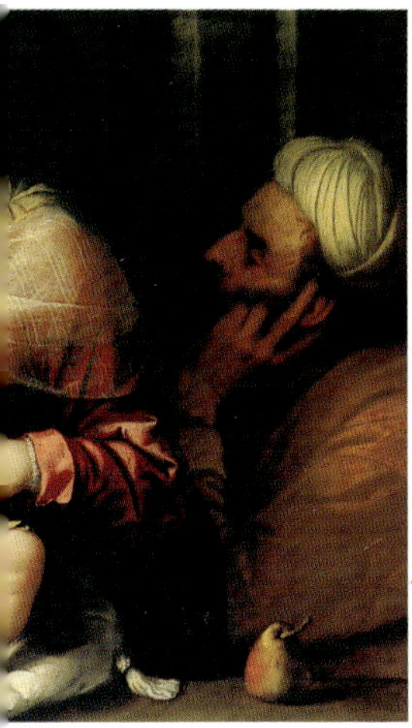

◀ Moretto da Brescia, *Die Heilige Familie mit Johannes dem Täufer,* 1535–40, Mailand, Museo Poldi Pezzoli.

und freskierte. Seine Techniken der Verkürzung und der Perspektive beeinflußten die lombardische Malerei des 16. Jahrhunderts. S. 20

Giustiniani, Vincenzo, Marchese, einer der ersten Auftraggeber Caravaggios in Rom. S. 16, 17, 34, 61

Honthorst, Gerrit van (Utrecht 1590–1656), niederländischer Maler, knüpfte mit seinen Nachtstücken, religiösen Gemälden und Darstellungen von Innenräumen an den caravaggesken Naturalismus an. S. 121, 131

La Tour, Georges de (Vic-sur-Seuille 1593–Lunéville 1652), französischer Maler, dessen künstlerische Orientierung maßgeblich von Caravaggio und den Vertretern des Naturalismus im 17. Jahrhundert beeinflußt wurde, mit denen er wahrscheinlich während einer Italienreise in seiner Jugendzeit zusammenarbeitete. S. 130, 140

Leonardo da Vinci (Vinci bei Florenz 1452–Amboise 1519), Maler, Bildhauer, Architekt, Ingenieur und Schriftsteller. Leonardo verstand wissenschaftliche Betätigung als Ergänzung des künstlerischen Schaffens. Seine *Felsgrottenmadonna* studierte der junge Caravaggio wahrscheinlich in der Mailänder Kirche San Francesco Grande. S. 12, 13, 46, 57, 86

Manfredi, Bartolomeo (Ostiano bei Cremona um 1587–Rom 1620), Maler, als treuer Anhänger Caravaggios verbreitete er dessen Stil in ganz Europa. S. 94

Mantegna, Andrea (Isola di Carturo bei Padua 1431–Mantua 1506), Maler und Kupferstecher, schuf Werke von außergewöhnlicher Dramatik, die hinsichtlich ihrer Körpermodellierung, Plastizität und Farbigkeit seine Zeitgenossen und die Künstler der folgenden Generationen maßgeblich beeinflußten. S. 20, 21, 93, 140

Melandroni, Fillide, ein Modell Caravaggios, ihre Züge finden sich in einigen seiner weiblichen Figuren wieder. S. 57

Merisi, Fermo (?–1576), Caravaggios Vater, wahrscheinlich Baumeister, der als »Magister« bei Francesco I. Sforza angestellt war. S. 10

▼ Giovan Battista Moroni, *Bildnis eines Jünglings,* vor 1550, Siena, Pinacoteca Nazionale.

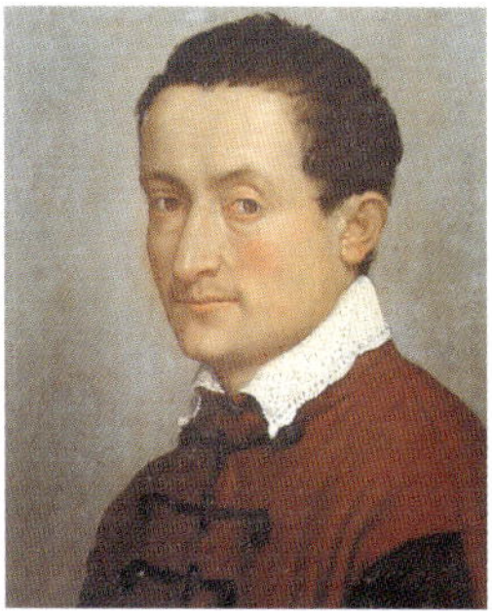

Moretto da Brescia, eigentlich Alessandro Bonvicino (Brescia 1498–um 1554), Maler der lombardischen Schule, an der sich der junge Caravaggio orientierte. S. 13, 20, 141

Moroni, Giovan Battista (Albino bei Bergamo um 1529 bis Bergamo 1578), lombardischer

▶ Simone Peterzano, *Grablegung Christi,* 1584, Mailand, San Fedele.

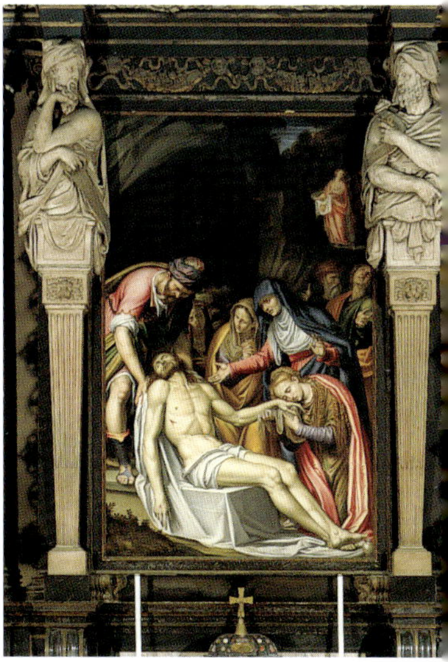

▼ Raffaelino da Reggio, *Joseph und der Engel,* um 1577, Rom, San Silvestro al Quirinale.

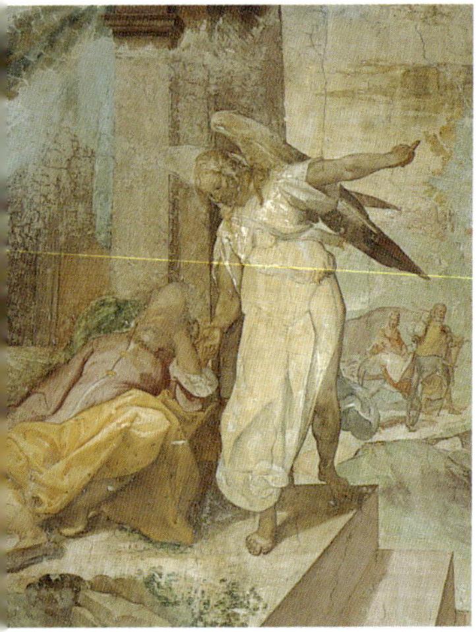

Maler, der vor allem in Bergamo wirkte. Sein Werk, das der Kunst Tizians nahesteht, lernte Caravaggio sicherlich während der Jahre seiner Ausbildung kennen. S. 20, 141

Muziano, Girolamo (Acquafredda bei Brescia 1528–Rom 1592), Maler und Kupferstecher, der zunächst der lombardischen Schule Romaninos und Morettos und der venezianischen Malerei verpflichtet war, in Rom aber vom Manierismus Michelangelos beeinflußt wurde. Er erhielt vor Caravaggio den Auftrag für die Dekoration der Kirche San Luigi dei Francesi. S. 62

Nebbia, Cesare (Orvieto 1534–1614), Maler, Schüler von Girolamo Muziano, führte große dekorative Arbeiten in Rom aus. Als Vertreter des Manierismus setzte er die Ideale der Gegenreformation mit einem gewissen Hang zur Sentimentalität um. Federico Borromeo berief ihn in die Lombardei, wo unter anderem seine Heiligenlegenden Schule machten. S. 30

Peterzano, Simone (Bergamo, erwähnt ab 1573–1596), Maler, der sich vermutlich an den Venezianern geschult hatte. Ab 1584 war er Caravaggios Lehrer. S. 14, 15, 26, 141

Philipp II., (1527–1598), Sohn Kaiser Karls V., herrschte als König über Spanien, Neapel, Sizilien und Portugal und war Herzog von Mailand. In den zahlreichen Religionskriegen, die Europa im 16. Jahrhundert erschütterten, trat er als Vertreter des orthodoxen Katholizismus auf. S. 9

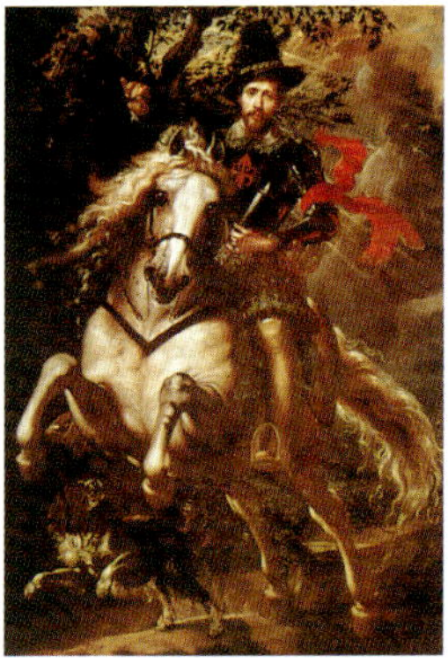

▶ Peter Paul Rubens, *Reiterbildnis des Marchese Giovanni Carlo Doria,* um 1606, Neapel, Musei e Gallerie di Capodimonte.

▶ Giovanni Girolamo Savoldo, *Die Heiligen Antonius und Paulus Eremita,* um 1520, Venedig, Gallerie dell'Accademia.

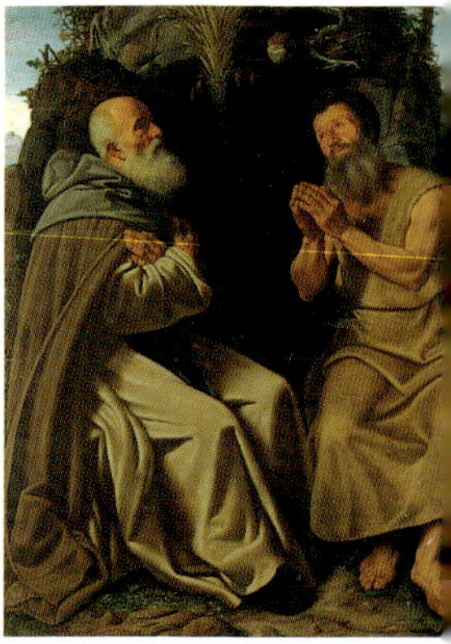

Preti, Mattia, genannt Cavaliere Calabrese (Taverna bei Catanzaro 1613–Valletta 1699), ein von Caravaggio geprägter Maler, der in Rom, Neapel und Modena wirkte. 1661 kam er nach Malta, wo er als der offizielle Maler des Ritterordens imposante dekorative Zyklen und zahlreiche Gemälde schuf. S. 118, 119, 120

Radulovič, Niccolò, Kaufmann aus Ragusa, vermutlich einer der ersten Auftraggeber Caravaggios 1606 in Neapel. S. 104, 106

Raffaellino da Reggio, eigentlich Raffaellino Motta (Codemondo bei Reggio Emilia 1550–Rom 1578), manieristischer Maler, der den Zuccari nahestand, wirkte gegen Ende des 16. Jahrhunderts in Rom. S. 31, 142

Reni, Guido (Bologna 1575 bis 1642), Hauptmeister des Bologneser Barock, Schüler der Caracci, setzte sich intensiv mit Raffael und Caravaggio auseinander. S. 69, 75, 126, 127

Rubens, Peter Paul (Siegen in Westfalen 1577–Antwerpen 1640),

▼ Massimo Stanzione, *Die Heilige Agatha im Gefängnis,* um 1630, Florenz, Palazzo Vecchio.

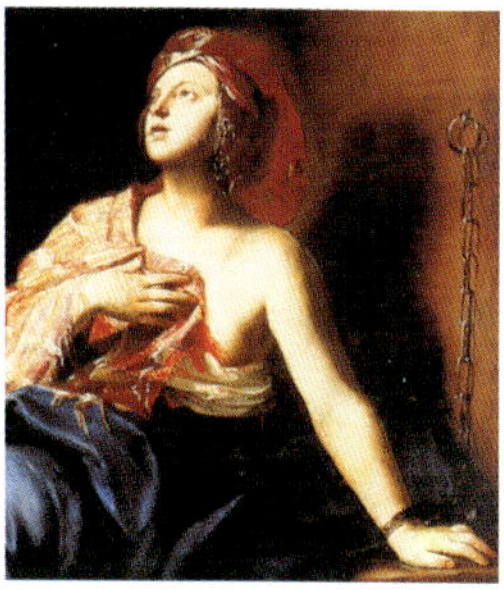

flämischer Maler, der sich von 1600 bis 1608 in Italien aufhielt. Sein Spätwerk zeigt im Hinblick auf Lichtführung und Einsatz des Helldunkel gewisse caravaggeske Einflüsse. S. 72–73, 90, 142

Salviati, Francesco, eigentlich Francesco de' Rossi (Florenz 1510–Rom 1563), bedeutender Vertreter des Manierismus. Er wirkte um die Mitte des 16. Jahrhunderts in Rom, dann in Florenz und Venedig, wo er mit Giovanni da Udine zusammenarbeitete, sowie in Mantua, Verona und Parma. S. 31

Savoldo, Giovanni Girolamo (Brescia um 1480–Venedig um 1550), ein von Giorgione und Tizian geprägter Maler, der als Vertreter der lombardischen Schule wohl ein maßgebliches Vorbild für Caravaggios Lichtdramatik war. S. 20, 21, 142

Sforza, Francesco I., Marchese von Caravaggio (?–1583), Schutzherr und Arbeitgeber von Caravaggios Vater Fermo Merisi. S. 10

Sixtus V., geboren als Felice Peretti (Grottammare 1520–Rom 1590), seit 1585 Papst. Er reformierte die Finanzen des Kirchenstaates grundlegend und unternahm große Bauvorhaben in Rom. S. 18, 28–29, 36, 46

Stanzione, Massimo (Orta di Atella bei Caserta 1585–Neapel 1656), Maler, führte als Anhänger des caravaggesken Realismus eine Wende in der neapolitanischen Malerei des 17. Jahrhunderts herbei. S. 118, 143

Tizian, eigentlich Tiziano Vecellio (Pieve di Cadore um 1490–Venedig 1576), einer der bedeutendsten Maler der venezianischen Schule des 16. Jahrhunderts, der auch die lombardischen Maler und Caravaggio beeinflußte. S. 8, 9, 13, 15, 20, 36, 37, 68, 72, 143

Valentin de Boulogne, auch Le Valentin genannt (Coulommiers 1594–Rom 1632), französischer Maler und Schüler von Bartolomeo Manfredi in Rom. Er wurde über diesen durch Caravaggio beeinflußt und gilt deshalb als einer der frühesten Caravaggisten, der bevorzugt Genreszenen und die von Trinkern, Zigeunern, Spielern und Soldaten bevölkerte römische Unterwelt malte. S. 40, 143

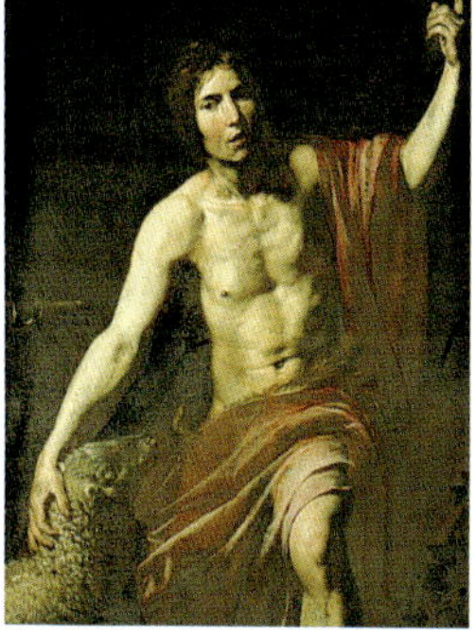

▼ Tizian, *Selbstbildnis,* 1562, Berlin, Staatliche Museen.

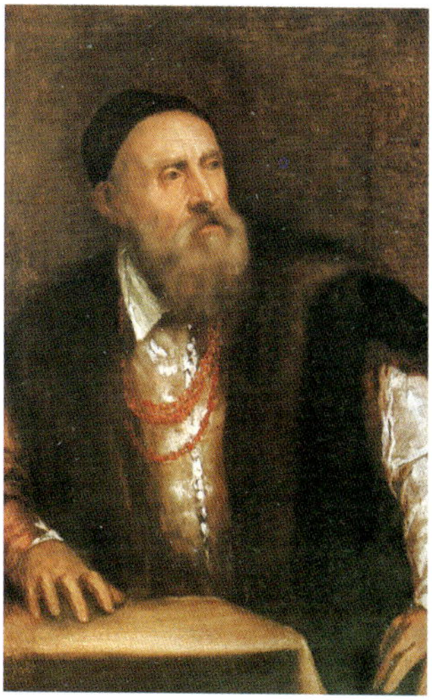

Wignacourt, Alof de, Großmeister des Malteser Ritterordens. Caravaggio porträtierte ihn während seines Aufenthalts in Malta. Er gab den Auftrag für *Die Enthauptung Johannes' des Täufers* für das Oratorium der Ordenskirche San Giovanni in Valletta. S. 110, 111, 114

◀ Valentin de Boulogne, *Johannes der Täufer,* um 1628–30, Camerino, Santa Maria in Via.

Umschlagvorderseite:
Caravaggio, *Knabe mit Früchtekorb* (Ausschnitt), 1593–94.
Rom, Galleria Borghese (Foto: Scala, Antella).

Herausgeber der Reihe:
Stefano Peccatori und Stefano Zuffi

Text des vorliegenden Bandes:
Rosa Giorgi

Abbildungen:
Archivio Electa
Wir bedanken uns bei den Museen und den Bildarchiven, die uns freundlicherweise das Bildmaterial zur Verfügung gestellt haben.

Das Projekt wurde realisiert mit
La Biblioteca editrice s.r.l., Mailand

Die Deutsche Bibliothek – CIP-Einheitsaufnahme
Caravaggio, Michelangelo Merisi da:
Caravaggio / [Text: Rosa Giorgi. Aus dem Ital. von Britta Nord]. – Köln : DuMont, 1998
(Monte von DuMont)
(Berühmte Maler auf einen Blick)
Einheitssacht.: Caravaggio <dt.>
ISBN 3-7701-4494-5

Aus dem Italienischen von Britta Nord
Fachlektorat: Dr. Jürgen Schönwälder
Redaktion der deutschsprachigen Ausgabe: Werkstatt Gillhofer, München
Satz der deutschsprachigen Ausgabe: Anja Dengler, Werkstatt Gillhofer
Umschlaggestaltung: Groothuis + Malsy, Bremen

Printed and bound in Italy
ISBN 3-7701-4494-5